Zonas Azuis

Copyright© 2017 by Dan Buettner Licença exclusiva para publicação em português brasileiro cedida à nVersos Editora. Todos os direitos reservados. Publicado originalmente na língua inglesa sob o título: *The Blue Zones Solution: Eating and Living Like the World's Healthiest People* publicado pela Editora National Geographic.

Diretor Editorial e de Arte:
Julio César Batista

Produção Editorial:
Carlos Renato

Preparação:
Sueli Capellossa

Revisão:
Mariana Silvestre de Souza, Priscilla Alves e Rafaella de A. Vasconcellos

Editoração Eletrônica:
Equipe nVersos

Dados Internacionais de Catalogação na Publicação (CIP)
(Câmara Brasileira do Livro, SP, Brasil)

Buettner, Dan

Zonas azuis: a solução para comer e viver como os povos mais saudáveis do planeta / Dan Buettner ;
Tradução: Thaïs Costa. São Paulo: nVersos, 2018.

Título original: *The blue zones solution: eating and living like the world's healthiest people.*

ISBN 978-85-54862-05-3

1. Alimentos funcionais 2. Dietas 3. Nutrição
4. Saúde 5. Zonas azuis I. Título.

18-16653   CDD-613.2

Índices para catálogo sistemático:
1. Nutrição: Ciências médicas 613.2

1ª edição – 2018
2ª edição – 2023

Esta obra contempla o Acordo Ortográfico da Língua Portuguesa
Impresso no Brasil – *Printed in Brazil*
nVersos Editora: Rua Cabo Eduardo Alegre, 36 – CEP: 01257060 – São Paulo – SP
Tel.: (11) 3995-5617
www.nversoseditora.com
editora@nversos.com.br

Dan Buettner

Zonas Azuis

A solução para comer e viver como
os povos mais saudáveis do planeta

2ª Edição

Tradução: Thaïs Costa

nVersos

SUMÁRIO

Prefácio, 11

Introdução – Descobrindo as *Blue Zones*, 13

PARTE 1: DESCOBRINDO AS ZONAS AZUIS (*BLUE ZONES*), 27

Capítulo 1: Os segredos de uma dieta mediterrânea: Ikaria, Grécia, 31

Capítulo 2: A dieta das mulheres mais longevas do mundo: Okinawa, Japão, 39

Capítulo 3: A dieta dos homens mais longevos do mundo: Sardenha, Itália, 47

Capítulo 4: A dieta nas *Blue Zones* americanas: Loma Linda, Califórnia, 55

Capítulo 5: A melhor dieta de longevidade da história: Península de Nicoya, Costa Rica, 61

PARTE 2: FORMAÇÃO DE UMA *BLUE ZONE* AMERICANA, 69

Capítulo 6: O milagre da transformação da Finlândia, 73

Capítulo 7: O experimento de Minnesota, 85

Capítulo 8: O êxito nas cidades praianas, 99

Capítulo 9: Mudanças saudáveis no Estado dos Porcos, 111

PARTE 2: FORME SUA *BLUE ZONE*, 123

Capítulo 10: Rituais alimentares: Como comer até os 100 Anos, 127

Capítulo 11: Cardápios nas *Blue Zones*: Refeições e lanches, 159

Capítulo 12: A vida nas *Blue Zones*: É fácil ter saúde, 171

RECEITAS *BLUE ZONE*, 189

77 receitas fáceis e deliciosas, 191

A ciência por trás da solução *Blue Zones* – Metas, 259

Agradecimentos, 261

Fontes bibliográficas, 263

Índice remissivo, 275

Para os irmãos Steve, Nick e Tony — meus melhores "Blue" amigos e parceiros de descobertas.

Caro leitor,

Esta publicação apresenta as opiniões e ideias de seu autor a fim de fornecer material informativo útil sobre os assuntos abordados. O autor e o editor da obra esclarecem que não têm a intenção de prestar serviços profissionais médicos, de saúde ou de cunho pessoal. Antes de adotar quaisquer das sugestões deste livro ou fazer ilações a partir dele, o leitor deverá consultar um médico ou qualquer outro profissional competente da área da saúde.

O autor e o editor se abstêm de toda responsabilidade por qualquer dano, perda ou risco pessoal, ou de qualquer outra natureza, em consequência direta ou indireta do uso e aplicação do conteúdo deste livro.

PREFÁCIO

Como jornalista e ativista de saúde, Dan Buettner redefiniu o que significa ser um membro da National Geographic Society, investigando as chamadas *Blue Zones*, lugares extraordinários ao redor do mundo nos quais as pessoas têm vidas longas e saudáveis.

Neste livro, *Zonas Azuis*, Dan descreve detalhadamente como podemos incorporar em nosso cotidiano as dietas e os hábitos que prolongam as vidas dessas pessoas. Com base em suas extensas reportagens e nas pesquisas exaustivas de sua equipe de especialistas, Dan extraiu os fatores-chave que fazem os residentes das *Blue Zones* terem vidas longas e saudáveis. Em certo sentido, fez uma engenharia inversa na solução para mais saúde e longevidade, para que nós também possamos viver bem por mais tempo.

Naturalmente, não se trata apenas de por *quanto tempo* viveremos, mas também de *quão bem* iremos viver. As pessoas nas *Blue Zones* vivem vidas mais longevas e também plenas de saúde, com propósito e amor, morrendo o mais tarde possível.

Nos últimos anos, Dan lançou uma grande iniciativa de saúde pública para transformar as cidades americanas com base nos princípios deste livro — criar *Blue Zones* aqui nos Estados Unidos. Uma das coisas que aprendeu é que há mais chance de se fazer escolhas mais saudáveis quando se consegue fazê-las facilmente. Este livro mostrará como.

Suas descobertas ecoam a pesquisa que meus colegas e eu fizemos há quase quatro décadas. Conforme nós também aprendemos, os fatores mais determinantes para a saúde e o bem-estar são as opções de estilo de vida que fazemos a cada dia, como:

- Optar por uma dieta baseada em alimentos vegetais integrais, que têm pouca gordura e açúcar;
- Recorrer a técnicas comprovadas para controlar o estresse (como ioga e meditação);
- Fazer exercícios moderados (como caminhar);
- Manter apoio social e senso comunitário (amor e intimidade, sentido e propósito);
- Em suma: coma bem, fique menos estressado, mexa-se mais e ame mais.

Eu e meus colegas do Instituto de Pesquisa de Medicina Preventiva sem fins lucrativos e da Universidade da Califórnia, em São Francisco, fazemos pesquisas clínicas provando os muitos benefícios dessas mudanças abrangentes no estilo de vida.

Por meio de experiências controladas, randomizadas e outros estudos, nós comprovamos o poder dessas intervenções simples, que são de baixa tecnologia e baixo custo, e publicamos nossas descobertas nos principais periódicos médicos e científicos com revisão por pares.

Além de *prevenir* muitas doenças crônicas, essas mudanças abrangentes no estilo de vida muitas vezes *revertem* sua progressão.

Nós provamos pela primeira vez que mudanças no estilo de vida por si só podem reverter a progressão de doenças coronárias graves — mais ainda após cinco anos do que após um ano e com 2,5 vezes menos eventos cardíacos. Também descobrimos que tais mudanças podem reverter o diabetes tipo 2 e desacelerar, interromper ou até reverter a progressão do câncer de próstata em estágio inicial.

Graças a isso, o Medicare agora cobre nosso programa de estilo de vida para reverter doenças cardíacas e outras crônicas. Aliás, essa é a primeira vez que o Medicare faz isso. Dan e eu fizemos uma parceria com a Healthways para implementar nossas visões, com o intuito de melhorar a saúde em uma escala maior.

Ouço muito as pessoas dizerem "ah, acontece que herdei genes ruins, e não há muito o que fazer a esse respeito". Mas há. Mudar o estilo de vida de fato muda como seus genes funcionam — ativando aqueles que o mantêm saudável e desativando os que promovem doenças cardíacas, diabetes, câncer de próstata e de mama. Mais de 500 genes passam por mudanças em apenas três meses.

Nossa pesquisa mais recente também revelou que mudanças na dieta e no estilo de vida podem até começar a reverter o envelhecimento celular alongando os telômeros, que são as terminações dos cromossomos que regulam o envelhecimento. Com telômeros mais longos, sua vida fica mais longa. E quanto mais as pessoas seguem essas recomendações sobre estilo de vida, mais longos se tornam seus telômeros.

Não é preciso radicalizar. Você tem o poder de escolha. Conforme Dan explica bem neste livro, o mais importante é sua maneira *geral* de comer e viver.

No caso de você exagerar em um dia, coma de forma mais saudável no dia seguinte. Caso não tenha tempo de se exercitar em um certo dia, compense no dia seguinte. Caso não possa meditar por 30 minutos, medite por um minuto.

Assim como Dan descobriu nas *Blue Zones*, nós também descobrimos que quanto mais as pessoas mudavam sua dieta e estilo de vida, mais elas melhoravam e se sentiam mais dispostas — em qualquer idade.

— **Dean Ornish, médico.** Fundador e presidente do Instituto de Pesquisa de Medicina Preventiva, professor de Medicina na Universidade da Califórnia, São Francisco; autor de *The Spectrum* e de *Dr. Dean Ornish's Program for Reversing Heart Disease*; www.ornish.com e www.facebook.com/ornish

INTRODUÇÃO

DESCOBRINDO AS ZONAS AZUIS

Em uma tarde de dezembro há alguns anos, Bob Fagen, 54 anos, administrador municipal de Spencer, Iowa, parou seu SUV no estacionamento do consultório de seu médico para fazer um *check-up* anual. Depois de anos comendo *bacon* e ovos no café da manhã, assim como almoços dentro do carro com uma mão no volante, ele vinha se sentindo mal e esgotado. Acordava cansado, trabalhava o dia todo na prefeitura e, após jantar carne e batatas, se jogava na poltrona reclinável e ficava algumas horas diante da TV. O médico olhou os resultados dos exames de sangue de Fagen e disse: "Bob, você precisa ir a um nefrologista." "Bem, provavelmente essa era a pior coisa que eu poderia escutar", respondeu Fagen. Alguns anos antes, seu pai havia morrido por causa de uma doença renal, e Fagen o vira ligado a uma máquina de hemodiálise, com a vida se esvaindo, então jurara que isso jamais lhe aconteceria. "E adivinha o que aconteceu?", pilheriou Fagen.

Ele foi à consulta com o nefrologista juntamente com a esposa para que esta lhe desse apoio moral. Após analisar seu exame de sangue, o médico deu a notícia grave: os rins de Fagen estavam funcionando apenas com um terço da capacidade, possivelmente devido a uma reação alérgica a algum dos medicamentos que ele estava tomando para diabetes, pressão arterial e colesterol. Mas o nefrologista não sabia qual deles estava causando aquela reação adversa, restando-lhe, portanto, várias opções. Ele poderia fazer uma biópsia dos rins de Fagen para descobrir o que estava acontecendo ou suspender um medicamento de cada vez para ver qual estava causando o problema, ou poderia cortar todos os medicamentos de Fagen de uma só vez. Havia apenas uma certeza, explicou o médico: "Se não cuidar disso já, sua vida vai piorar cada vez mais."

Fagen achou arriscado interromper todos os medicamentos, mas estava disposto a tentar se isso pudesse trazer sua vida normal de volta. Todos concordaram.

"Ao sair do consultório naquele dia, sabia que precisaria enfrentar algumas mudanças grandes", comentou ele.

JUSTO A TEMPO

Já ouvira histórias como a de Bob Fagen demasiadas vezes. Elas eram sobre aquele chamado de alerta inesperado, informando que a vida havia tomado a direção errada. E tive a impressão de que as pessoas nos Estados Unidos estavam recebendo a mesma mensagem. Elas estavam acordando para a mesma percepção que havia me sacudido como uma bofetada na cara: havia algo errado no modo de vida predominante nesse país, algo relacionado aos alimentos que consumimos, o ritmo frenético de nossas vidas, as relações que mantemos e as comunidades que criamos — algo que nos impede de ser tão felizes e saudáveis quanto poderíamos.

Sei disso, pois por mais de uma década viajei pelo mundo e conheci pessoas que tinham vidas felizes e saudáveis até os 100 anos ou mais, em áreas que denominamos *Blue Zones* (ou Zonas Azuis). Trabalhei com uma equipe de pesquisadores brilhantes para descobrir a razão dessa longevidade: genes bons, uma dieta especial, ótimos hábitos? No decorrer do tempo, por meio de rigorosas pesquisas científicas, incluindo trabalho de campo, identificamos uma lista básica de práticas de estilo de vida e fatores ambientais partilhados por pessoas que vivem até os 100 anos nas *Blue Zones* mundo afora. Enquanto investigávamos essas questões, voltei para os Estados Unidos e fiquei chocado ao constatar como a maioria dos americanos comia e vivia de modo tão diferente dos residentes das *Blue Zones* que eu visitara.

Então, meu próximo passo foi descobrir como trazer essas soluções para os Estados Unidos. Uma parte essencial era pesquisar os alimentos e práticas alimentares comuns a todas as *Blue Zones*, indagando o que nós, americanos, poderíamos aprender com as escolhas alimentares, receitas, cardápios e modos de se alimentar dos centenários do mundo. O que poderíamos resgatar e adaptar para as cozinhas, mesas e lares das pessoas em nosso país? Uma coisa é saber como comer os alimentos certos, mas outra é colocar isso em prática. O que poderíamos fazer para recolocar os americanos no caminho certo? As pessoas nas *Blue Zones* não lutam contra seus ambientes para serem saudáveis; na verdade, seu entorno as leva a comer de modo saudável. Por que as coisas eram tão diferentes nos Estados Unidos? Foi então que nossa equipe começou um novo experimento ousado que denominamos Projeto *Blue Zones*, buscando comunidades dispostas a fazer grandes mudanças em seus ambientes para que as pessoas tivessem vidas mais felizes e longas.

Aconteceu que esse projeto chegou a Spencer, a cidade onde Fagen vive, poucos meses antes de ele receber aquele diagnóstico preocupante. Na confluência dos rios Little Sioux e Ocheyedan no nordeste de Iowa, Spencer tem uma rua principal com pitorescos edifícios de tijolos e duas igrejas luteranas. Anualmente, no mês de setembro, a Clay County Fair atrai 300 mil pessoas, sobretudo das áreas rurais do estado, para examinar gado, participar de jogos de azar, divertir-se nos brinquedos e comer frituras em espetos. Uma fábrica enorme na orla da cidade mistura açúcar, aromatizantes e cartilagem de porco para produzir grande parte da Jell-O vendida no país. E, em 1999, foi aberto um Walmart nas redondezas da cidade. Atualmente, ele atrai consumidores de dezenas de pequenas comunidades da região em busca de pechinchas. Eles almoçam no Quiznos, Taco Bell ou Arby's e voltam para casa antes do jantar. Os líderes comunitários de Spencer haviam nos convidado para apresentar um plano, a fim de implantar mudanças permanentes na cidade levando em conta seu ambiente e tendo por base as preferências alimentares e práticas culturais das pessoas mais longevas do mundo. Embora Spencer fosse uma cidadezinha, seus 11.193 habitantes, como tantos outros americanos, estavam se sentindo cada vez mais isolados uns dos outros. O Projeto *Blue Zones* lhes ofereceu uma promessa e novas oportunidades de se ligarem a outras pessoas que queriam viver em uma comunidade mais saudável.

PROVA DE QUE FUNCIONA

Corpulento e quase sempre com camisas polo de cores vivas e óculos escuros, Bob Fagen tem um sorriso oblíquo e conspiratório que lhe dá o ar de "cara mais esperto da cidade". Mas, em uma noite tempestuosa em novembro de 2012, Fagen não parecia tão seguro de si. Assim que subiu no pódio do salão de baile do centro de eventos do Condado de Clay em Spencer, folheou suas anotações com nervosismo e olhou para a plateia de cerca de 450 amigos, vizinhos e alguns membros da equipe do Projeto *Blue Zones* que haviam trabalhado em Spencer naquele ano. Muita gente ainda estava de jaqueta com capuz, pois o vento frio lá fora era cortante.

Fagen ajustou o microfone e se inclinou. "Boa noite", disse ele, dando uma pausa para uma reação que não houve. "Há um ano convidei o Projeto *Blue Zones* para vir à nossa comunidade e isso começou a nos transformar." Então, continuou falando sobre todas as mudanças ocorridas até o momento. Descreveu como estava liderando a campanha para que a rua principal fosse não só para carros, mas também para pedestres. Mencionou novas propostas da Câmara dos Vereadores para limitar a expansão urbana, promover o acesso à água potável em edifícios públicos, assegurar que todos tivessem acesso fácil e barato a legumes, assim como a academias e *playgrounds* quando a escola estivesse em recesso. Observou que a mercearia local, a Hy-Vee, começara a oferecer aulas sobre o preparo de refeições saudáveis e deliciosas. Até o momento, disse ele, cerca de 750 pessoas haviam assinado uma petição para aderir ao movimento *Blue Zones*. Aplausos polidos acompanharam a citação de cada realização.

"Agora, vou lhes contar uma história pessoal", disse ele em um tom mais sério e erguendo a cabeça. "Oito meses atrás, descobri que havia perdido dois terços do funcionamento do meu rim." As pessoas se calaram e se remexeram nas cadeiras.

Fagen, que era descendente de agricultores alemães estoicos que enfrentavam discretamente suas batalhas pessoais, agora parecia diferente do cara que a plateia conhecia. Então, contou a história de seu problema renal, como seu pai morrera e o trato que fizera com o nefrologista. "Eu não iria morrer da mesma maneira", afirmou.

Contou que começou a caminhar mais, de acordo com o preceito das *Blue Zones* de "mexer-se naturalmente". E também passou a comer melhor, inclusive mais saladas. "Toda vez que me sentava para uma refeição, pensava nas minhas netas Marybelle e Violet", disse ele. "Eu não podia me imaginar longe delas." Porém, lentamente começou a se sentir melhor.

"Bem, voltei ao nefrologista esta semana para pegar meus exames mais recentes e ele me deu excelentes notícias. Meu colesterol e a pressão arterial se normalizaram." Fazendo uma pausa no momento certo, ele declarou: "Meus rins estão funcionando 100%". Alguém no meio do salão aplaudiu, deslanchando um tsunâmi com todos de pé aplaudindo fragorosamente. Sem fala e ruborizado, Fagen recuou no pódio. Os aplausos continuaram por algum tempo e então pararam. As pessoas se sentaram novamente.

Fagen retornou ao microfone e apontou para mim, que estava sentado na primeira fila com alguns colegas. "Esses caras fizeram uma grande diferença na minha vida", disse. Ele estava circulando de bicicleta, comendo alimentos mais saudáveis, passando mais tempo com sua família e iria até participar de uma corrida cinco quilômetros. "Quero que vocês deem a eles uma bela salva de palmas."

Graças às mudanças que fizera em sua vida, Fagen agora estava confiante de que viveria por tempo suficiente para ver Marybelle e Violet crescerem, terminarem a faculdade e se casarem algum dia. "Portanto, desafio todos vocês esta noite", disse ele, com os olhos marejados. "Analisem o que é importante para vocês. Não acordem um dia desses e se perguntem o que aconteceu com suas vidas."

A plateia ficou em silêncio por um momento, então começaram a aplaudi-lo novamente. E, embora não seja uma pessoa emotiva, meus olhos também se encheram de lágrimas, e não só pela história de Fagen. Na semana anterior, eu visitara uma série de cidades em Iowa que haviam se inscrito para serem locais de demonstração do movimento *Blue Zones*. Em Waterloo, Cedar Falls, Mason City e Spencer, estive com prefeitos, administradores municipais, presidentes de câmaras de comércio, superintendentes de escolas e membros da mídia local. Cerca de 40% da população adulta de cada comunidade se comprometeu a seguir nossas orientações, começando por pequenos ajustes em seus hábitos alimentares, um aumento gradual na atividade física e um encontro semanal com novos amigos — para a mudança se espalhar através de suas vidas e comunidades. Nós persuadimos todas essas pessoas a se alinharem por meio da ideia de otimizar suas cidades para a longevidade. Nós lhes dissemos que, se tivessem êxito, essa poderia ser a solução para reverter um ambiente que fizera 68% das pessoas em Iowa estarem acima do peso ou obesas. E elas acreditaram na mensagem.

No fundo do coração acreditava na Solução *Blue Zones*, mas sou um homem que precisa ver os números e, por isso, tinha um pouco de incerteza. Esse não era um programa comprovado, e sim um experimento. Há anos pesquisava a abordagem e sabia de variações dela que haviam levado a uma longevidade extraordinária em outros países, mas não tinha certeza se isso funcionaria em Iowa, a síntese da região central dos Estados Unidos. Sentia-me como alguém se arriscando no esqui e vendo o solo se aproximar rapidamente.

Isso até ouvir Bob Fagen. Naquele momento, senti pela primeira vez que essa ideia iria funcionar e recuperei o equilíbrio. Talvez estivéssemos a caminho de algo muito bom.

SEGREDOS DA VIDA LONGA

Para contar a história inteira por trás das ideias sobre mudanças de vida e orientações práticas para o dia a dia que quero partilhar aqui, tenho de voltar ao início. Há mais de uma década trabalho com a National Geographic Society para identificar polos de longevidade pelo mundo, áreas que denominamos *Blue Zones*, pois, certa vez, uma equipe de pesquisadores fez um círculo com tinta azul em uma região-alvo em um mapa. Juntamente com o demógrafo Michel Poulain, me empenhei para descobrir as pessoas mais longevas do mundo. Queríamos achar lugares que tivessem não só altas concentrações de pessoas na faixa dos 100 anos, como também grupos que haviam envelhecido sem doenças, incluindo as cardíacas, obesidade, câncer e diabetes. Poulain fez uma análise extensa de dados e pesquisas e apontou várias regiões no mundo que pareciam ter pessoas longevas. Precisávamos visitá-las para verificar registros de nascimento e óbito e confirmar se tais indivíduos eram de fato tão idosos. (Em muitos lugares, há indivíduos mais velhos que não sabem ao certo sua idade ou mentem a respeito disso, como num caso famoso na Geórgia soviética na década de 1970).

Em 2009 descobrimos cinco lugares de acordo com nossos critérios:

- **Ikaria, Grécia:** Ilha no mar Egeu a 12,8 quilômetros da costa da Turquia, com uma das taxas mais baixas no mundo de mortandade na meia-idade, e a taxa mais baixa de demência;
- **Okinawa, Japão:** É a maior ilha em um arquipélago subtropical e apresenta as mulheres mais longevas do mundo;
- **Região de Ogliastra, Sardenha:** Área montanhosa em uma ilha italiana, com a maior concentração no mundo de homens centenários.

- **Loma Linda, Califórnia:** Comunidade com a maior concentração nos Estados Unidos de adventistas do sétimo dia. Alguns residentes vivem dez anos a mais do que um americano comum;
- **Península de Nicoya, Costa Rica:** Os que residem nesse lugar na América Central têm as taxas mais baixas do mundo de mortandade na meia-idade e a segunda maior concentração de homens centenários.

Para descobrir os fatores determinantes para a longevidade nesses lugares, reunimos uma equipe de pesquisadores, médicos de ponta, antropólogos, nutricionistas, demógrafos e epidemiologistas. Elaboramos aos poucos nossas teorias com a colaboração de pesquisadores locais que estudavam os centenários, comparando-as com trabalhos acadêmicos e entrevistando uma amostra representativa de pessoas entre 90 e 100 anos em cada *Blue Zone*.

Durante as 20 viagens às *Blue Zones*, foi muito proveitoso passar um tempo sentado com pessoas de 100 anos ouvindo suas histórias e ficando atento às suas vidas. Observei como preparavam suas refeições e as comi em seus horários habituais. Sabia que essas pessoas estavam fazendo algo correto e que não se tratava apenas de sorte na loteria genética. Mas o que seria isso?

Algo digno de nota é que, independentemente de onde descobri populações longevas, encontrei hábitos e práticas semelhantes. Quando solicitamos à nossa equipe de especialistas que identificasse esses denominadores comuns, foi possível extrair as nove lições a seguir, que denominamos ***Power Nine***:

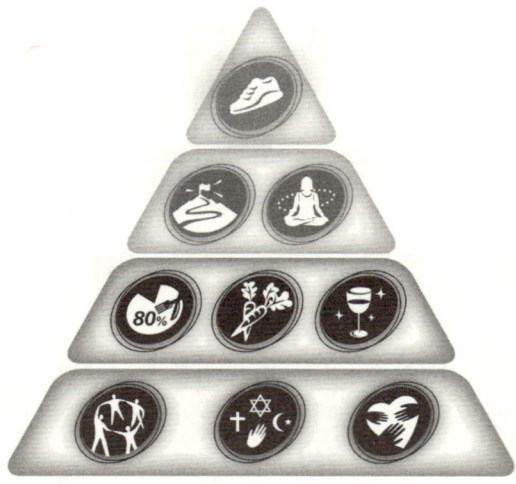

Mexa-se naturalmente:
Perspectiva correta

Propósito:
Desacelere

Coma direito:
Regra dos 80%
Leguminosas e
Vinho

Pertença:
Tribo certa
Comunidade
Os queridos primeiro

1. Mexa-se naturalmente: As pessoas mais longevas do mundo não puxam ferro, correm maratonas nem frequentam academias, mas vivem em ambientes que os incitam constantemente a se mexer. Cultivam jardins e não têm utensílios mecânicos para cuidar da casa nem do quintal. Qualquer ida ao trabalho, à casa de um amigo ou à igreja é uma ocasião para caminhar;

2. **Propósito:** Os okinawanos chamam isso de *ikigai*, e os nicoyanos, de *plano de vida;* em ambos os casos, significa "por que eu acordo de manhã". Em todas as *Blue Zones* as pessoas tinham algum motivo para viver, além de apenas trabalhar. Pesquisas mostram que ter senso de propósito resulta em até sete anos a mais de expectativa de vida;

3. **Desacelere:** Até pessoas nas *Blue Zones* sentem estresse, o que leva à inflamação crônica, associada a todas as doenças principais relacionadas ao envelhecimento. As pessoas mais longevas do mundo têm rotinas para se livrar do estresse: os okinawanos reservam alguns momentos por dia para relembrar de seus antepassados; os adventistas oram; os ikarianos tiram uma soneca e os sardos fazem *happy hour*;

4. **Regra dos 80%:** *Hara hachi bu* — o mantra confuciano falado antes das refeições em Okinawa — lembra as pessoas de pararem de comer quando o estômago estiver 80% cheio. A brecha de 20% entre não estar faminto e se sentir saciado pode ser a diferença entre perder ou ganhar peso. Pessoas nas *Blue Zones* comem a menor refeição no final da tarde ou início da noite, e então só voltam a comer no dia seguinte;

5. **Leguminosas:** Tais alimentos, incluindo fava, feijão-fradinho, soja e lentilha, são a base da maioria das dietas dos centenários. Carne, sobretudo suína, é comida em média apenas cinco vezes por mês, e em uma porção de 85 a 113 gramas, cerca do tamanho de um baralho de cartas;

6. **Vinho:** Pessoas em todas as *Blue Zones* (até alguns adventistas) bebem álcool moderada e regularmente. Consumidores moderados de álcool vivem mais do que os abstêmios. O truque é tomar um ou dois copos por dia com amigos e/ou com comida. E não é recomendável ficar sem álcool a semana inteira e tomar 14 drinques no sábado;

7. **Tribo certa:** As pessoas mais longevas do mundo escolhem ou nascem em círculos sociais que apoiam comportamentos saudáveis. Os okinawanos criam *moais*, grupos de cinco amigos que permanecem leais a vida inteira. Pesquisas mostram que tabagismo, obesidade, felicidade e até solidão são contagiantes. Em compensação, círculos sociais de pessoas longevas moldam comportamentos positivos para a saúde;

8. **Comunidade:** Todos os 263 centenários entrevistados, exceto cinco, pertenciam a uma comunidade baseada na fé, mas o tipo de religião não importa. Pesquisas mostram que frequentar cultos religiosos quatro vezes por mês aumenta a expectativa de vida em quatro a 14 anos;

9. Os queridos primeiro: Centenários bem-sucedidos nas *Blue Zones* colocam suas famílias em primeiro lugar. Eles mantêm pais e avós idosos por perto ou os abrigam em casa, o que também diminui as taxas de doença e mortandade de seus filhos. Eles são comprometidos com um parceiro de vida (o que pode aumentar a expectativa de vida em três anos), e investem em seus filhos com tempo e amor, o que os torna mais propensos a serem bons cuidadores quando for necessário.

Conforme os *Power Nine* sugerem, descobrimos com os exemplos em todas as *Blue Zones* que o caminho para uma longa vida saudável deriva de criar um ambiente ao redor de você, de sua família e de sua comunidade que o incite sutil e inexoravelmente a seguir os comportamentos certos.

TORNAR OS ESTADOS UNIDOS UMA *BLUE ZONE* É VIÁVEL?

Após meu primeiro livro, *The Blue Zones*, entrar na lista dos mais vendidos do *New York Times*, fui convidado para os programas de televisão "Good Morning America", "Oprah", "Today", "Headline News", "Fox and Friends" e na CNN com Sanjay Gupta, totalizando várias dezenas de *talk shows*. Mas, mesmo quando as *Blue Zones* estavam nas manchetes, sabia que logo após haveria outro especialista em saúde sentado na mesma poltrona dando entrevista, promovendo outra ideia, outra dieta, outra maneira de ficar saudável.

Não desejava que o conhecimento sobre as *Blue Zones* fosse visto como uma novidade de ontem. Nós usamos as ciências para desvendar alguns segredos profundos de pessoas pelo mundo que tinham vidas saudáveis, felizes e longas, e agora percebia um propósito maior para a pesquisa que fizemos se pudesse usar tudo o que descobrimos para ajudar os americanos a serem mais saudáveis. Sentia que as pessoas estavam ansiosas por esse tipo de informação. Eu sabia que estávamos trabalhando em algo mais abrangente do que mais um novo plano de dieta. Hábitos alimentares eram fundamentais, mas não se tratava apenas disso. Toda a pesquisa mostrou que as dietas não funcionavam, mas o estilo de vida nas *Blue Zones* mostrou o contrário. Seguir a abordagem das *Blue Zones* significava fazer mudanças no estilo de vida e no ambiente, não só nos cardápios diários. Caso essas ideias fossem divulgadas em uma esfera ainda maior, o que poderia acontecer? Comecei a imaginar se seria possível uma comunidade decidir se tornar uma *Blue Zone* — reinventar-se e ficar mais saudável ao adotar hábitos como os das *Blue Zones*, onde hábitos melhores de estilo de vida evoluíram no decorrer do tempo. Alguém já conseguiu formar com êxito uma nova *Blue Zone*?

Comecei a pesquisar a literatura médica em busca de exemplos e achei justamente um notável: um experimento ousado em uma região obscura no norte da

Europa que produzira resultados miraculosos durante os anos 1970. Naquela época, a região de Carélia do Norte na, Finlândia, tinha a população menos saudável do mundo sob vários aspectos. Mas um grupo inovador de jovens cientistas e profissionais de saúde pública, liderado por um médico surpreendente chamado Pekka Puska, desenvolveu uma estratégia simples e fez mudanças amplas nos alimentos e hábitos alimentares — e na saúde e bem-estar — da população da Carélia do Norte. Tais mudanças reduziram doenças cardíacas em 80% e câncer em 60% entre as 170 mil pessoas em idade produtiva por lá. Após ler sobre o projeto e manter uma correspondência por algum tempo com Puska, fui até lá ver tudo com meus próprios olhos. Tinha de aprender como essa equipe determinada conseguiu mudar o perfil de saúde de uma comunidade inteira.

Seria possível fazer a mesma coisa nos Estados Unidos, que estão em plena crise de saúde? Caso as tendências atuais continuem, três quartos de nós estarão acima do peso ou obesos, e metade de nós terá diabetes em 2030. O americano comum já tem um quinto a mais de gordura corporal (o equivalente a 11 litros de matéria flácida) do que em 1970. Mas não precisa ser assim. Nossa pesquisa sugeriu que se os americanos seguissem os exemplos das pessoas nas *Blue Zones*, todos nós poderíamos perder em média 9 quilos. Teríamos cerca da metade das doenças cardíacas e cerca de um quinto da taxa de diabetes e de certos tipos de câncer. Desfrutaríamos em média oito bons anos a mais do que agora. Porém, como fazer isso acontecer?

UM NOVO CAMINHO PARA A SAÚDE

No caso de querermos melhorar a saúde e o estilo de vida dos americanos, pensei, talvez estejamos no caminho errado. Talvez fosse preciso expandir nosso foco em dieta e exercícios individuais para comunidades inteiras e o que elas oferecem para ajudar as pessoas a efetuarem mudanças. Assim como remodelar cidades inteiras se quiséssemos aumentar os anos saudáveis dessas populações. Comecei a me empolgar com a ideia de implantar os princípios das *Blue Zones* no tecido de uma comunidade — desde o que se come no desjejum aos almoços servidos em refeitórios de escolas, dos exercícios de uma pessoa para ciclovias em ruas no centro — para que residentes de todas as idades fossem constantemente instigados a fazer escolhas mais saudáveis sem nem refletir. Afinal de contas, algo semelhante fora feito na Finlândia. Por que não fazíamos isso também?

Quando comecei a procurar comunidades nos Estados Unidos que já pensassem nesse sentido, percebi que as cidades americanas variam muito no grau de "Azul". Algumas têm grandes afinidades com as *Blue Zones*, a exemplo de San Luis Obispo, na Califórnia, e Charlottesville, em Virgínia, onde menos de 15% dos residentes são obesos. Já em Binghamton, Nova York, ou Huntington,

Virgínia Ocidental, 38% dos residentes estão seriamente acima do peso. Será que as pessoas em San Luis Obispo e Charlottesville têm genes melhores do que aquelas em Binghamton e Huntington, ou um desejo maior de ver suas famílias saudáveis? Não, a razão disso é que a cultura dessas comunidades é apoiada por líderes esclarecidos e empenhados em criar um ambiente mais saudável para os cidadãos. É mais fácil para as pessoas nessas cidades se manterem saudáveis, pois o lugar em que vivem as apoia, ao invés de sabotá-las constantemente.

Comecei minha pesquisa conversando com especialistas em saúde da Universidade de Minnesota, meu estado de origem. Disseram-me que eu deveria mensurar rigorosamente qualquer campanha que organizássemos, a fim de avaliar seu grau de efetividade, e me aconselharam a ter muita cautela com o que recomendássemos, pois a vida das pessoas seria afetada. E descobrimos também que isso não seria barato. Uma iniciativa envolvendo uma comunidade inteira, como a que pretendíamos lançar — mesmo com uma forte base local — custaria no mínimo 1 milhão de dólares. Onde conseguiríamos tanto dinheiro? Fiquei sabendo que os Institutos Nacionais de Saúde haviam financiado campanhas semelhantes de "coração saudável" durante os anos 1980, mas nenhuma provou com êxito que seus orçamentos de vários milhões de dólares resultaram em melhoras de saúde significativas. Como iria arranjar o dinheiro para o Projeto *Blue Zones* se os melhores especialistas do país haviam fracassado?

Por sorte, executivos da AARP (Associação Americana de Aposentados sem fins lucrativos) também andavam pensando em organizar uma iniciativa de saúde envolvendo comunidades inteiras. Quando lhes falei sobre minha estratégia de enfocar o ambiente, em vez de mudanças comportamentais individuais para instigar as pessoas a comerem melhor e viverem por mais tempo, eles concordaram. Em 2009, com o apoio da Faculdade de Saúde Pública da Universidade de Minnesota, a AARP me deu fundos para um projeto piloto. Desde então, o Projeto *Blue Zones* atuou em 20 comunidades, aprendendo a cada passo do caminho como usar a sabedoria inata dos centenários do mundo para infundir saúde e longevidade em nossas próprias vidas. Graças aos nossos esforços, mais de 5 milhões de pessoas hoje vivem em comunidades que apoiam comportamentos melhores para a saúde. A maioria dessas pessoas fizeram mudanças benéficas de vida, sem sequer refletir sobre isso. Em algumas cidades, houve uma redução na obesidade de mais de 10% e uma queda de 30% no tabagismo.

COMENDO COMO NAS *BLUE ZONES*

Você pode estar lendo isso agora e pensando: todas essas histórias sobre as *Blue Zones* são boas, mas eu não vivo em uma ilha no Mediterrâneo nem você já veio à minha cidade. Ou você pode argumentar: eu moro em uma cidade lotada de restaurantes *fast-food*, e vivo ocupado com a família e o trabalho, e tentando não estourar o orçamento. Os legumes na mercearia muitas vezes parecem velhos e mesmo assim são caros. Lojas com variedade de alimentos saudáveis são poucas e distantes. É mais fácil e mais barato parar para comer um hambúrguer ou em uma pizzaria. Você também pode argumentar: eu moro em um lugar dominado pelos carros. Vou de carro para o trabalho, à loja e à igreja; as coisas são muito espalhadas. O trânsito causa estresse e às vezes é perigoso. Meus amigos também são ocupados e moram longe de mim. Não tenho tempo de encontrá-los para jantar. Como esperar que eu coma e viva como nas *Blue Zones*? Isso não é realista. Não há meio de eu fazer em minha vida o que Bob Fagen fez na dele para ficar mais saudável.

Compreendo. Por toda a nação há muita gente que merece desfrutar os mesmos benefícios que as comunidades em nosso Projeto *Blue Zones*. Em tantas partes do país, os americanos ainda estão afundando em um mar inescapável de calorias baratas.

Não se pode andar em um aeroporto, pagar gasolina com dinheiro vivo ou comprar um xarope contra tosse sem ser confrontado por uma barragem de salgadinhos, doces em barras e refrigerantes. Lanches com muito açúcar são até disfarçados como "saudáveis". Como restaurantes se deram conta de que podem lucrar mais com porções maiores, muitas vezes comemos demais quando saímos para o café da manhã, almoço ou jantar. Com a ajuda das mentes mais brilhantes da Madison Avenue, a indústria de alimentos gasta 11 bilhões de dólares por ano para nos seduzir para comprar seus produtos, sobretudo alimentos processados com aromatizantes, corantes e excesso de sal ou de açúcar, como pizzas, doces, fritas e refrigerantes. O americano comum agora consome 46 fatias de pizza, 90 quilos de carne e 275 quilos de produtos lácteos e leite, acompanhados por 215 litros de refrigerante por ano. Nós consumimos 8 mil colheres de chá de açúcar adicionado e 35 quilos de gordura, tudo isso anualmente. Nós comemos 2.041.165.665 quilos de frituras e 907.184.740 quilos de batatas fritas por ano.

Isso significa que somos pessoas más? Que não temos a disciplina de nossos antepassados? Que nos importamos menos que nossos avós com nossa saúde e a de nossos filhos? Naturalmente não. Então o que aconteceu no último meio século? Saímos de um ambiente hostil marcado pela escassez para outro de abundância e facilidade. Como aproveitar essa abundância ao máximo sem deixá-la arruinar nossa saúde?

A resposta tradicional sempre tem algo a ver com a responsabilidade individual: Faça regime e exercícios! O problema desse plano é que ele requer disciplina e rotina a longo prazo — duas coisas que vão contra a natureza humana e nosso processo evolutivo. A psique humana anseia pelo novo e a novidade; ficamos facilmente entediados. Mesmo que uma estratégia funcione por algum tempo, o impulso para tentar algo novo acaba nos dominando. A maioria das pessoas segue um regime por menos de sete meses e, muitas vezes, apenas por poucas semanas. De 100 pessoas que começam um regime hoje, menos de cinco ainda terão um plano de manutenção desse regime dois anos depois. Como estratégia para perder peso e, em segundo plano, evitar ataques cardíacos ou viver por mais tempo, regimes são em grande parte inúteis. Manter a disciplina é como usar um músculo. A uma certa altura, os músculos sentem fadiga, e acabamos fraquejando e comendo aquele saco inteiro de batatas fritas.

A Solução para Comer e Viver como os Povos mais Saudáveis do Planeta oferece uma alternativa — ideias e práticas alimentares e maneiras de mudar seu ambiente que aumentam a probabilidade de você ter uma vida mais saudável e longa. Nós adaptamos as lições das *Blue Zones* originais, pilotamos as mudanças no estilo de vida em comunidades reais e transpusemos os alimentos para receitas fáceis visando todos os gostos e membros da família, incluindo as crianças e aqueles que adoram carne e batata. Nós queremos que você adore o que come, como passa seu dia e as pessoas ao seu redor. Queremos que sinta que sua vida está cada vez melhor, seja começando a adotar em casa a Solução *Blue Zones* em pequena escala ou se inspirando para participar da transformação em seu bairro ou cidade inteira e na família estendida.

ESQUEÇA DE MORRER

Você pode perguntar a centenários o que fizeram para chegar aos 100 anos, conforme fiz muitas vezes, mas poucos realmente sabem. Alguns dizem que foi o vinho que tomavam ou o ar puro que respiravam; outros dirão que foram suas caminhadas diárias, ou até os charutos que fumavam diariamente. Certa vez, pressionei uma mulher de 100 anos que vivia em Ikaria, Grécia, a me dizer sua opinião acerca do fato de as pessoas de lá viverem tanto tempo. "Nós apenas nos esquecemos de morrer", disse ela, dando de ombros. Na verdade, ela estava mais certa do que se podia imaginar. Nenhum dos 253 centenários lépidos que conheci fazia regime, frequentava uma academia ou tomava suplementos. Eles não perseguiam a longevidade — ela simplesmente acontecia.

Como numerosas pesquisas sugerem, é possível fazer mudanças duradouras em nosso ambiente pessoal que nos incitem a nos mexer mais, socializar mais, almejar menos e comer melhor. Em suma, podemos tomar decisões agora mesmo que levarão a um futuro mais saudável e feliz.

Este livro visa assegurar que a vitalidade *ocorrerá* para vocês. Na Parte 1, vocês viajarão comigo e partilharão refeições com pessoas notáveis nas cinco *Blue Zones*, e aprenderão o que nossa pesquisa subsequente revelou sobre os alimentos que elas comem e o papel das refeições em suas vidas. Na Parte 2, vocês lerão sobre algumas das nossas transformações recentes de cidades em *Blue Zones* e verão como cada comunidade descobre seu próprio caminho para a saúde e longevidade, seguindo as dicas dos centenários do mundo. Espero que isso os convença de que é possível mudar, seja onde você mora ou como você e sua família se alimentam atualmente, e talvez o inspire a se envolver na transformação de sua comunidade.

Na Parte 3, vocês encontrarão uma imensa variedade de informações e diretrizes passo a passo para criar sua própria *Blue Zone* e na Parte 4 há 77 receitas. Algumas são de meus amigos centenários nas *Blue Zones* pelo mundo e foram adaptadas para as cozinhas americanas. Outras são da minha casa ou de meus amigos, de cidades transformadas e de alguns dos melhores *chefs* do país, muitos dos quais já entendem o valor de cozinhar e comer à moda *Blue Zones*.

Além de partilhar com vocês os melhores alimentos das *Blue Zones* e maneiras deliciosas de prepará-los para degustá-los com sua família e amigos, minha meta maior ao escrever este livro é que vocês tenham a mesma experiência que Bob Fagen: descobrir que, sem saber exatamente como ou quando isso aconteceu, você possa estar mais saudável e mais feliz do que jamais pôde imaginar.

Parte 1

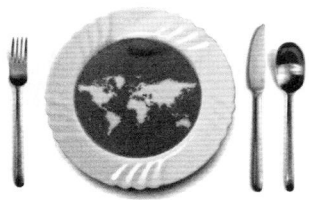

Descobrindo as *Blue Zones*

Aquela refeição foi memorável. Estávamos sentados à mesa, com vista para o mar Egeu na ilha grega de Ikaria. Diante de nós havia pratos com peixes frescos, feijão-fradinho com funcho, salada grega, pão rústico de fermentação natural e vinho local — tudo irradiando saúde. Não podia estar mais feliz.

Minha companhia no almoço era Antonia Trichopoulou, professora da Universidade de Atenas, a maior especialista do mundo em dieta mediterrânea. Pensando em todas as pesquisas feitas por ela, perguntei como poderia persuadir os americanos a começarem a comer uma comida tão saudável quanto esta. Eu imaginava que ela fosse dizer para enfocar as dezenas de benefícios nutritivos da dieta de Ikaria. Ela, porém, apontou aos itens deliciosos à nossa frente e disse: "Alimente-os!".

Foi essa dica de Trichopoulou que serviu de mote para este livro. Nada em particular explica a longevidade nas *Blue Zones*. Na realidade, há vários fatores interligados — incluindo o que comemos, nosso círculo social, rituais diários, ambiente físico e senso de propósito —, que nos impulsionam adiante e dão sentido à vida. Mas a comida está no centro desse ecossistema e pode ser o melhor ponto de partida para qualquer pessoa querer obter a saúde, longevidade e bem-estar encontrados nas *Blue Zones* pelo mundo.

Tomamos decisões sobre o que comer várias vezes ao dia. Além de ramificações óbvias para a saúde, tais decisões também determinam como dispendemos nosso tempo. Nós combatemos o estresse cultivando alimentos em uma horta? Nós preparamos refeições com nossa família? Nós desanuviamos conversando em torno de uma boa refeição? Ou engolimos qualquer coisa com pressa em um *drive-thru* para inserir mais atividades em nossos dias já atarefados?

A comida também ajuda a determinar nossas companhias e como as mantemos. Caso convide um amigo vegetariano para jantar, provavelmente você fará um esforço para preparar uma salada saudável e um prato criativo sem carne. Por outro lado, se seu amigo acha que uma refeição balanceada é um hambúrguer em cada mão, talvez você também comerá um enorme hambúrguer gorduroso. Para muitos de nós, escolhas alimentares derivam de nossos sistemas de crenças, os quais ditam que se come peixe na sexta-feira, pão judaico trançado ao poente, pão sem fermento no Sabá ou se faz jejum durante certas épocas do ano. Toda vez que damos uma mordida, votamos no mundo em que queremos habitar: estamos apoiando um sistema que favorece um clima e um ambiente saudáveis ou estamos ajudando a poluir nosso entorno? Estamos comprando alimentos produzidos por nossos vizinhos ou feitos em fábricas com ingredientes que mal reconhecemos? Caso optemos por não comer carne, isso se deve a questões nutritivas ou éticas?

Por todas essas razões, a alimentação é o caminho ideal para uma abordagem *Blue Zones* visando uma vida mais saudável e longa. Nessa primeira parte do livro, iremos explorar cinco *Blue Zones* mundo afora pelo viés da comida. Vocês verão as escolhas alimentares e práticas dos centenários de cada local, e pesquisas fascinantes sobre suas dietas e hábitos alimentares, conforme determinado por dezenas de levantamentos e estudos sobre dietas durante o século passado. No final, acho que perceberão que o segredo para comer até os 100 anos reside não só no que os centenários comiam, porém o mais importante é como a comida se encaixava em suas vidas — não só o valor nutritivo dos ingredientes, mas também onde os alimentos são cultivados, como são preparados, que rituais os cercam, quando são consumidos e com quem. Meu palpite é que, ao saber como é comer em uma *Blue Zone*, vocês também ficarão famintos pelo mesmo tipo de comida e de estilo de vida que a cerca.

CAPÍTULO 1

OS SEGREDOS DE UMA DIETA MEDITERRÂNEA: IKARIA, GRÉCIA

No final de uma tarde de verão, sentei-me em um banquinho junto à bancada na cozinha da pousada de Thea Parikos na ilha grega de Ikaria. A pousada fica em um ponto elevado com vista para um trecho azul-cobalto do mar Egeu. Quase invisível, ao longe fica a linha fina e enevoada da costa oeste da Turquia.

No topo da coluna atrás da pousada, após leitos de rios rochosos com cerrado espinhoso e hortas inusitadas, fica o vilarejo montanhoso de Christos Raches. Aqui, em pequenas propriedades rurais à sombra de florestas de cedros, moram algumas das pessoas mais longevas do mundo. E vivem oito anos a mais do que os americanos em geral e apresentam metade da taxa de doenças cardíacas e quase nunca sofrem de demência. A população de Ikaria tem algo que o restante de nós almeja: vidas saudáveis, longas e com vitalidade até o fim.

Fiz visitas e pesquisei regularmente a ilha de Ikaria nos últimos anos e saboreei muitas refeições na pousada. Mas essa foi a primeira vez que fui convidado a entrar na cozinha.

Olhando o espaço abarrotado de coisas e fracamente iluminado por duas janelas pequenas, vi uma miscelânea de frigideiras tortas e panelas amassadas penduradas na parede. Um emaranhado de legumes e verduras recém-colhidos forrava a bancada do outro lado. Acima deles, maços grandes de orégano, sálvia e tomilho pendiam do teto como lustres. No robusto fogão industrial, uma panela de pressão soltava vapor e panelas menores borbulhavam com ingredientes como: feijão-fradinho, salsa, galinha caipira, queijo *feta* de cabra, berinjela, aspargos silvestres e funcho. Os aromas exalados pelo fogão eram inebriantes: herbáceos, carnudos, deliciosamente almiscarados e — não consigo pensar em outro adjetivo melhor — fecundos.

No meio desse caos sagrado está Athina Mazari, 58 anos, mestra da culinária ikariana. Em um frenesi controlado, ela se alternava rapidamente de tarefa em tarefa, usando apenas os utensílios mais simples para cortar, misturar, remexer, provar e corrigir os ingredientes. Quase tudo que entra nos pratos de Mazari vem das hortas na encosta da montanha que fica por perto. Enquanto a observava, ocorreu-me a ideia de que estava vendo uma das melhores oficinas do mundo de longevidade.

Há anos implorava a Mazari para que me deixasse ver suas mágicas na cozinha, mas ela sempre deixava claro que preferia preparar a comida sozinha, pois gostava dessa rotina silenciosa. Hoje, sabe-se lá por que, ela abriu uma exceção e, desta vez, acho que venci sua resistência. Entre uma tarefa e outra, ela finalmente se abriu.

Sua jornada até a cozinha da pousada fora longa. Como a maioria das crianças ikarianas nos anos 1950, nasceu em uma família grande marcada pela privação. Nem ela nem seus oito irmãos receberam além da educação básica. Enquanto seus irmãos ajudavam o pai nos campos, Mazari e suas irmãs eram aprendizes na cozinha, cortando legumes e lavando a louça. Ali começou a absorver a sabedoria culinária tradicional da ilha, combinando poucos ingredientes e preparando-os da mesma maneira que seus antepassados desde o século VI a.C.

"Fiz meu primeiro pão quando tinha dez anos", disse ela. Era um pão rústico de fermentação natural. "Emprestei a massa-mãe de uma vizinha." Após sová-la com farinha de centeio, sal e água, deixou a massa crescer até o dia seguinte e, então, a colocou no forno de tijolos a lenha atrás da casa. As bactérias que fermentaram o pão eram provenientes da mesma cultura inicial que a tataravó de sua vizinha havia usado.

Certo dia, a mãe de Mazari chamou-a na cozinha e disse que a família estava na miséria. Por isso, Mazari iria morar no vilarejo com um jovem casal que acabara de ter um bebê e precisava de uma babá. Em troca de um quarto e de comida iria cozinhar, limpar e cuidar do recém-nascido. Assim, ela aprenderia tudo o que seria preciso para quando também se tornasse mãe e dona de casa. Mazari tinha nove anos.

No decorrer da década seguinte, Mazari trabalhou para três famílias como babá. A cada vez, enquanto cozinhava junto com a dona da casa, adquiria mais habilidades culinárias e aprendia mais receitas. Aprendeu a fazer legumes em cubos ou no vapor de acordo com o tamanho e a textura, para que ficassem no ponto certo; a cutucar carne de porco assada para ver se estava bem feita; a mensurar manualmente os ingredientes; sacudir orégano seco entre as palmas das mãos e espalhá-lo com perfeição e a reconhecer instantaneamente o frescor de peixes pelo odor.

Ela sabia onde as cerca de 80 variedades de verduras silvestres da ilha cresciam, em que meses colhê-las e como usá-las em tortas salgadas. Aprendeu a desidratar legumes excedentes no telhado, pendurando-os em sacos reticulados para armazenagem. Então, quando o verão dava lugar ao inverno, suas refeições mudavam de legumes e peixes frescos para cozidos bem temperados de carne de porco, tubérculos e sopa de repolho. Seu repertório culinário aumentou para mais de 100 receitas — que ela sabia de cor, todas reunidas e preparadas no tato e com instinto epicuriano.

Por volta dos 20 anos, Mazari se tornou uma beldade. Ela se recorda como os homens paravam para encará-la quando passava, e um deles chamou sua atenção. Eles logo se casaram e, em poucos anos, ela já tinha dois filhos para os quais cozinhava. Hoje são adultos, mas ela ainda cozinha para outras pessoas.

Enquanto Mazari desfiava sua história e finalizava os pratos, continuei sentado, tomado pela admiração. Ela falou sem parar, mas isso não interferiu na execução sem esforço das tarefas. Fiquei pensando se a rotina de preparar refeições fabulosas três vezes ao dia há quase meio século, para depois ter de lavar uma pilha de pratos sujos, havia acabado com seu prazer de cozinhar. Mazari de repente parou o que estava fazendo e me encarou longamente. "Quando estava perto dos 40 anos, tivemos dificuldades financeiras e trabalhei por algum tempo como camareira em um hotelzinho perto do meu vilarejo", relatou ela. "Certo dia, o *chef* não apareceu e a dona do hotel, uma mulher chamada Maria, me pediu para assumir o lugar dele. Vinte e seis artistas americanos estavam lá para jantar e ela queria saber se eu podia cozinhar. Ela me deixou decidir o cardápio, então preparei tortas de verduras silvestres, charutinhos de folha de uva recheados com arroz e salada grega com molho *tzatziki*. Quando coloquei a comida nos pratos, percebi que não se parecia com a comida dos restaurantes que eu via em fotos. Quando Maria entrou na cozinha para pegar a comida, disse: 'Desculpe, os pratos não estão bonitos, mas estão gostosos'. Eu estava muito nervosa."

Agora, era o final da tarde na cozinha da pousada e o sol suave banhou o lugar com uma luz medieval. Mazari apoiou-se na bancada oposta e esfregou as mãos ásperas e viscosas, enquanto se lembrava daquele momento longínquo.

"De repente, Maria me chamou aos gritos na sala de jantar", disse ela. "Eu achei que ela estivesse brava comigo por tê-la constrangido e que seria preciso refazer os pratos. Mas, quando saí da cozinha, todos os estrangeiros ficaram de pé e me aplaudiram. Meus olhos ficaram marejados e até tentei conter as lágrimas, mas não consegui. Foi a primeira vez na vida que chorei de alegria."

A MELHOR DIETA MEDITERRÂNEA

Descobri que quase toda mãe e avó na ilha tem um *pedigree* culinário como o de Mazari. Assim como outras *Blue Zones*, Ikaria é remota e, como as pessoas se apegam às suas tradições, isso bloqueia a influência de hábitos alimentares ocidentais modernos. Creio que a tradição de preparar os alimentos certos da maneira correta tem muito a ver com a longevidade na ilha.

Nossa pesquisa corrobora isso. Durante uma das visitas de nossa equipe a Ikaria, trabalhamos com Trichopoulou, a autoridade em dieta mediterrânea, para fazer levantamentos sobre os hábitos alimentares locais. Quando os dados dos levantamentos começaram a entrar, Trichopoulou notou que a dieta tradicional da ilha, assim como aquela em grande parte do Mediterrâneo, incluía muitos legumes e azeite de oliva, quantidades menores de laticínios e carne, e doses moderadas de álcool. O que a distinguia de outros lugares na região era sua ênfase em batatas, leite de cabra, mel, leguminosas (sobretudo grão-de-bico, feijão-fradinho e lentilhas), verduras silvestres, algumas frutas e quantidades relativamente pequenas de peixe.

Cada um desses alimentos é ligado à maior longevidade. O baixo consumo de laticínios é associado a menos doenças cardíacas. Acredita-se que o azeite de oliva, sobretudo sem aquecer, reduz o colesterol ruim e aumenta o colesterol bom. O leite de cabra contém triptofano que estimula a serotonina. Certas verduras silvestres contêm dez vezes mais antioxidantes do que o vinho tinto. E vinho com moderação é comprovadamente benéfico em uma dieta mediterrânea, pois ajuda o corpo a absorver mais flavonoides, os antioxidantes que limpam as artérias, da comida ingerida com ele.

Até o café, um hábito que sua avó talvez censurasse, está ligado a taxas mais baixas de diabetes, doenças cardíacas e, para alguns, de doença de Parkinson. O pão rústico local de fermentação natural contém *Lactobacillus sanfranciscensis*, um tipo de bactéria bom para a saúde que, quando ingerido com outros alimentos, pode reduzir o índice glicêmico da refeição. (O índice glicêmico de um alimento reflete a rapidez com que ele se fragmenta em açúcar na corrente sanguínea. Refeições com índice glicêmico mais baixo implicam mais demora na digestão e menos chance de causar um pico nos níveis de açúcar no sangue.) Batatas têm potássio, vitamina B6 e fibras que são benéficos para o coração. E, como Trichopoulou observou durante nossa viagem de pesquisa, ilhéus inevit

avelmente consomem menos substâncias químicas, pois comem verduras de suas próprias hortas ou de campos por perto. Considerando tudo isso e comparando com a dieta americana padrão, disse-me ela, a dieta ikariana pode aumentar em até quatro anos a expectativa de vida dos ilhéus.

Obtivemos mais conhecimentos sobre alimentos tradicionais da ilha com Ioannna Chinou, uma autoridade nas propriedades bioativas de ervas e outros alimentos naturais. Ela relatou que diversos chás gregos podem ter efeitos benéficos específicos: hortelã silvestre para prevenir gengivite e úlceras, alecrim para tratar gota e artemísia para melhorar a circulação sanguínea. Quando levei amostras de chás de ervas de Ikaria para testar em seu laboratório, Chinou descobriu que todos tinham propriedades antioxidantes. Além disso, os chás pareciam funcionar como diuréticos brandos, ajudando a eliminar toxinas do corpo e a reduzir levemente a pressão arterial.

Cinco anos após começar a examinar os hábitos saudáveis dos ikarianos, a pesquisadora grega Christina Chrysohoou publicou o primeiro trabalho acadêmico sobre a dieta ikariana. De dia, Chrysohoou atende pacientes como cardiologista na Faculdade de Medicina da Universidade de Atenas e à noite, ainda tem energia para ir atrás de seus variados interesses intelectuais.

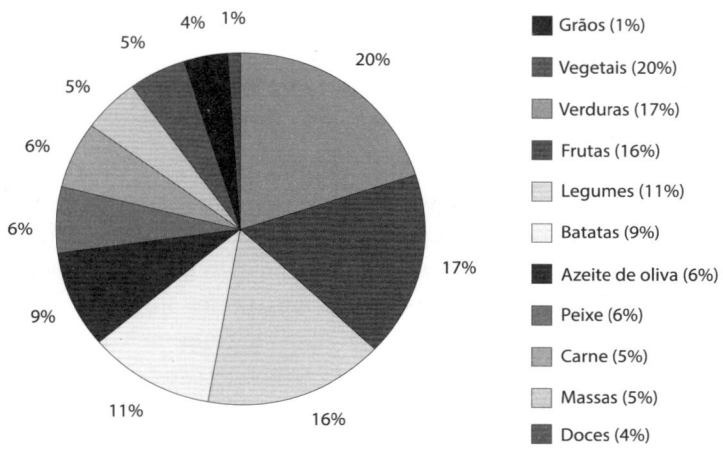

Fonte: Chrysohoou [1].

Os ikarianos mais velhos têm uma dieta rica em verduras, legumes, feijões e frutas, que conjuntamente respondem por 64% de sua ingestão diária de alimentos — produtos à base de leite e bebidas estão excluídos. A gordura responde por mais de 50% de suas calorias diárias, porém mais da metade dessa energia vem do azeite de oliva.

Chrysohoou foi a primeira acadêmica a reconhecer o potencial científico de Ikaria como um local de estudo para examinar como a psicologia, a depressão, a obesidade e até a radiação podem influenciar a longevidade. Em 2009, ela e Demosthenes B. Panagiotakos da Universidade Harokopio organizaram *The Ikaria Study* envolvendo 1.420 ikarianos e testando 673 deles com mais de 65 anos. Surpreendentemente, 79 deles tinham mais de 90 anos. Sua equipe de pesquisa fez uma varredura na ilha, coletando mais de 300 informações sobre cada tema, principalmente sobre dieta, mas também históricos médicos detalhados, incluindo informações sobre sono, depressão e até hábitos sexuais. Quatro anos depois, a equipe retornou a Ikaria para examinar os habitantes mais velhos.

A equipe confirmou que os ikarianos seguiam uma versão singular e radical da dieta mediterrânea, que privilegia legumes, grãos integrais, frutas, peixe, azeite de oliva, leite de cabra, queijo e vinho. Os pesquisadores observaram que legumes frescos são sempre da estação em Ikaria: batatas e cebolas no outono, repolho no inverno e alface na primavera. O verão traz pimentões, vagens, tomates, abobrinha, berinjelas, damascos e pêssegos, que os ilhéus comem frescos ou desidratados ao sol e preservados com orégano para o inverno. Verduras silvestres como dente-de-leão, chicória e funcho abundam, sendo fontes ricas em vitaminas A, C e K, folato, potássio, magnésio, cálcio, fibras e ferro. Embora a gordura responda por mais de 50% de suas calorias diárias, mais da metade dessa energia vem do azeite de oliva, associado a fatores positivos para a saúde.

Os ilhéus consomem relativamente mais leguminosas (sobretudo grão-de-bico, lentilhas e feijão-fradinho), batatas, café, chás de ervas e verduras silvestres de outras culturas mediterrâneas. Talvez devido aos mares bravios da ilha, os ikarianos comem peixe apenas esporadicamente, quando os pescadores conseguem trabalhar. Enquanto quem mora na costa come espadarte, sardinha, anchova e pequenos peixes locais de seis a oito vezes por mês, quem mora em montanhas come peixe apenas uma ou duas vezes por mês e, com frequência, tipos parcialmente preservados, como bacalhau salgado ou sardinhas. Um fato interessante é que há mais ilhéus saudáveis acima dos 90 anos nas montanhas do que na costa. Portanto, peixes aparentemente não contribuem para a longevidade. Os ikarianos geralmente consomem carne apenas uma ou duas vezes por semana, aves duas vezes por semana e doces talvez duas vezes por semana, sem contar o mel local usado para adoçar chá.

Chrysohoou identificou outros hábitos que, segundo ela, também podem contribuir para a longevidade dos ilhéus. Por exemplo, os ikarianos tendem a comer lentamente e, em geral, com a família ou os amigos. "Isso significa menos estresse, o que significa alimentação mais saudável", especulou. "Quando você come uma refeição com pressa ou preocupação, hormônios do estresse como o cortisol interferem no processo digestivo. Seu corpo não absorve nutrientes nem antioxidantes, as calorias que você consome têm mais probabilidade de virar gordura abdominal do que energia para as células." Os ikarianos também tiram sonecas regulares. Os pesquisadores descobriram que sonecas regulares, ao menos cinco dias por semana, reduziam o risco de doenças cardíacas em 37%.

Chrysohoou descobriu que os ikarianos têm outras maneiras para relaxar. Ela me mostrou um estudo preliminar sugerindo que 80% dos homens ikarianos entre 65 e 85 anos ainda faziam sexo.

MELHORES ALIMENTOS DE IKARIA PARA LONGEVIDADE

Os cozinheiros ikarianos, assim como aqueles da França, Espanha e Itália, privilegiam pratos com legumes, grãos integrais, frutas, azeite de oliva e, ocasionalmente, um pouco de peixe.

AZEITE DE OLIVA: Na Grécia o melhor azeite de oliva é o extra virgem — extraído apenas lavando os frutos, prensando, decantando e filtrando —, que tende a ser levemente denso e enevoado e de tonalidade verde-dourada profunda. O uso do melhor azeite de oliva pode proteger os ikarianos de doenças cardíacas. Um estudo recente na Espanha descobriu que uma dieta mediterrânea saudável com pouca gordura, mas com pelo menos quatro colheres de sopa de azeite de oliva por dia — uma quantidade típica para esses ilhéus gregos —, reduz o risco de doenças cardíacas em 30%. Em Ikaria, descobrimos que pessoas que consomem pelo menos 100 gramas (quatro colheres de sopa ou um quarto de xícara) de bom azeite de oliva por dia têm 50% a menos de mortandade;

VERDURAS SILVESTRES: Mais de 150 variedades de verduras silvestres como beldroega, dente-de-leão e rúcula, crescem em montanhas por toda a ilha. Esses alimentos são uma grande fonte de minerais como ferro, magnésio, potássio e cálcio, assim como de carotenoides, os pigmentos coloridos que o corpo transforma em vitamina A. Consumir uma xícara de verduras por dia pareceu ser uma das chaves para uma vida mais longa em Ikaria. Na América do Norte há muitas verduras silvestres comestíveis, a exemplo de dente-de-leão, beldroega, anserina, e outras cultivadas, como alguns tipos de couve, mostarda e beterraba, que têm quase a mesma riqueza de nutrientes;

BATATAS: Exceção entre os povos mediterrâneos, os ikarianos comem batatas quase que diariamente. Apesar do alto teor de carboidratos, as batatas oferecem benefícios significativos para a saúde. Estudos recentes sugerem que, desde que não sejam fritas ou acompanhadas de creme azedo e manteiga, as batatas podem ajudar a reduzir a pressão arterial, prevenir inflamação e combater o diabetes;

QUEIJO *FETA*: O queijo *feta* bioativo de Ikaria é feito pela fermentação do leite de cabra com quimosina extraída do estômago de cabras. O resultado é um probiótico rico em proteínas e bactérias boas para os intestinos, com fortes propriedades anti-inflamatórias e anticancerígenas. Adicionado em saladas gregas, o *feta* também é usado pelos ikarianos em vários cozidos de legumes e outros pratos;

FEIJÃO-FRADINHO: Esse favorito dos ikarianos é rico em proteínas e fibras, e também contém algumas das substâncias naturais mais potentes contra câncer e diabetes, as quais também protegem o coração;

GRÃO-DE-BICO: Incluso em muitos cozidos e sopas, o grão-de-bico também é um petisco seco e salgado em Ikaria que lembra os amendoins. Possui mais gordura do que outros grãos, mas a maior parte dela não é saturada, o que o torna uma opção saudável que evita um potencial pico de açúcar causado por lanches com alto teor de carboidratos;

LIMÕES: Os ikarianos colocam gotas de limão em tudo e comem essa fruta inteira, inclusive a casca. A alta acidez da casca do limão pode ter um impacto benéfico sobre a glicose no sangue, ajudando a controlar ou prevenir diabetes. Os ikarianos espremem limão em saladas, peixes, sopas, feijões e até na água de beber, reduzindo a carga glicêmica da refeição inteira;

ERVAS MEDITERRÂNEAS: Beber infusão de ervas é um ritual na ilha. Tanto ervas silvestres quanto as cultivadas rendem chás sazonais aromáticos e saudáveis. O alecrim fornece bastante ácido rosmarínico, ácido carnósico e carnosol, que protegem contra certos tipos de câncer, conforme comprovam estudos com animais. A manjerona contém ácido ursólico, que pode melhorar a memória e outras funções cognitivas. Com propriedades diuréticas e anti-inflamatórias, chás diários de sálvia, alecrim, manjerona e menta podem justificar a taxa baixíssima de demência em Ikaria. Adicionar várias ervas comestíveis frescas aos pratos de forno e fogão também capta alguns desses nutrientes;

CAFÉ: Os ikarianos gostam de café forte. Estudos recentes demonstraram que duas a três xícaras por dia de café à moda turca reduzem as taxas de mortandade de homens e mulheres.

MEL: Os ilhéus usam o mel local, escuro, espesso e rico, como remédio para tudo, inclusive resfriados, insônia e para curar feridas. Além de adicioná-lo ao café ou ao chá, muitos idosos também tomam uma colherada de mel puro assim que se levantam de manhã e outra à noite antes do jantar.

Veja receitas de Ikaria nas páginas 204-215.

CAPÍTULO 2

A DIETA DAS MULHERES MAIS LONGEVAS DO MUNDO: OKINAWA, JAPÃO

Levei dois dias para convencer Gozei Shinzato a me mostrar seu arsenal de suplementos de longevidade, mas finalmente ela concordou.

Diante de mim há cinco itens que talvez expliquem como essa senhora escapou de doenças e chegou aos 104 anos com a flexibilidade de um iogue e a energia frenética de um *chihuahua*. Ela me mostrou um suplemento repleto de carotenoides, flavonoides e saponinas, e outro que combate o câncer de mama reduzindo o estrogênio no sangue. Apontou um agente comprovado contra malária, que usa para manter o estômago saudável, outro que ajuda a regular o metabolismo, a manter a pressão arterial baixa, a tratar cálculos biliares e funciona como um profilático para ressaca. Ela abaixou-se para pegar outro que reduz o açúcar no sangue e ajuda a prevenir diabetes. Três deles também ajudam a combater o envelhecimento.

Embora isso possa parecer o inventário de um armarinho de remédios bem sortido, nós estávamos na horta que abastece a cozinha de Shinzato. Os "suplementos" à mostra eram batatas-doces, feijão-soja, artemísia, açafrão-da-índia e *goyá* (melão amargo) okinawanos. Tudo isso plantado em fileiras a apenas 15 passos de sua casa.

No dia anterior, eu viajara até seu vilarejo no norte de Okinawa, junto com dois especialistas em longevidade, o gerontologista Craig Willcox, que escreveu com seu irmão Bradley *The Okinawa Diet Plan*, um *best-seller* do *New York Times*, e Greg Plotnikoff, um experiente médico americano e autoridade em medicina integrativa. Ambos compreendiam plenamente como a comida pode funcionar como um remédio ou um veneno. Nós passamos o dia entrevistando Shinzato sobre sua dieta, observando seu cotidiano e vendo-a preparar uma refeição tradicional de Okinawa. Vimos ela se erguer e se abaixar em seu *tatame* mais de uma dúzia de vezes. Percebemos que Shinzato tinha uma rotina reconfortante. Morava sozinha em uma casa de três recintos espartanos separados por portas corrediças de papel de arroz. Após acordar, envolvia seu corpo esbelto de 38,5 quilos em um quimono azul-cobalto. Fazia então uma oferenda aos antepassados na sala de estar, acendendo incenso em um pequeno altar com fotos antigas, um pente de casco de tartaruga, uma urna e outras relíquias de seus familiares mortos.

Nas horas frescas do dia trabalhava na horta. Após o almoço lia gibis ou assistia a algum jogo de beisebol na televisão e cochilava. Vizinhos davam uma passada toda tarde, e dois dias por semana seu *moai* — quatro mulheres que, juntamente com Shinzato, desde a juventude tinham um compromisso de lealdade mútua até o final da vida — aparecia para tomar infusão de artemísia e conversar. Sempre que algo ia mal na vida de Shinzato, como alguma dificuldade financeira ou a morte de seu marido há 46 anos, ela podia contar com seu *moai* e o senso okinawano de solidariedade social — *yuimaru*. A vida inteira seus amigos também podiam contar com o apoio de Shinzato.

Nós a vimos fazer infusão de jasmim. Agachada no canto, despejou água quente sobre as folhas, e o ambiente ganhou um delicado aroma floral. No almoço, dissolveu *miso* caseiro em uma caçarola com água, depois acrescentou cenouras, rabanetes, cogumelos *shiitake* e *tofu*, tudo muito fresco, e deixou esquentando. Nesse ínterim, movimentava-se pela cozinha limpando as bancadas, a pia e até a janela. Depois, puxou uma cadeira de frente para o fogão, a fim de esperar a sopa ficar pronta. A chama lançou uma luz tênue no rosto sereno e enrugado de Shinzato. Ela temperou a sopa com um molho de alho e ervas marinados — "medicamentos para a longevidade", observou Plotnikoff. Seus movimentos eram lentos e cautelosos, denotando uma determinação paciente de tartaruga, e ela parecia ter se esquecido completamente de nós.

Despejou a sopa quente em uma tigela, olhou-a por alguns minutos e sussurrou: *"Hara hachi bu"*. Esse adágio confuciano, entoado como uma prece antes de cada refeição, é um lembrete para parar de comer quando a pessoa estiver 80% saciada. Deu-me uma olhada rápida e voltou a se concentrar na tigela fumegante, como se esperasse algo. Então percebi que talvez quisesse comer sozinha e anunciei que tínhamos de ir embora. "Muito obrigado", disse a ela fazendo uma leve reverência. "Podemos voltar e ver sua horta amanhã?".

"Caso seja preciso", retrucou ela, com um meio sorriso jovial para mim. Ou será que era um sinal de recuo?

Quando voltamos à casa dela no dia seguinte, chovia um pouco e a manhã estava fria e cinzenta. Willcox, Plotnikoff e eu parecíamos umas torres comparados com Shinzato, que tem 1,37 metro de altura usando sandálias de plataforma. Do outro lado da estrada, após algumas casas de camponeses e um riacho, havia uma selva habitada por cobras. A horta de Shinzato reluzia de umidade nas sombras em tons verde-amarelados e esmeralda. Indagamos Shinzato sobre sua horta.

O que cresce melhor? (Batatas-doces.) Havia algum alimento específico para a longevidade? (Não.) O que você usa como fertilizante? (Ração para peixe.) Quantas horas por dia você trabalha na horta? (Quatro.) O que mais lhe agrada nessa atividade? (A solidão.) Ela aturou nossas perguntas com serenidade cortês, enquanto seu amplo chapéu cônico a protegia um pouco da chuva.

Durante uma breve calmaria em nosso interrogatório, pediu desculpas e voltou a se concentrar na horta. Armada com uma enxada de três dentes, Shinzato começou a atacar as ervas daninhas. Trabalhando com ferocidade mecânica, rompia o solo vermelho e pedregoso, abrindo caminho nas fileiras plantadas. Em seguida, ajoelhou-se em uma pequena esteira de borracha para arrancar manualmente as ervas daninhas. Ficamos observando-a, tirando fotos e fazendo anotações por talvez meia hora, até ficarmos satisfeitos. Andei até Shinzato e bati levemente em seu ombro para avisar que estávamos indo embora. Ela me olhou e se despediu sucintamente em seu idioma. Pedi a Willcox que traduzisse.

"Ela disse 'bom', mas não sei se quis dizer que foi bom nos conhecer ou se é bom ver a gente partindo", respondeu Willcox.

ASCENSÃO E QUEDA DE UMA GRANDE DIETA DA LONGEVIDADE

Okinawa é uma espécie de Havaí japonês — um grupo de ilhas com clima quente, palmeiras, praias de areia alva e população descontraída. Há quase 1.000 anos esse arquipélago no Pacífico é afamado por fomentar uma longevidade extrema. Os okinawanos acima de 65 anos têm a expectativa de vida mais alta do mundo. A expectativa média de vida para homens é 80 anos e para mulheres, 88, mas eles geralmente chegam aos 84, e elas, a quase 90. Okinawa também tem uma das proporções mais altas de centenários: 6,5 em cada 10 mil indivíduos vivem até 100 anos. Eles têm apenas uma fração das doenças que matam as pessoas nos Estados Unidos: um quinto da taxa de doenças cardiovasculares, um quinto da taxa de câncer de mama e de próstata, e menos da metade da taxa de demência observada em americanos com idades semelhantes. O que Shinzato comia que justificasse seus 104 anos marcados por tanta exuberância? Embora ela não achasse essa pergunta pertinente, pesquisadores estão em busca de respostas para isso. O trabalho de Craig e Bradley Willcox inclui a coleta meticulosa de dados e oferece percepções importantes. Eles começaram observando o arco temporal vivido pelos atuais centenários de Okinawa. Todos os okinawanos com 100 anos ou mais nasceram entre 1903 e 1914. Durante o terço inicial de suas vidas, um pouco antes de 1940, mais de 60% das calorias que consumiam era de um só alimento: o *imo*, a batata-doce local.

Uma variedade púrpura ou amarela relacionada à nossa batata-doce alaranjada, o *imo* das Américas chegou aqui há cerca de 400 anos e adaptou-se bem aos solos de Okinawa. Foi uma sorte para os okinawanos antes da Segunda Guerra

Mundial, pois, caso contrário, teriam carência de calorias. Essa batata-doce com alto teor de flavonoides, vitamina C, fibras, carotenoides e carboidratos de combustão lenta é um dos alimentos mais saudáveis do planeta.

De fato, os Willcoxes descobriram que 80% da dieta tradicional de Okinawa consistia em carboidratos. Antes de 1940, os okinawanos também consumiam peixe pelo menos três vezes por semana, junto com sete porções de legumes e talvez uma ou duas porções de grãos por dia. Eles também comiam duas porções de soja rica em flavonoides, geralmente em forma de *tofu*. Eles não comiam muitas frutas e consumiam poucos ovos por semana.

Laticínios e carne representavam apenas 3% de suas calorias. Jamais influenciados pelo budismo, os okinawanos do século XX não tinham tabus contra o consumo de carne, mas raramente a comiam. Em ocasiões especiais, geralmente durante o Ano-Novo Lunar, as pessoas matavam o porco criado pela família e comiam sua carne — provavelmente, uma importante fonte de proteína na época. Uma típica refeição tradicional naquela época, escreveram os Willcoxes em um artigo para o *Journal of the American College of Nutrition*, começava com *missoshiro* (sopa de *miso*), incluindo alga marinha, *tofu*, batata-doce e folhas verdes. O prato principal era *champuru*, uma espécie de risoto de legumes que pode incluir arroz, *goyá* (melão amargo), *daikon* (rabanete), bucha-pepino, abóbora, bardana, folhas de um tipo especial de batata ou papaia verde, às vezes acompanhado por porções menores de peixe, carne ou talharim preparados com ervas, especiarias e óleo de cozinha. Para beber, havia infusão de *sanpin* (jasmim) feito na hora e talvez um pouco de *awamori* (aguardente de painço) local.

Três alimentos na dieta de Okinawa naquele tempo — açafrão-da-índia, batata-doce e alga marinha — traziam um benefício adicional que entendemos melhor hoje em dia: eles imitavam a *restrição calórica*, um modo de sobrevivência digestiva favorável à longevidade. Enquanto a comida é digerida, mitocôndrias nas células convertem calorias em energia. Um subproduto desse processo são os radicais livres, agentes oxidantes que deterioram o corpo de dentro para fora, provocando envelhecimento precoce. Os radicais livres podem enrijecer as artérias, encolher o cérebro e enrugar a pele. No modo restrição calórica, nossas células se protegem produzindo menos energia e também se livrando de radicais livres, assim, desacelerando o processo de envelhecimento. Uma maneira de acionar a restrição calórica é consumir 40% menos calorias do que o americano comum (2.500 no caso dos homens e 1.800 no caso das mulheres.) Uma pesquisa recente dos Willcoxes mostrou que o consumo regular de açafrão-da-índia, batata-doce e alga marinha pode prover alguns benefícios da restrição calórica, disparando gatilhos genéticos que minimizam a produção de radicais livres sem causar fome.

DIETA DIÁRIA TÍPICA DE OKINAWANOS, 1949
(% DE INGESTÃO DIÁRIA EM GRAMAS)

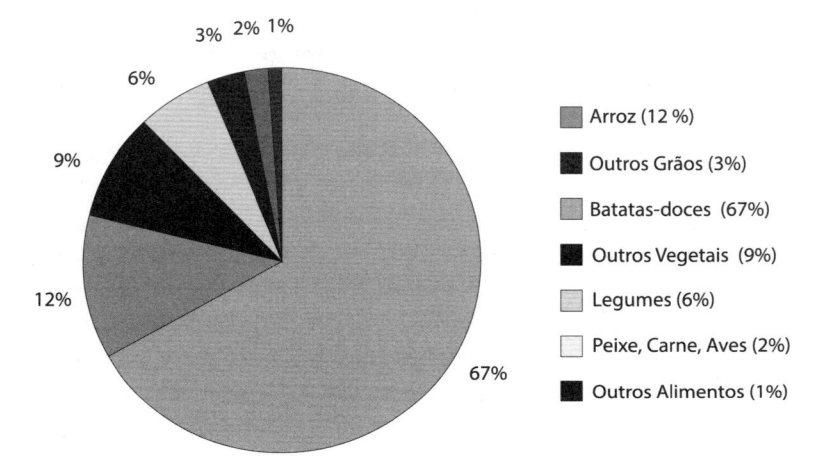

- Arroz (12%)
- Outros Grãos (3%)
- Batatas-doces (67%)
- Outros Vegetais (9%)
- Legumes (6%)
- Peixe, Carne, Aves (2%)
- Outros Alimentos (1%)

DIETA DIÁRIA TÍPICA DE OKINAWANOS, 1989
(% DE INGESTÃO DIÁRIA EM GRAMAS)

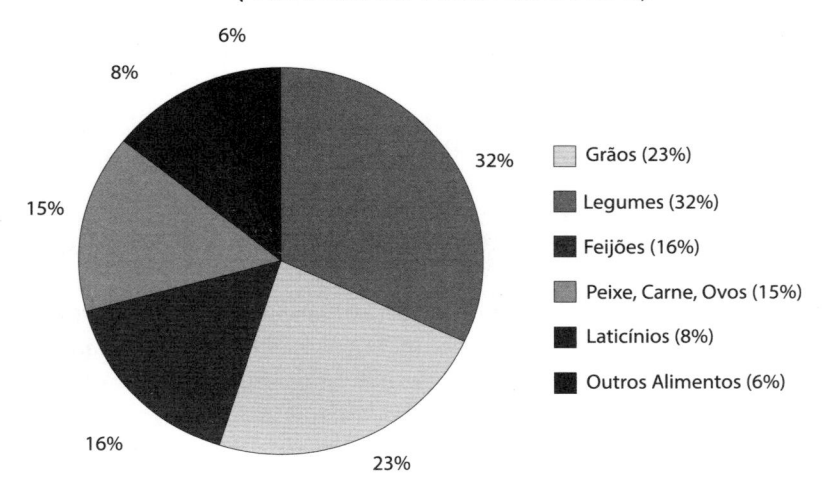

- Grãos (23%)
- Legumes (32%)
- Feijões (16%)
- Peixe, Carne, Ovos (15%)
- Laticínios (8%)
- Outros Alimentos (6%)

Durante as décadas do pós-guerra, os habitantes de Okinawa comeram mais verduras e vegetais amarelo, laranja e vermelho do que outros japoneses. Também comiam mais carne – principalmente carne de porco –, mas comiam menos peixe, menos sal e muito menos açúcar adicionado.

INVASÃO DO *FAST-FOOD*

Embora saudáveis, algumas dessas tradições alimentares de Okinawa foram destruídas em meio século. Logo após a guerra, os EUA fizeram uma base militar no meio de Okinawa. Influências ocidentais e a prosperidade econômica abriram fissuras no modo de vida tradicional e os hábitos alimentares mudaram. Segundo levantamentos detalhados do governo japonês, batatas-doces caíram de 60% para menos de 5% entre as calorias diárias dos okinawanos no período de 1949-1960. Nesse ínterim, o consumo de arroz dobrou. Pão, algo até então praticamente desconhecido, também foi introduzido. O consumo de leite aumentou; e o de carne, ovos e aves subiu mais de sete vezes. Não coincidentemente, cânceres de pulmão, mama e cólon quase dobraram. A carne na dieta deles me fez refletir. Quando iniciei as pesquisas nas *Blue Zones* em 2000, tinha certeza de que descobriria que uma dieta vegana contribuía substancialmente para melhorar a saúde e a expectativa de vida. Então, quando descobri que okinawanos mais velhos não só comiam carne de porco, como a adoravam, achei que seu exemplo devia ser algo fora da curva — que eles viviam por mais tempo *apesar disso*. A carne de porco tem alto teor de gordura saturada que, se consumida em excesso, pode causar doenças cardíacas. Todavia, mais uma vez aprendemos algumas lições. Os okinawanos cozinhavam a carne de porco durante dias e retiravam a gordura com escumadeira. No final, o que eles comiam era o colágeno repleto de proteínas.

Um especialista em nutrição que encontrei em Okinawa, Kazuhilo Taira, acreditava que era essa proteína suína que de fato explicava a longevidade local. Sua teoria era de que todos nós temos pequenos rompimentos nos vasos sanguíneos que levam sangue ao cérebro. Rompimentos severos resultam em acidentes vasculares cerebrais, mas os menores, embora ainda façam mal, geralmente passam despercebidos. Na realidade, a proteína suína agia como uma espécie de calafetação, pois é semelhante à proteína humana. E era essa proteína que os okinawanos adoravam.

"Ah, sim, eu gosto de carne, mas nem sempre", Shinzato me dissera. "Quando era pequena, comia carne só durante as festividades do Ano-Novo. Não tenho hábito de comê-la todo dia."

Hoje em dia, porém, restaurantes de *fast-food* servindo hambúrgueres e outros sanduíches de carne são abundantes em Okinawa. A ilha tem o maior *stand* da A&W Root Beer no mundo. Em 2005, os okinawanos, que vivem em uma ilha com apenas 112 quilômetros de extensão e 11 quilômetros de largura, consomem toneladas de Spam, um enlatado de carne de porco condimentada que foi introduzido pelos soldados americanos após a Segunda Guerra Mundial. Entre 1949 e 1972, a ingestão diária dos okinawanos teve um aumento de 400 calorias. Assim como os americanos, eles estavam consumindo 200 calorias por dia *além* do necessário, e estatísticas de saúde mostram o efeito dessas mudanças. Em 2000, Okinawa ficou em 26º lugar entre 47 prefeituras do Japão quanto à expectativa de vida para homens desde o nascimento, ao passo que okinawanos mais velhos, cujas dietas haviam se consolidado antes dessa época, são as pessoas mais longevas do mundo.

Certas tradições não morrem e, aparentemente, algumas tradições alimentares mantêm os okinawanos com vidas saudáveis e longas, apesar da investida impiedosa da cultura moderna do *fast-food*.

MELHORES ALIMENTOS DE OKINAWA PARA A LONGEVIDADE

Há muito tempo os okinawanos ensinam as crianças a comerem diariamente algo da terra e algo do mar. Acho que essas crenças antigas sobrevivem por algum motivo, assim como outras tradições alimentares que contribuem para uma vida longa e saudável.

MELÕES AMARGOS: O melão amargo na verdade não é uma fruta, e sim uma cucurbitácea longa e arredondada que parece um pepino verrugoso. Quando verde, seu gosto é bem amargo. Chamado de *goyá* em Okinawa, o melão amargo muitas vezes é servido com outros legumes no *goyá champuru*, o prato nacional e pilar da dieta okinawana. Estudos recentes descobriram que o melão amargo é um "agente tão efetivo contra o diabetes" tanto quanto produtos farmacêuticos, ajudando a regular o açúcar no sangue. Como a batata-doce, o açafrão-da-índia e a alga marinha comuns na dieta okinawana, o *goyá* contém substâncias químicas que podem desacelerar a produção dos corrosivos radicais livres. O melão amargo está cada vez mais disponível em mercados americanos com produtos *gourmet*. Nada como um bom substituto em nossa culinária cotidiana;

TOFU: O *tofu* representa para os okinawanos o mesmo que o pão para os franceses e as batatas no Leste Europeu: um hábito diário. Os okinawanos comem cerca de oito vezes mais *tofu* do que os americanos hoje em dia. O leite de soja coalhado é usado para coagular a proteína do grão, depois o produto é prensado em um bloco e cortado em fatias. Assim como outros produtos à base de soja, o *tofu* é renomado por ajudar a proteger o coração. Estudos mostram que pessoas que comem tais produtos, em vez de carne, têm níveis mais baixos de colesterol e de triglicérides, o que reduz o risco de doenças cardíacas;

BATATAS-DOCES: O *imo* okinawano é uma batata-doce de cor púrpura, prima das variedades doces alaranjado-amareladas, sendo um produto básico desde o século XVII. Apesar de seu sabor adocicado, o *imo* não aumenta tanto o açúcar no sangue quanto a batata comum. As folhas de *imo* entram no *missoshiro*. Como outras batatas-doces, ela contém antioxidantes chamados esporaminas, com várias propriedades potentes contra o envelhecimento. A versão púrpura, porém, tem mais antioxidantes do que as demais;

ALHO: Às vezes comido como conserva em Okinawa, o alho é um dos medicamentos naturais mais eficazes. Uma revisão recente de milhares de estudos científicos concluiu que "a ingestão de alho por humanos pode prevenir ou reduzir a incidência de doenças crônicas associadas ao envelhecimento", como: aterosclerose, acidente vascular cerebral (AVC), câncer, distúrbios imunológicos, envelhecimento cerebral, artrite e formação de cataratas;

AÇAFRÃO-DA-ÍNDIA: Primo dourado do gengibre, o açafrão-da-índia tem papel de destaque na dieta okinawana como tempero e infusão. Poderoso agente anticancerígeno, antioxidante e anti-inflamatório, contém vários compostos atualmente sob estudo por suas propriedades contra o envelhecimento, especialmente a capacidade de imitar a restrição calórica no corpo. Estudos clínicos e populacionais mostraram que a curcumina desacelera a progressão da demência, o que pode explicar por que os okinawanos têm taxas mais baixas de doença de Alzheimer do que os americanos. A prática okinawana de adicionar pimenta-do-reino ao açafrão-da-índia aumenta em 1.000 vezes a biodisponibilidade da curcumina;

ARROZ INTEGRAL: Os centenários de Okinawa comem arroz diariamente e apreciam tanto o integral quanto o branco. Em termos nutritivos, o arroz integral é superior, já que o processamento do arroz branco elimina suas fibras e nutrientes, incluindo a maioria das vitaminas B e todos os ácidos graxos essenciais. O arroz integral de Okinawa, mais saboroso do que o de outras procedências, é embebido em água para germinar até começar a brotar, liberando enzimas que decompõem açúcar e proteína. Por isso, apresenta sabor adocicado e textura mais macia;

CHÁ VERDE: Os okinawanos tomam um tipo especial de chá verde chamado *shan-pien*, que significa "chá com um pouco de aroma". O chá é preparado com flores de jasmim e, com frequência, um pouco de açafrão-da-índia. Segundo estudos, o chá verde contém substâncias singulares que podem nos proteger contra vários problemas ligados ao envelhecimento, incluindo: doenças cardíacas, câncer, AVC, osteoporose, diabetes e declínio mental;

COGUMELOS *SHIITAKE*: Esses fungos de sabor defumado que crescem em madeiras mortas nas florestas, dão mais sabor ao costumeiro *missoshiro* e às frituras em Okinawa;

ALGAS MARINHAS (KOMBU E WAKAME): Algas marinhas em geral dão impulso a dietas satisfatórias, ricas em nutrientes e com poucas calorias. *Kombu* e *wakame*, as variedades mais consumidas em Okinawa, entram em muitas sopas e cozidos. Ricas em carotenoides, folato, magnésio, ferro, cálcio e iodo, têm também pelo menos seis compostos encontrados apenas em plantas marinhas que atuam como antioxidantes efetivos no nível celular. *Wakame*, uma alga marinha comestível colhida há séculos no Japão e na Coreia, agora é disponível em forma desidratada nos Estados Unidos. A alga marinha *kombu*, outro pilar asiático há séculos, hoje é vendida desidratada e empacotada nos Estados Unidos.

Veja receitas de Okinawa nas páginas 215-225.

CAPÍTULO 3

A DIETA DOS HOMENS MAIS LONGEVOS DO MUNDO: SARDENHA, ITÁLIA

Na maior parte do século passado, membros da família Melis começavam o dia comendo um ovo frito com toucinho, um pedaço de pão rústico para mergulhar na gema, um copo de leite de cabra e duas xícaras de café. Os homens então iam para o terreno rochoso com moitas de cardos em torno do vilarejo, Perdasdefogu, para pastorear suas ovelhas. As mulheres ficavam para trás cuidando das crianças e da horta, lavando roupas no rio, moendo grãos e assando pão.

Ao meio-dia, o almoço consiste em uma tigela de *minestrone* com feijão, legumes e bastante toucinho, acompanhada de um pedaço de pão e um copo de vinho tinto Cannonau. O jantar no início da noite começa com sopa de restos, seguida de legumes sazonais, pão, queijo *pecorino* duro e, ocasionalmente, um naco de toucinho, tudo acompanhado de vinho. Embora carne de porco, pão branco, ovos e toucinho não pareçam combinar com uma dieta de longevidade, isso deu certo para os nove irmãos e irmãs da família Melis. A família detêm o recorde mundial do Guinness pela idade somada mais alta em comparação com outros grupos de nove irmãos: um total de 828 anos. Em agosto de 2013, a irmã mais velha, Consolata, completou 106 anos.

A família Melis vive na ilha italiana de Sardenha, no meio do Mediterrâneo, quase equidistante da França, Itália e norte da África. Aqui, 42 mil descendentes de uma cultura da Idade do Bronze ocupam as encostas rochosas das montanhas Supramonte, em vilarejos espalhados como um imenso cordão de pérolas. Vários milhares de anos atrás, seus antepassados foram empurrados para as colinas escarpadas por invasores fenícios e romanos. Ao contrário da paisagem costeira da Sardenha com muitas terras férteis, essas encostas no interior são ameaçadoramente íngremes, castigadas pelo sol e revestidas de vegetação espinhosa. Todavia, os vilarejos na região de Ogliastra produzem mais homens centenários, proporcionalmente falando, do que qualquer outro lugar na Terra. No vilarejo de Villagrande, não distante da casa dos Melis, ainda há cinco centenários em meio aos 2.500 habitantes. Nos Estados Unidos, apenas uma em cada 5 mil pessoas chega aos 100 anos.

Há algum tempo, passei várias semanas vagando pelos 14 vilarejos caiados de branco dessa *Blue Zone*, tentando obter detalhes sobre sua dieta de longevidade. Passei três dias andando nas colinas com um pastor de 28 anos que havia aprendido o ofício com seu bisavô. Como pastorear animais nesse terreno vasto requeria mantimentos para vários dias, ele aprendeu a circular com poucos alimentos que não estragam. Sua dieta: pão *carta di musica* de fermentação natural, favas secas, queijo *pecorino* do leite de suas próprias ovelhas e uma boa quantidade de vinho Cannonau local.

Perto do vilarejo de Silanus, conheci Tonino Tola, um pastor robusto de 75 anos, com braços grossos como troncos de carvalho, um aperto de mão firme e perfil de gladiador. Eu o acompanhei por um dia, observando-o abater animais com um machado, pastorear cabras nas colinas e, às vezes, enfiando um animal desgarrado sob cada braço. No final do dia, ele me convidou para um lanche em sua casa. Entramos na cozinha com pé-direito baixo. Sua mulher, Giovanna, que era corpulenta e tinha olhos ágeis e inteligentes, me ofereceu vinho ou café e *papassini* — um *cookie* para dias festivos feito com passas, suco de uva, amêndoas e funcho. "Então é isso que os homens daqui comem para ficar tão grandes e fortes?", perguntei. Tonino riu.

Em vista das raízes pastorais da Sardenha e da estreita interdependência de humanos e animais, supunha que a carne era um pilar na dieta, mas Tonino me corrigiu. Na maioria dos dias, ele tomava leite de ovelha e comia pão siciliano, favas, toucinho e "o que minha horta produzir". No verão, ele e sua família comiam principalmente abobrinhas, tomates, batatas, beringelas e favas. Na melhor das hipóteses, carne era um item semanal, servido com massa no domingo ou assado durante festividades. As famílias geralmente vendiam seus animais para comprar cereais básicos. Era raro comer carne no inverno. As ovelhas só comiam gramíneas e ervas. "Elas ficavam muito magrinhas", disse Tonino. "Não valia a pena abatê-las."

Na maior parte do mundo, para cada homem que chega aos 100 anos, há cinco mulheres que também realizam essa proeza. (Uma boa notícia para homens solteiros é que suas chances de namorar aumentam à medida que vocês envelhecem.) Contudo, nessa região da Sardenha, a proporção é de um para uma. E não porque as mulheres morram jovens aqui, e sim porque os homens escapam de doenças cardíacas por mais tempo — e provavelmente melhor do que homens em outras partes do mundo. Em geral, nos últimos 2 mil anos os aldeãos daqui viveram em relativo isolamento do resto da ilha. (A região ganhou as primeiras estradas asfaltadas somente nos anos 1960.) Como a terra é tão difícil de cultivar, os homens ganham o sustento cuidando de ovelhas e mantendo pequenas hortas. Nesse ínterim, as mulheres cuidam das crianças, consertam o telhado que está causando vazamentos e se ocupam das finanças e das negociações comerciais.

No passado, as mulheres eram encarregadas até da defesa, liderando a reação armada a intrusos das terras baixas. Elas tinham muito estresse no dia a dia, o que pode ajudar a explicar por que os homens daqui vivem por tanto tempo.

Quando alguém pede a centenários sardos que expliquem por que têm tamanha longevidade, as respostas frequentes são o ar puro, o vinho produzido localmente ou como sugeriu um centenário, porque eles "fazem amor todos os domingos". Os anciãos daqui são considerados tesouros culturais que acumulam estima com a idade, pois mantêm a memória viva da cultura. Eles não se aposentam na Sardenha, mas podem trocar de emprego. Quando param de pastorear as ovelhas, colocam seus esforços e talentos a serviço dos vilarejos. Não é incomum ver senhores de 90 anos fazendo patrulhas a pé, ou aconselhando o governo municipal. Além disso, a expectativa de contribuir com algo para a sociedade faz com que se levantem da cama de manhã e passem longe de uma cadeira confortável, pois continuam ativos e exercitando o cérebro. Casas de repouso e comunidades de idosos nem entram em cogitação. Quando perguntei à filha de um homem de 103 anos mentalmente fragilizado se considerava colocá-lo em alguma dessas instituições, seu olhar foi feroz. E ela respondeu: "Isso seria uma vergonha para a nossa família."

Para descobrir o que os sardos de fato faziam para se tornar centenários, nosso colaborador sardo, Gianni Pes, examinou levantamentos sobre estilo de vida feitos com mais de 200 centenários por toda a ilha. Ele aprendeu que a atividade pastoril tinha a correlação maior com atingir os 100 anos. Pastores que vagavam pelos planaltos na ilha, levando animais das montanhas para as planícies, tinham dez vezes mais probabilidade de viver até os 100 anos do que os homens no resto da Itália, incluindo agricultores que também tinham épocas de trabalho exaustivo. Pes postulou que agricultores podem trabalhar em excesso na época de plantio, levando a taxas mais altas de inflamação. (Trabalhar em excesso provoca inflamação, assim como ferimentos.) Pode-se achar que pastores têm um trabalho mais fácil do que camponeses, cujo trabalho parecia bem mais duro. Mas agora parece que o esforço físico de baixa intensidade de um pastor, ou seja, subir e descer lentamente as encostas de montanhas, pode servir melhor de modelo para o tipo de exercício que o restante de nós deveria estar fazendo. Pes descobriu que o segundo fator mais altamente associado a chegar aos 100 anos era a natureza acidentada do terreno e a distância percorrida para ir ao trabalho. Quanto mais íngreme o terreno, mais longa é a vida da pessoa. Os pastores na Sardenha subiam e desciam suavemente as colinas o dia inteiro — não só nos pastos, mas também em seus vilarejos. Toda ida à loja, à igreja ou ao bar local envolvia uma subida moderadamente árdua.

A DIETA SARDA

Pesquisando os arquivos em busca de levantamentos realizados na Sardenha durante o século XX, Pes achou dados sobre nutrição publicados no início dos anos 1930 pelo higienista italiano C. Fermi. Havia informações sobre o estilo de vida dos sardos bem antes da mudança dos hábitos alimentares nos anos 1960, a qual foi influenciada pela chegada de estradas asfaltadas e melhorias gerais das condições econômicas, de saneamento básico e saúde pública. Segundo Fermi, todas as variáveis foram coletadas por meio de um questionário estruturado aplicado pelo pessoal da saúde pública em cada vilarejo. Ele descobriu que as pessoas que viviam nas colinas na Sardenha consumiam em um mês apenas três porções de carne e 28 gramas de nozes, mas também 4,9 quilos de trigo, 7,2 quilos de cevada, 453 gramas de queijo e sete litros de vinho.

Em 1938, outro pesquisador de nutrição, G. Peretti, visitou 28 famílias de agricultores e 17 famílias de pastores que viviam em três vilarejos sardos. Descobriu que mais de 65% das calorias consumidas pelos residentes eram provenientes de carboidratos, como pães, massas, batatas ou feijões. A gordura representava 20% da sua dieta e era de origem animal, como leite de cabra ou queijo de ovelha, e de azeite de oliva. Os outros 15% da dieta eram proteína, três quartos de vegetais, principalmente feijões. Os americanos costumam achar que mais proteína faz bem. No entanto, aqui havia uma população longeva cuja dieta tinha pouca proteína. Os potenciais benefícios desse tipo de dieta foram apontados por um estudo recente na Faculdade Davis de Gerontologia, que mostrou que uma dieta baixa em proteína é associada a taxas mais baixas de diabetes, câncer e morte abaixo de 65 anos. Inacreditavelmente, para pessoas entre 50 e 65 anos, que estavam na categoria mais alta de consumo de proteína teve um aumento de 73 vezes no risco de diabetes e era quatro vezes mais propenso a morrer de câncer. Para pessoas acima de 65 anos, as descobertas surpreenderam: aquelas com maior ingestão de proteínas tiveram uma redução de 28% na mortandade.

Batata era o outro vegetal mais importante na dieta sarda, seguida por tomates, cebolas, abobrinha e repolho. Peretti notou apenas duas frutas, peras e cerejas, e registrou que os sardos comiam 6,8 quilos de queijo e 22,6 quilos de cevada por ano. A carne mais consumida era de ovelha e ocasionalmente de porco e galinha (mais em feriados), porém nunca de peixe. Embora a Sardenha seja uma ilha, residentes nos planaltos raramente iam ao mar, pois isso demandava dois dias para ir e voltar. O vinho contribuía com cerca de 110 calorias, o equivalente a dois copos pequenos, para a dieta diária dos sardos. Em suma, os sardos consumiam 2.720 calorias por dia — aproximadamente o que um americano consome atualmente —, mas as atividades físicas compensavam essa alta ingestão calórica.

No decorrer dos anos, a dieta sarda evoluiu. Assim como estradas e eletricidade vieram durante os anos 1960, ocorreu o mesmo com influências italianas, como o gosto por massas e doces e uma variedade maior de frutas, que, graças à prosperidade, ficou mais acessível. Legumes e talharim congelados começaram a figurar no *minestrone* diário. O azeite de oliva, embora sempre consumido nessa *Blue Zone*, substituiu o toucinho como principal gordura usada para cozinhar. A carne, sempre associada à riqueza, também ganhou mais popularidade. Então, não por coincidência, as taxas de obesidade, diabetes e doenças cardíacas também subiram nas últimas décadas. Pes também descobriu que, após 1950, os sardos passaram a comer mais. Eles substituíram os feijões e o consumo de batata caiu 40%, ao passo que o consumo de alimentos mais calóricos, como carne e peixe aumentou 50%. Talvez contraintuitivamente, o consumo de toucinho teve uma queda de 80%.

DIETA DIÁRIA TÍPICA DE PASTORES SARDOS, 1943
(% DE INGESTÃO DIÁRIA EM GRAMAS)

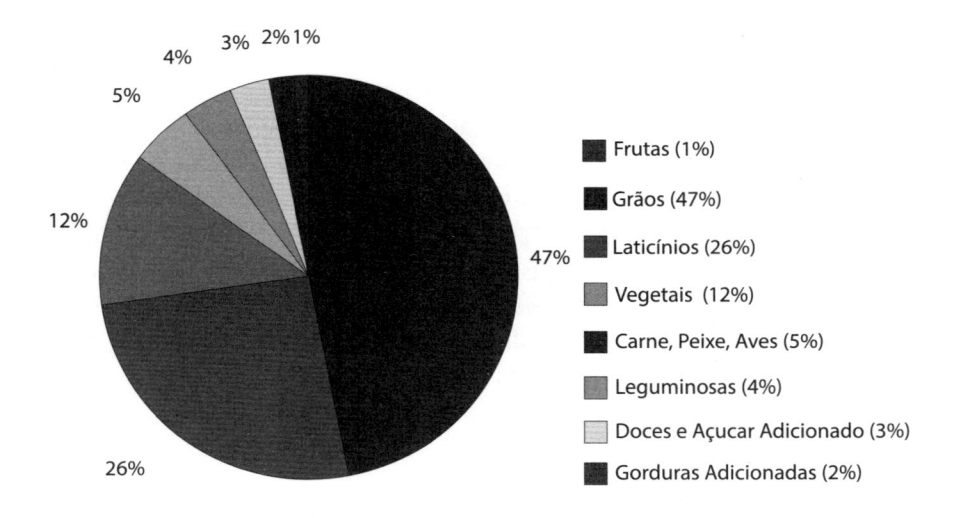

- Frutas (1%)
- Grãos (47%)
- Laticínios (26%)
- Vegetais (12%)
- Carne, Peixe, Aves (5%)
- Leguminosas (4%)
- Doces e Açúcar Adicionado (3%)
- Gorduras Adicionadas (2%)

Fonte: Adaptado de Peretti, 1943, conforme apresentado em Carbini [1].

Carne e laticínios são sobretudo de ovelha e cabra. A média de consumo diário de vinho de 114 ml não está inclusa.

MELHORES ALIMENTOS DA SARDENHA PARA LONGEVIDADE

Vários alimentos mediterrâneos similares induzem à longevidade tanto em Ikaria quanto na Sardenha, a exemplo de azeite de oliva, limões, feijões e verduras. A dieta sarda, porém, inclui alguns outros alimentos de longevidade que todos nós podemos consumir para ter benefícios.

LEITE DE CABRA E DE OVELHA: Ambos têm valor nutritivo mais alto e são de digestão mais fácil do que o leite de vaca. Um estudo recente no *European Journal of Clinical Nutrition* mostrou que o leite de ovelha e o de cabra têm menos colesterol ruim, são anti-inflamatórios e podem proteger contra doenças cardiovasculares e câncer de cólon. O teor mais alto de cálcio e fósforo no leite de cabra pode ter ajudado as pessoas nas *Blue Zones* sardas a preservarem sua densidade óssea e, consequentemente, terem menos risco de fraturas. O leite de cabra também é rico em zinco e selênio, que são essenciais para o funcionamento ideal do sistema imunológico e para o envelhecimento saudável. O queijo *pecorino* feito de leite fermentado de ovelha na Sardenha é particularmente interessante. Devido ao seu sabor pronunciado, pode ser usado com parcimônia em massas e sopas, além de ralado sobre legumes. Como é feito com leite de ovelhas que se alimentam de gramíneas, o *pecorino* tem níveis altos de ácidos graxos com ômega 3;

PÃO CHATO (*carta di musica*): O pão mais consumido pelos pastores sardos é seco, achatado e feito de sêmola de trigo duro (o principal ingrediente na massa italiana), que tem pouco glúten e é rica em proteínas, fibras e carboidratos complexos. Por isso não causa picos de açúcar no sangue como cereais processados ou refinados, e passa melhor pelo pâncreas, reduzindo o risco de diabetes tipo 2. Seu nome vem da constatação de que é plano e fino como o papel usado em partituras musicais. Outro pão chato e fino tradicional é o *pane carasau*, feito de farinha de trigo duro, sal, levedura e água. Ele foi inventado por pastores de ovelhas, que, às vezes, ficavam longe de casa durante meses ou até um ano. Como o trigo duro integral tem índice glicêmico de baixo a médio, não aumenta o açúcar no sangue e também contém apenas uma fração do glúten presente no pão branco;

CEVADA: Em forma de farinha ou adicionada a sopas, a cevada é comprovadamente um alimento associado ao fato de homens sardos chegarem aos 100 anos. O pão de cevada moída *(orgiathu)* era o favorito dos pastores devido à sua longa validade e aparência de um pão comum. Como seu índice glicêmico é bem inferior ao do pão de trigo, ela aumenta a glicose no sangue mais lentamente do que o pão de trigo, sobrecarregando menos o pâncreas e os rins. Não se sabe se a razão disso é o alto teor de proteína, magnésio e fibras da cevada (bem mais alto do que o do mingau de aveia) ou o fato de a cevada estar eliminando da dieta alimentos menos saudáveis, como a farinha de trigo branca. Ironicamente, a cevada era considerada um alimento de gente pobre até recentemente, quando passou a ser valorizada pela alta cozinha sarda;

PÃO RÚSTICO DE FERMENTAÇÃO NATURAL (*moddizzosu*): Como o pão rústico nos Estados Unidos, os pães rústicos sardos de fermentação natural são de trigo integral e usam lactobacilos vivos (em vez de levedura) para a massa crescer. Esse processo também converte açúcares e glúten em ácido lático, reduzindo o índice glicêmico do pão dando-lhe um sabor agradável e levemente azedo. Pes demonstrou que esse tipo de pão pode reduzir o índice glicêmico, causando uma queda de 25% nos níveis de glicose e insulina no sangue após a refeição. Isso ajuda a proteger o pâncreas e a prevenir obesidade e diabetes;

FUNCHO: O sabor de alcaçuz do funcho realça vários pratos sardos. Seu bulbo é usado como legume, as frondes esguias, como erva, e as sementes, como tempero. Além de rico em fibras e vitaminas solúveis tais como A, B e C. É também um bom diurético que ajuda a manter a pressão arterial baixa.

FAVAS E GRÃO-DE-BICO: Usados em sopas e cozidos, favas e grão-de-bico têm papel importante na dieta sarda, pois fornecem proteína e fibras. Estão entre os alimentos altamente associados à chegada aos 100 anos;

TOMATES: O molho de tomate sardo (veja a receita na página 229) é usado em pães e pizzas, e é a base para várias massas. Tomates são ricos em vitamina C e potássio. Durante a cocção, os tomates rompem suas membranas celulares, tornando o licopeno e outros antioxidantes mais disponíveis. O costume sardo de juntar azeite de oliva com tomates, (seja regando essa mistura sobre tomates crus ou usando-a para fazer outros molhos), aumenta a capacidade do corpo de absorver nutrientes e antioxidantes;

AMÊNDOAS: Associadas à culinária em todo o Mediterrâneo, as amêndoas figuram regularmente na culinária sarda, seja consumidas *in natura*, picadas em pratos principais ou moídas formando uma pasta para sobremesas. Um estudo mostrou que incluir amêndoas em uma dieta de baixa caloria ajuda a perder mais peso e gordura abdominal, aumenta o colesterol bom na lipoproteína de alta densidade LDL e reduz a pressão arterial sistólica;

CARDO-MARIANO: Os sardos tomam infusão de cardo-mariano, uma planta silvestre nativa, para, conforme a crença local, "limpar o fígado". Uma pesquisa emergente sugere que a silimarina, principal ingrediente ativo dessa planta, é antioxidante e combate inflamações. Lojas americanas de comida saudável vendem cardo-mariano como ingrediente de alguns chás de ervas e em forma de cápsula e comprimido;

VINHO CANNONAU: Emblemático da Sardenha, o vinho tinto Cannonau é feito com uva grenache banhada por muito sol. Quando estive lá pela primeira vez, esperava descobrir um elixir da longevidade nesse vinho. Os sardos tomam em média de três a quatro copos pequenos de vinho por dia, entre o desjejum, o almoço, o jantar e o final da tarde, quando encontram os amigos no vilarejo. Pode-se argumentar que pequenas doses diárias dessa bebida rica em antioxidantes justificam menos ataques cardíacos. Em geral, vinhos tintos secos oferecem a mesma vantagem para a saúde.

Veja receitas da Sardenha nas páginas 225-239.

CAPÍTULO 4

A dieta nas *Blue Zones* americanas: Loma Linda, Califórnia

No meio da manhã, Ellsworth Wareham costuma ingerir um desjejum de proporções bíblicas. Na mesa da cozinha de sua casa em Loma Linda, Califórnia, ele tem diante de si uma tigela enorme de cereais integrais com leite de soja, outra repleta de frutas, uma pilha de torradas integrais com manteiga de nozes, um copo grande de suco de laranja com polpa e um punhado de nozes. Pela janela da cozinha é possível ver um pequeno bosque de laranjeiras e os sopés de colinas marrons que sobem até as montanhas San Jacinto cobertas de neve.

Por volta das 16:00 horas, Wareham retoma seu lugar na mesa da cozinha para mais uma refeição: montes de feijões, legumes crus, aspargos, repolho e brócolis cozidos, seguidos de um punhado de nozes e tâmaras de sobremesa. Ele poderia explicar que é exatamente essa a dieta que Deus prescreveu para o Jardim do Éden. E, conforme mostrou um dos maiores e mais robustos estudos de epidemiologia nos Estados Unidos, essa também é a dieta mais saudável para a humanidade hoje em dia.

Conheci Wareham em 2005, quando estava pesquisando para um artigo sobre longevidade para a revista *National Geographic*. Eu o procurei porque ele parecia ser um icônico adventista do sétimo dia, e os membros dessa vertente do cristianismo são mais longevos do que os demais americanos. Os adventistas do sétimo dia são protestantes conservadores que se distinguem de outros cristãos porque evangelizam com saúde e celebram o sexto dia da semana no sábado em vez do domingo. Do pôr do sol da sexta-feira ao pôr do sol do sábado, todas as semanas, os adventistas do sétimo dia criam um "santuário no tempo", passando a maior parte das 24 horas em contemplação silenciosa ou frequentando a igreja e evitando TV, filmes e outras distrações. Ao meio-dia de sábado, depois da igreja, eles se juntam a outros adventistas para almoços festivos. No final da tarde, eles saem com amigos e familiares em uma caminhada pela natureza para doses saudáveis de sol e ar fresco. Eles evitam fumar, beber e dançar.

Era uma tarde quente de setembro, mas Wareham estava do lado de fora, trabalho, quando entrei pela primeira vez em seu quintal para me apresentar. Ele estava construindo uma cerca ao longo de uma encosta, lutando para escavar buracos com um escavador de postes em um solo rochoso. Quando ele me viu, levantou-se, enxugou a testa com seu antebraço, enxugando o suor em sua camiseta colada aos musculosos peitorais. "Bem, é um prazer conhecê-lo, Dan", disse ele gentilmente, estendendo a mão. Ele havia erguido dois postes, cada um dos quais exigia cavar um buraco de meio metro, despejar cimento e endireitar um poste de dezoito quilos. A julgar pela imponente pilha de postes no meio do quintal, ele ainda tinha trabalho a fazer. "Vai ficar pronto em alguns dias", ele me disse com confiança. Quatro dias depois, Wareham estava em seu posto na sala de cirurgia, auxiliando o principal cirurgião cardíaco. Um dos primeiros pioneiros em cirurgia de coração aberto, ele tem trabalhado no coração das pessoas há 47 anos, realizando de três a quatro cirurgias por semana, algumas com duração de até seis horas. No final da década de 1950, ele iniciou o programa de cirurgia cardíaca na Loma Linda University e se aposentou em 1985. Ultimamente, ele vinha fazendo a viagem de ida e volta de quatro horas todos os dias em seu Toyota para um dos dois hospitais onde ele agora assiste. Na verdade, a epifania que o levou a adotar o estilo de vida adventista ocorreu quando trabalhava em uma sala de cirurgia.

"Antigamente tínhamos de conectar a linha de pressão arterial na artéria femural. Depois, iria direto para a aorta", explicou ele. Com suas roupas de médico, ele parecia um avô afável, mas agora, à paisana, parecia decididamente professoral. Alto e magro, usava óculos de armação grossa e tinha bigode. "Ao fazer incisões nas pernas desses pacientes, observava que aqueles que eram vegetarianos tinham artérias melhores, mais macias e flexíveis." Não vegetarianos, disse ele, tendiam a ter excesso de cálcio pesado e placas nas artérias. "Comecei a pensar sobre isso. Eu via pessoas tendo os dedos dos pés ou os pés inteiros amputados devido a doenças vasculares, e isso me motivou. Na meia-idade, resolvi me tornar vegano. Exceto por um pedaço ocasional de peixe, só como vegetais."

DIRETRIZES ALIMENTARES DIVINAS

Aludindo à dieta bíblica de grãos, frutas, nozes e legumes, os adventistas citam o Gênesis 1:29: "E Deus disse: Eis que vos dei todas as ervas que dão semente sobre a terra, e todas as árvores que encerram em si mesmas a semente do seu gênero, para que vos sirvam de alimento." Os adventistas estimulam uma "dieta bem balanceada" incluindo: nozes, frutas, legumes, pouco consumo de açúcar, sal e cereais refinados. Sua dieta proíbe alimentos considerados "impuros" pela Bíblia, como porcos e mariscos. A única bebida endossada é água, e deve-se tomar pelo menos seis copos por dia.

A dieta adventista, em sua interpretação atual, é comprovadamente responsável pelos americanos mais saudáveis. À base de vegetais, ela dá ênfase a nozes, grãos integrais, feijões e produtos de soja. Tem também pouquíssimo açúcar, sal e grãos refinados, inclui quantidades pequenas de carne, laticínios e ovos, e desestimula café e álcool. Um novo estudo descobriu que os adeptos dessa dieta têm as taxas mais baixas no país de doenças cardíacas e diabetes, e taxas irrisórias de obesidade. Eles também vivem uma década a mais do que o resto de nós. Gary Fraser, da Universidade de Loma Linda, provavelmente entende melhor do que ninguém o estilo de vida dos adventistas. Cardiologista, epidemiologista e também adventista, dirigiu nos últimos 12 anos os Estudos de Saúde Adventista, um enorme projeto abrangendo vários estudos que analisaram dezenas de milhares de adventistas durante décadas. Para expor tais informações de maneira simples, os estudos envolviam perguntas valendo pontos sobre o que as pessoas comiam, então as acompanhavam até desenvolverem doenças cardíacas, câncer ou morrerem. Rememorando os dados, Fraser aponta quais dietas estão associadas a durações mais curtas ou longas de vida, e também pode citar a causa da morte, sejam doenças cardíacas, câncer, diabetes ou AVC.

Financiado pelos Institutos Nacionais da Saúde, o primeiro Estudo de Saúde Adventista (AHS-1 na sigla em inglês) acompanhou 34 mil adventistas da Califórnia por 14 anos. Nesse estudo, Fraser calculou que os adventistas que seguiam mais estritamente os ensinamentos da religião viviam cerca de dez anos a mais do que o restante das pessoas. As práticas mais propensas a gerar tamanha longevidade? Fraser as resumiu em cinco, sendo que cada uma acrescenta cerca de dois anos à expectativa de vida:

- Manter uma dieta à base de vegetais, com apenas quantidades pequenas de laticínios e peixe;
- Não fumar;
- Manter o peso corporal médio;
- Comer um punhado de nozes quatro a cinco vezes por semana;
- Fazer atividade física regularmente.

Reflita um pouco sobre isso. Esses americanos vivem entre nós, passam diante dos mesmos restaurantes de *fast-food*, compram nas mesmas mercearias, respiram o mesmo ar e têm os mesmos empregos que nós. Mas eles vivem uma década a mais do que nós!

DIETA DIÁRIA TÍPICA DE ADVENTISTAS DO SÉTIMO DIA

Quando um influente periódico médico publicou os resultados do estudo de Fraser, telefonei para Wareham. Estava interessado em sua opinião sobre o artigo, mas, mais do que isso, queria saber como ele, que era adepto da dieta adventista, conseguia mantê-la há mais de meio século. A maioria das dietas falha após nove meses. "Todos os gostos humanos, exceto pelo leite materno, são adquiridos", disse-me ele usando o telefone de sua cozinha. Ele já estava com 99 anos e ainda em plena forma, mas não fazia mais cirurgias. "Você começa comendo um pouco mais de vegetais e vai aumentando a quantidade. Continua comendo assim e não demora muito a começar a gostar."

**DIETA DIÁRIA TÍPICA DE ADVENTISTAS DO SÉTIMO DIA
(% DE INGESTÃO DIÁRIA EM GRAMAS)**

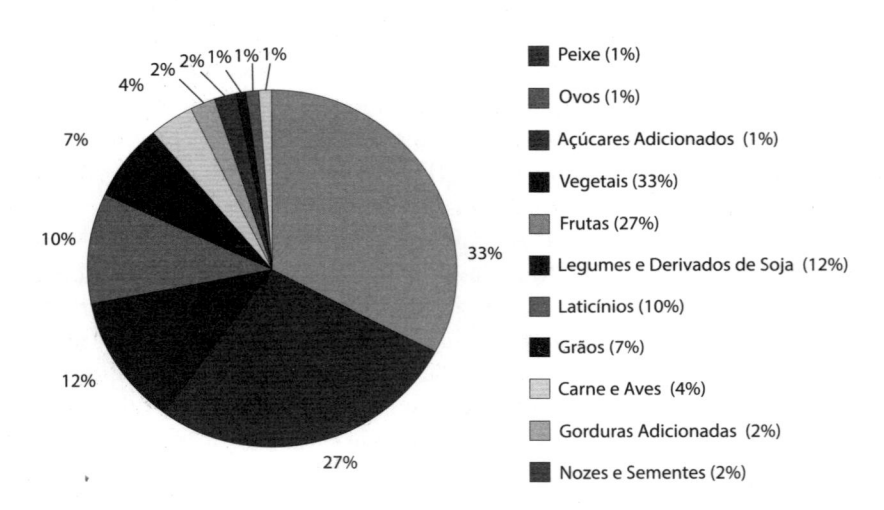

- Peixe (1%)
- Ovos (1%)
- Açúcares Adicionados (1%)
- Vegetais (33%)
- Frutas (27%)
- Legumes e Derivados de Soja (12%)
- Laticínios (10%)
- Grãos (7%)
- Carne e Aves (4%)
- Gorduras Adicionadas (2%)
- Nozes e Sementes (2%)

Essa tabela representa a média de ingestão de vários grupos de alimentos dos adventistas participantes do Estudo de Saúde Adventista 2. As tabulações de dados incluíram 513 no grupo branco e 414 no grupo preto. As médias usadas para essa tabela foram pesadas proporcionalmente ao combinar os dados para refletir uma média mais acurada em relação à população total.

Em 2002, Fraser e seus colegas iniciaram um segundo estudo, ainda mais ambicioso. O Estudo de Saúde Adventista 2 (AHS-2) recrutou 96 mil homens e mulheres de todas as etnias. Cada participante tinha que responder pelo menos a 500 perguntas sobre seu histórico de saúde, hábitos alimentares e de atividade física, entre outros tópicos. Para descobrir como a dieta impactava a duração de vida, Fraser e seus colegas dividiram os participantes do estudo em quatro categorias: (1) veganos, (2) ovolactovegetarianos (vegetarianos que consomem ovos e laticínios), (3) pesco-vegetarianos (vegetarianos que comem peixe e um pouco de carne) e (4) não vegetarianos.

Eles vislumbraram vários pontos. Carnívoros, por exemplo, tendiam a consumir mais refrigerante, sobremesas e cereais refinados do que vegetarianos. Eles também tendiam a ser mais gordos. Ao analisar dois homens da mesma altura, um carnívoro e o outro vegano, o carnívoro provavelmente pesaria nove quilos a mais e morreria mais cedo.

Embora tendessem a pesar menos, veganos não tinham vida mais longa. Tal distinção foi para pesco-vegetarianos, ou pescetarianos, que tinham uma dieta à base de vegetais, mas incluíam até uma porção de peixe por dia.

Ele me disse que comer apenas duas refeições por dia o ajuda a manter o peso baixo. "Adoro comer", afirmou. "Quando como, como muito e realmente sinto prazer, mas duas vezes por dia são suficientes." Ele vai raramente a restaurantes, a menos que tenha vontade de comer salmão. Nozes geralmente são parte do cardápio. "Sei que nozes fazem bem, mas também gosto de amendoins, castanhas e amêndoas. Puristas afirmam que é para comê-las cruas, mas também gosto delas com sal. Enfim, como o que estiver à mão", comentou ele. "E você sabe que sou contra o açúcar, exceto de fontes naturais como frutas, principalmente de tâmaras e figos. Jamais como açúcar refinado ou tomo refrigerantes."

Wareham prefere tomar água, e diz que ela ajuda a manter o peso baixo. Ele toma no mínimo dois copos quando se levanta de manhã. "Quero assegurar essa dose antes de ficar ocupado e acabar esquecendo", explicou. E continua tomando água ao longo do dia. "Um dos meus pequenos rituais é jamais passar por um bebedouro sem dar um golinho."

Enquanto Wareham descrevia sua dieta, fiquei pensando como ela parecia monótona, o tipo de comida que poderia empolgar um coelho, e externei isso para ele. "Após se acostumar a ser vegetariano, a vontade de comer a secreção de uma vaca ou o músculo de um animal diminui muito", argumentou ele.

Perguntei se ele já havia pensado sobre a morte. "Bem, Dan, eu penso", afirmou ele. "Quando nós nos conhecemos, lembro que você me perguntou se eu conseguiria chegar aos 100 anos e agora tenho certeza que sim. Sinto-me bem, minha mente é aguçada e ainda corto a grama. Se é que tenho algum problema, não estou ciente disso."

Então contei que estava escrevendo um novo livro e perguntei como deveria descrever para os leitores como ele se sente.

"Conte a eles que ainda me sinto como se tivesse 20 anos", respondeu ele.

MELHORES ALIMENTOS ADVENTISTAS PARA LONGEVIDADE

ABACATE: Com muito potássio e pouco sal, os abacates podem ajudar a reduzir a pressão arterial e o risco de AVC. Um abacate contém 30% mais potássio do que uma banana, sendo um pilar na dieta de muitas pessoas com pressão arterial alta;

SALMÃO: Os adventistas mais longevos são pesco-vegetarianos. Comem sobretudo vegetais e até uma porção de peixe por dia, principalmente salmão, conhecido por suas propriedades benéficas para o coração. Pesquisadores da Faculdade de Saúde Pública de Harvard recentemente concluíram que pessoas que comem porções semanais de 28 a 84 gramas de peixe rico em ácidos graxos com ômega 3 — o óleo presente no tecido gorduroso de peixes de água fria — reduziram em um terço sua chance de morrer de ataque cardíaco. Para mais segurança, prefira o salmão selvagem pescado no Alasca, que contém o mínimo de impurezas e o máximo de óleos ricos em ácidos gordurosos do ômega 3;

NOZES: Um estudo nos anos 1990 descobriu que os adventistas que comiam um punhado de nozes pelo menos cinco vezes por semana viviam dois a três anos a mais do que pessoas que não consumiam nozes. Desde então mais pesquisas descobriram elos entre consumidores de nozes e taxas mais baixas de colesterol, pressão arterial, inflamação crônica, diabetes e vários outros problemas que causam doenças cardiovasculares;

FEIJÕES: Para adventistas vegetarianos, feijões e outras leguminosas, como lentilhas e ervilhas, representam importantes fontes diárias de proteína. Há pelo menos 70 variedades de feijões à escolha e numerosas maneiras de prepará-los;

ÁGUA: Ellen G. White, fundadora da Igreja Adventista, prescrevia de seis a oito copos de água diariamente. Além de seus conhecidos benefícios hidratantes e de eliminar toxinas, muitos estudos sugerem que o consumo de água promove melhor circulação sanguínea e menos chance de coagulação. Seis copos de água por dia permitem eliminar da dieta refrigerantes dietéticos, sucos de frutas e outras bebidas adoçadas com açúcar ou artificialmente;

MINGAU DE AVEIA: Um pilar para os adventistas, o mingau de aveia cozido lentamente é muito mencionado como o desjejum de centenários americanos. Ele fornece uma porção balanceada de gorduras, carboidratos complexos, proteína vegetal e boas doses de ferro e vitaminas B. Seu alto teor de fibras provoca saciedade, e a adição de nozes e frutas desidratadas dá mais fibras, sabor e variedade;

PÃO INTEGRAL: Como tantos americanos, os adventistas muitas vezes almoçam na escola, no trabalho ou em movimento. Fatias de pão de trigo 100% integral são práticas e saudáveis, sobretudo com recheios que contenham proteínas, como legumes, abacate ou manteiga de nozes. Pães de trigo integral conferem ao sanduíche apenas 70 calorias por fatia e pequenas quantidades de diversos nutrientes. O alto teor de fibras diminui a vontade de fazer um lanche no meio da tarde, que em geral é menos saudável;

LEITE DE SOJA: Os adventistas despejam leite de soja autêntico (não a variedade adoçada e com sabor artificial) nos cereais pela manhã, em chás de ervas e como uma alternativa saudável a laticínios. Rico em proteínas e com pouca gordura, o leite de soja contém fitoestrogênios que podem proteger contra certos tipos de câncer. Por ser tão versátil, pode figurar diariamente no desjejum, almoço e jantar.

Veja receitas adventistas nas páginas 239-247.

CAPÍTULO 5

A MELHOR DIETA DE LONGEVIDADE DA HISTÓRIA: PENÍNSULA DE NICOYA, COSTA RICA

Quando a conheci, Francisca "Panchita" Castillo estava em pé no quintal da frente de sua casa, com um vestido carnavalesco rosa-choque com babados e empunhando um facão. Com golpes vigorosos, essa senhora de 99 anos derrubava galhos e o mato rasteiro naquela selva indesejada — o equivalente a eu cortando grama lá em Minneapolis. Ao perceber minha presença, ela parou, ficou mais ereta e observou serenamente enquanto eu subia o caminho de terra rumo a seu barracão de madeira. Sem saber quem eu era e nem o que fazia, assim que me aproximei, ela segurou minha mão entre as suas, com o rosto moreno e suado fixado em mim, e soltou um gritinho de alegria.

"O que posso fazer por você?", disse ela, como forma de saudação.

Desde então, durante as duas expedições do Projeto *Blue Zones* em Nicoya, Costa Rica, visitei muito Castillo, atualmente com 107 anos, para saber como ela mantinha a vitalidade para brandir um facão há mais de um século, mas, principalmente, porque gostava dela. Descobri que o tal vestido carnavalesco era um uniforme diário e também uma expressão de seu temperamento alegre.

Certo dia, quando eu e minha colega Elizabeth Lopez, uma psicóloga atuante em Costa Rica, estávamos entrevistando-a sobre sua dieta, Castillo ficou entediada com as perguntas, agarrou meu braço e disse "venha". Nós a seguimos até sua cozinha com pé-direito baixo, chão de terra batida e bancadas de madeira em torno de um enorme *fogón* a lenha feito de barro, típico dos índios Chorotega da região. Olhei em volta. Uma tigela com bananas e papaias ficava na bancada para facilitar o acesso. Em um ponto mais baixo e escondido por um pano, Castillo guardava feijões, cebolas, alho e óleo de cozinha e, na geladeira, punha apenas queijo e tomates frescos. Não havia alimentos empacotados ou processados; tudo demandava preparação, exceto o queijo e as frutas frescas.

Castillo estava ocupada. Trabalhando com movimentos lentos e deliberados, e ignorando o fato de que estávamos observando-a, abriu o forno, atirou alguns pedaços de carvão ainda quentes do desjejum e obteve uma chama brilhante. Então, cobriu o fogo com uma placa de aço que serviria como uma espécie de chapa de ferro. Anteriormente naquele dia, Castillo cozinhara sem pressa feijão--preto com louro, cebolas, alho e *jalapeños* locais. Agora, pôs a panela mais perto das chamas. Quando o feijão ferveu, adicionou algumas xícaras de arroz cozido.

Então, colocou grãos de milho, que haviam ficado de molho em água com cal em um recipiente de aço galvanizado, em um moedor manual e fez massa de milho — ou *"masa"* em espanhol. Modelou tortilhas e assou-as sobre as brasas. Em uma chapa de ferro, derreteu bastante toucinho e fritou alguns ovos. Por fim, cortou fatias de queijo finas como papel — uma proeza impressionante já que ela tem a visão bem ruim. Eu soube depois que ela mal enxergara o queijo e muito menos seus próprios dedos.

Em meia hora, nos presenteou com um almoço — pequenas porções de *gallo pinto*, o icônico prato de arroz e feijão da Costa Rica, acompanhado de queijo, coentro, tortilhas de milho e um ovo em um pratinho. A quantidade parecia enorme, mas representava aproximadamente a metade do que seria servido no desjejum na lanchonete de sua cidade.

"Comida dá vida!", gritou ela e nos mandou sentar para comer.

Como a maioria dos centenários da região, Castillo teve uma vida difícil. A península de Nicoya ficou apartada do progresso até as últimas duas décadas. Nessa região montanhosa só havia estradas de terra, que ficavam enlameadas na estação chuvosa. Na maior parte de sua vida, Castillo comandou a pequena pensão de seus pais voltada a *sabaneros* (vaqueiros) de passagem.

Exceto por feijões e tortilhas, ela se alimenta do que planta em sua horta ou colhe em árvores frutíferas por perto. Sua grande fé em Deus a ajudou a criar sozinha cinco filhos — dois dos quais já são bisavôs — e a resignar-se com a morte violenta de outro. Mas, apesar dessas agruras, se levanta a cada manhã, coloca o vestido rosa-choque e um colar, varre tudo e saúda os visitantes diários com um alegre "Deus nos abençoe".

A maioria das pessoas de Nicoya descende dos Chorotega, mas também foi influenciada geneticamente por colonizadores espanhóis e escravos africanos alforriados. No passado, eles morriam principalmente devido a doenças regionais, como malária, dor de barriga, diarreia e dengue, a qual foi apelidada de "doença dos ossos quebrados". Durante os anos 1980, as florestas secas, dominadas pelas enormes árvores *guanacaste* repletas de tufos, eram um refúgio para os Contras, contrarrevolucionários financiados pelos Estados Unidos que estavam montando a resistência armada aos sandinistas comunistas da Nicarágua.

Hoje em dia, pessoas de meia-idade por aqui, sobretudo os homens, chegam aos 90 anos com taxas de saúde e vitalidade até 2,5 vezes superiores às registradas nos Estados Unidos. Em suma, por ordem de magnitude, os residentes daqui escapam melhor de doenças cardíacas, muitos tipos de câncer e diabetes do que os americanos. E gastam 1/15 do que os EUA dispendem com tratamentos de saúde. Como eles fazem isso?

Eu e os demógrafos Michel Poulain e Luis Rosero-Bixby, da Universidade da Costa Rica, fizemos duas expedições nessa área para decifrar o mistério. Nossa conclusão foi que o segredo dos nicoyanos reside parcialmente em sua comunidade religiosa sólida, nos vínculos sociais profundos e no hábito de fazer atividade física regular de baixa intensidade. Também se beneficiam de uma dose saudável de vitamina D proveniente da luz solar e de mais cálcio obtido na água do que em outras partes do país. Tal combinação pode fazer os idosos terem ossos mais fortes e menos quedas fatais. A dieta também desempenha um papel importante.

A DESPENSA NICOYANA DO PASSADO

Por meio das entrevistas que fiz com Castillo e outros 40 centenários costa-riquenhos, fiquei a par da típica culinária nicoyana. O almoço que ela me serviu representava bem o que as pessoas daqui comiam pelo menos desde o século passado. No entanto, tive outra fonte confiável. Quando me preparava para uma viagem, achei um relatório de 1957 intitulado *Nicoya: A Cultural Geography*, escrito por um jovem antropólogo de Berkeley chamado Phillip Wagner. Ele descrevia um dia na vida de um nicoyano comum há 50 anos:

O dia na área rural começa antes do nascer do sol, quando as mulheres se levantam para preparar o café. A família se reúne na alvorada para tomar uma xícara de café puro ou com leite e bastante açúcar, e talvez comer uma tortilha fria. O tempo entre a alvorada e as oito horas é para afazeres domésticos e o início do trabalho do dia. Às oito horas pode haver um desjejum reforçado com arroz, feijão e ovos. Em épocas de trabalho pesado, os homens vão para os campos levando tortilhas com *gallo pinto* (arroz e feijão fritos em banha de porco). Quando o clima está muito quente, o trabalho pode ser interrompido ao 12:00 ou às 14:00 horas da tarde. Os trabalhadores saem dos campos ou matas e vão para casa, onde esperam uma hora para comer. Em geral, o almoço começa com uma panela de sopa com alguns pedaços de carne, gordura, banana-são-tomé cozida, *tesquisque* [taro] ou mandioca e talvez algumas verduras. A seguir, comem arroz e feijão, corriqueiramente acompanhados de ovos fritos. Ocasionalmente, há também algum legume: *pipian* ou *ayote* (*Cucurbita moschata*) ou *calabaza* [ambos tipos de abóbora], repolho, flor de *piñuela* [uma planta silvestre relacionada ao abacaxi] ou outra variedade silvestre. Carne às vezes aparece até na mesa mais pobre, e não falta *cuajada*, ou coalhada. Tortilhas fazem parte dessa refeição e depois os homens tomam café puro com muito açúcar extraído de pequenas frutas locais ou de sementes amassadas de *nanju* (*Hibiscus esculentus*). A refeição noturna é mais simples, pois o costume é passar a tarde ociosamente e isso diminui o apetite. Arroz, feijão, tortilhas e, ocasionalmente, ovos são servidos ao anoitecer.

Wagner também fez esboços detalhados de hortas, mostrando mais de 40 espécies de plantas comestíveis, com destaque para: mandioca, taro, papaia, inhame, goiaba, castanha e banana como pilares da dieta local. Os nicoyanos também comem diversas frutas da floresta que dificilmente vocês verão na mercearia de sua cidade. Elas incluem *caimito* — uma fruta roxa, doce e riquíssima em antioxidantes — e *papaturro*, também conhecido como *coccoloba*, ou uvas do mar. Para mais detalhes, entrei em contato com Xinia Fernández, da Faculdade de Nutrição da Universidade da Costa Rica, que me passou três avaliações feitas em 1969, 1978 e 1982. Nutricionistas visitaram famílias diariamente para ajudá-las a registrar sua ingestão de alimentos e pesavam a comida sempre que possível. Esse processo de trabalho intensivo e caro gerou boas percepções.

Segundo esses levantamentos, a dieta nicoyana era alta em carboidratos — 68%, um nível equiparável apenas à dieta okinawana e bem mais alto do que a dieta do americano comum. As principais fontes de carboidratos eram arroz, milho e feijões. A gordura ficava um pouco acima de 20% e a proteína, em cerca de 10%, perfazendo os 30% restantes de sua dieta diária. A conclusão é que a pessoa comum na região de Chorotega consumia cerca de 1.800 calorias por dia.

Poucas características da dieta de Nicoya se destacam. Como os residentes na maioria das outras *Blue Zones*, as pessoas daqui tinham uma dieta com poucas calorias e gordura, e rica em legumes. Tradicionalmente, eles se mantinham com feijões, tortilhas de milho e enormes quantidades de frutas tropicais. Limão-doce, laranja *(Citrus sinenis)* e uma variedade de banana chamada *cuadrado* são as frutas mais comuns na maior parte do ano em Nicoya.

O grande segredo da dieta nicoyana eram os "três irmãos" da agricultura mesoamericana: feijões, milho e abóbora. Desde pelo menos 5.000 a.C., os mesoamericanos que vivem nas áreas hoje ocupadas por Guatemala, México e arredores cultivam esses três itens em campos chamados milpas, um brilhante sistema agrícola no qual as culturas se beneficiam umas das outras. A abóbora dá cobertura ao solo para que ele mantenha a umidade. Os pés de milho ficam altos e são entrelaçados pelos ramos de feijão. Os pés de feijão fixam nitrogênio que atua como fertilizante no solo.

As safras resultantes desse ciclo agrícola também representam uma combinação quase perfeita para o sustento humano. A combinação de feijões e abóbora cozidos, consumida com tortilhas de milho, é rica em carboidratos complexos, proteína, cálcio e niacina. E ajuda naturalmente a reduzir o colesterol ruim e a aumentar o colesterol bom. O nutricionista Leonardo Mata, que entrevistei em San José, capital da Costa Rica, achava que o componente mais significativo da dieta nicoyana era a maneira como o milho era preparado. Para obter o chamado *maize nixquezado*, eles deixam os grãos de milho de molho em hidróxido de cálcio ou em água com cal, o que infunde os grãos com 7,5 vezes mais cálcio e desbloqueia certos aminoácidos que, caso contrário, ficam indisponíveis. Mata estuda culturas por toda a América Central que preparam milho da mesma maneira, e afirma que as pessoas que o consomem regularmente nunca sofrem de raquitismo e raramente têm as fraturas ósseas e quadris quebrados que tantas vezes causam a morte prematura de idosos.

Nos últimos 50 anos, o arroz branco vem substituindo a abóbora como pilar diário em Nicoya, embora tenha menos fibras e nutrientes do que o arroz integral, quando comido sozinho. O feijão-preto continua sendo um pilar em Nicoya, assim como outros legumes que são geradores confiáveis de longevidade.

DIETA DIÁRIA TÍPICA NA ÁREA RURAL DA COSTA RICA, MEADOS DOS ANOS 1960 (% DE INGESTÃO DIÁRIA EM GRAMAS)

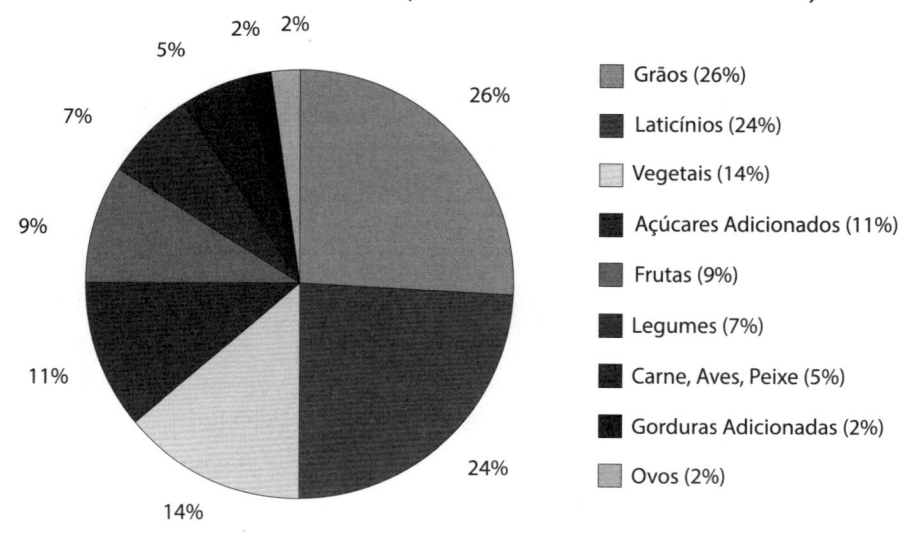

- Grãos (26%)
- Laticínios (24%)
- Vegetais (14%)
- Açúcares Adicionados (11%)
- Frutas (9%)
- Legumes (7%)
- Carne, Aves, Peixe (5%)
- Gorduras Adicionadas (2%)
- Ovos (2%)

Fonte: Flores, INCAP e ICNND.

Na dieta tradicional nicoyana, cerca de 80% das calorias diárias vieram de carboidratos, com os restantes 20% provenientes de proteínas e gorduras em medida aproximadamente igual.

Em 2007, voltei a Nicoya, dessa vez com Mehmet C. Oz para gravar um segmento para o Oprah Winfrey Show. Nós procuramos a casa de Castillo, mas nos disseram que um proprietário de terras local a havia demolido para construir um empreendimento. Ficamos sabendo que ela se mudara com uma neta para um vilarejo por perto.

Quando descobrimos o endereço de Castillo, esperamos na varanda por cerca de meia hora até ela vir cambaleando nos cumprimentar. Estava debilitada, quase cega e apática. Oz conversou um pouco com ela por meio de um intérprete, então pediu para ver seus medicamentos — alguns colírios e um remédio para hipertensão. Ele verificou a dosagem e disse: "Jogue esses remédios fora". Os colírios estavam piorando a visão dela e o remédio para hipertensão, embora talvez efetivo, tinha uma dosagem bem mais alta do que uma pessoa com a idade de Castillo deveria ingerir. Oz escreveu uma receita para novos medicamentos, então disse a seu produtor: "Vá atrás disso e faça ela tomá-los".

Provavelmente, vocês sabem como essa história irá terminar. Oz e eu partimos de Nicoya duvidando que Castillo fosse sobreviver por muito mais tempo. Mas, em 2011, voltei com meus filhos e descobrimos que ela continuava morando com a neta. Dessa vez, estava tão vibrante e cheia de vitalidade quanto na primeira vez em que a vi. Ainda usando seu vestido de festa, ela gritou *"uuuu"*, quando nos viu. "Ah, que benção de Deus", proclamou quando chegamos.

Em fevereiro de 2014 Castillo ainda estava bem. Havia completado 107 anos recentemente e estava feliz com o nascimento da tataraneta. Recentemente, uma equipe de pesquisadores, incluindo um cientista agraciado com o Prêmio Nobel, analisou a genética de nicoyanos pobres como Panchita Castillo. Eles examinaram os telômeros, trechos de DNA nas pontas dos cromossomos que levam ao envelhecimento quando se desgastam e encurtam.

Na dieta tradicional de Nicoya 80% das calorias diárias provêm de carboidratos, e os 20% restantes, de proteínas e gorduras em montas semelhantes.

Os telômeros das pessoas em Nicoya eram os mais longos na Costa Rica — mais uma evidência de que os benefícios de seu estilo de vida para a longevidade são mais que anedóticos.

MELHORES ALIMENTOS DE NICOYA PARA LONGEVIDADE

MILHO *NIXTAMAL*: Os nicoyanos fazem tortilhas diariamente e as comem no desjejum, almoço e jantar. Deixam o milho de molho em água com cal (hidróxido de cálcio), depois o moem até virar farinha, a qual libera a niacina presa no milho, aumenta a absorção de cálcio, ferro e minerais, e reduz o risco de formação de toxinas. A *masa harina* e as tortilhas de milho vendidas nos Estados Unidos não passam pelo processo de "nixtamalização";

ABÓBORA: Disponível em muitas variedades e chamada de *ayote* ou *calabaza* em Nicoya, essa abóbora prolífica de casca dura é relacionada a morangas e abóboras de inverno, como abóbora-menina, abóbora-grande e abóbora-espaguete. Todas pertencem à família botânica das *cucurbitáceas*, que fornece níveis altos de carotenoides benéficos;

PAPAIAS: Papaieiras crescem quase como ervas daninhas em Nicoya, onde a população come sua fruta, tanto verde quanto madura, quase todo dia. A rica polpa alaranjada da papaia contém vitaminas A, C e E, e a enzima papaína que combate a inflamação;

INHAMES: Um pilar em Nicoya no mínimo desde o século passado, os inhames têm aparência semelhante à das batatas-doces norte-americanas, mas ambos não têm parentesco botânico. Na realidade, são inhames autênticos, às vezes, disponíveis nos Estados Unidos em mercados voltados a comunidades latino-americanas. Sua polpa é firme e branca mesmo quando cozida, e são uma ótima fonte de vitamina B6;

FEIJÃO-PRETO: Os nicoyanos comem feijão e arroz todo dia, muitas vezes até em todas as refeições. Tidos como o melhor do mundo, o feijão-preto de lá tem mais antioxidantes do que qualquer outro tipo de feijão. Harmonizado com tortilhas de milho e abóbora, representa um alimento perfeito;

BANANAS: Bananas de todos os formatos e tamanhos — grandes e pequenas, bananas-são-tomé, *cuadrados* — são uma rica fonte de carboidratos, potássio e fibras solúveis. Elas são quase um pilar em Nicoya. As variedades doces são colhidas frescas, descascadas e comidas na hora. Alguns tipos não ficam adocicados ao amadurecer. A banana-são-tomé, por exemplo, deve ser cozida ou frita e é servida como uma batata;

PEJIVALLES **(PUPUNHAS):** Cachos dessa frutinha alaranjada oval pendem de palmeiras por toda a América Central. Um pilar para povos indígenas da Costa Rica, mas raramente à venda nos Estados Unidos, é rica sobretudo em vitaminas A e C. Tradicionalmente, era cozida em água com sal e servida com sal ou mel. Um importante pesquisador costa-riquenho também acredita que os *pejivalles* possam interagir com a bactéria *Helicobacter pylori*, que é estreitamente associada ao câncer de estômago. Portanto, sua inclusão na dieta local pode explicar por que os nicoyanos têm as taxas mais baixas de câncer de estômago na Costa Rica.

Veja receitas de Nicoya nas páginas 247-257.

Parte 2

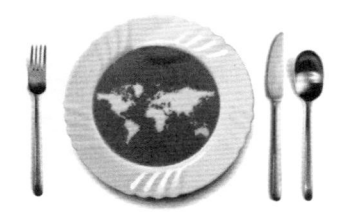

Formação de uma *Blue Zone* americana

Você notou que nenhum dos indivíduos que encontramos na Parte 1 — Athina Mazari, Gozei Shinzato, a família Melis, Ellsworth Wareham e Panchita Castillo — jamais se preocuparam em comer os alimentos certos? Eles nunca leram rótulos, contaram calorias, pesaram proteínas ou entraram para os Vigilantes do Peso. Todos, porém, tinham uma dieta quase perfeita sem pensar nisso.

Como isso é possível? A resposta é surpreendentemente simples: eles viviam em ambientes que estimulavam a alimentação saudável. Frutas e legumes frescos a preços acessíveis estavam prontamente disponíveis o ano todo. Era difícil encontrar refrigerantes, batatas fritas, doces e hambúrgueres, que eles também poderiam gostar de consumir, assim como nós. Os bairros não eram uma floresta de publicidade incitando-os a desejar alimentos nocivos. Suas casas eram planejadas de forma a facilitar a preparação de receitas tradicionais à base de vegetais, que resultavam em pratos gostosos. Suas organizações baseadas na religião e círculos sociais apoiavam selecionar, preparar e comer os tipos certos de alimentos. Fazer coisas que os ajudavam a manter um peso saudável, a se manterem ligados e fisicamente ativos não era apenas uma questão de escolha, mas a representação de um modo de vida partilhado.

Comparem isso à experiência do americano típico. Segundo Brian Wansink, da Universidade Cornell e codiretor do Projeto *Blue Zones*, o americano comum toma cerca de 200 decisões alimentares por dia. Porém, como Wansink salienta, a maioria de nós está ciente de apenas umas 30. O restante se enquadra na categoria que ele chama de comportamento "insensato". Considerem o que acontece no almoço. Vocês estão decididos a pedir um almoço leve, mas então veem asas apimentadas de frango no cardápio e elas parecem deliciosas. E enquanto dão uma olhada na lista de saladas para uma opção saudável, seu colega pede um sanduíche *Reuben* com batatas fritas. Vocês então fraquejam e dizem: "Queremos a mesma coisa." Vocês realmente querem pôr *ketchup* e mais sal nas fritas? E o que dizer daquela dose adicional grátis de refrigerante? Depois ainda vem a sobremesa...

Nas *Blue Zones*, por outro lado, decisões alimentares e de estilo de vida fluíam do ambiente, e o entorno só proporcionava opções saudáveis. Castillo não tinha um micro-ondas. Ellsworth comia em casa, a fim de controlar o que consumia. Shinzato cozinhava sobretudo o que plantava em sua horta. A família Melis tinha almoços com pessoas afins. E Mazari confiava em receitas tradicionais de seus antepassados.

Para compreender o que comemos — e por que atualmente comemos tantos alimentos errados e em excesso —, é preciso examinar além de nós mesmos e de nossos hábitos pessoais. Precisamos ficar cientes da influência do ambiente: aquele perímetro de cerca de 32 quilômetros que engloba nossas casas, onde fazemos compras, trabalhamos, andamos, dirigimos, vamos à escola, comemos em restaurantes e passamos a maior parte de nossas vidas. É nessa zona que somos constantemente incitados a fazer opções saudáveis ou insalubres, com base nas normas e hábitos das pessoas ao nosso redor, nas leis e regras de nossa comunidade, e nas decisões tomadas consciente ou inconscientemente sobre todas as características que tornam um lugar saudável ou não para viver.

Após começar a entender como os ambientes das *Blue Zones* as tornaram lugares tão saudáveis para viver, começamos a imaginar como criar *Blue Zones* nos Estados Unidos. Uma comunidade americana poderia fazer certas mudanças, adotando alguns caminhos para a longevidade que funcionam tão bem em outros lugares no mundo? Essa tem sido minha missão nos últimos seis anos.

Nos capítulos a seguir, visitaremos várias comunidades notáveis cujos êxitos sugerem que a Solução *Blue Zones* pode funcionar para qualquer um em qualquer cidade. Iniciaremos com uma região rural na Finlândia que me convenceu que isso era viável e inspirou o projeto de transformação para criar novas *Blue Zones*. Daremos uma parada em uma cidade, localizada em Minnesota, que se livrou de mais de duas toneladas de peso em apenas um ano. Iremos conhecer três municípios em Los Angeles que reduziram a obesidade em 14%.

Passaremos um tempo em comunidades agrícolas de Iowa onde houve uma queda de 4% nos níveis de colesterol, o trabalho voluntário cresceu 10% e líderes empresariais trocaram reuniões em que ficavam sentados por outras nas quais caminham.

Nenhuma dessas comunidades partiu para dietas draconianas ou adotou uma disciplina hercúlea para atingir suas metas. Elas preferiram identificar dezenas de pequenos passos, a fim de criar um ambiente mais saudável que levasse a um enxame positivo de iniciativas próprias. O efeito cumulativo dessas ações foi uma mudança duradoura, com impacto bem maior do que a força de vontade ou disciplina que um indivíduo qualquer poderia ter.

CAPÍTULO 6

O MILAGRE DA TRANSFORMAÇÃO DA FINLÂNDIA

Em uma tarde fria de verão em Helsinki, eu estava sentado no escritório aquecido do Instituto Nacional de Saúde e Bem-Estar da Finlândia diante de Pekka Puska. Ele não tinha o ar rebelde que imaginava. Seu traje era burocrático e meio antiquado: calças cáqui de poliéster, camisa branca de mangas curtas, gravata marrom meio torta, sapatos comuns e um relógio Citizen de aço inoxidável. Mas seus olhos azuis-claros e aparência jovial me fizeram pensar em um Steve McQueen mais velho. Diplomas, prêmios e fotos emolduradas de lendas da saúde pública adornavam as paredes de seu escritório. Quatro décadas atrás, Puska, agora com 68 anos, foi pioneiro de uma estratégia que transformou as vidas de mais de 170 mil finlandeses, uma população que tinha a taxa mais alta do mundo de doenças cardíacas. Embora não estivesse ciente naquela época, ele basicamente criou uma *Blue Zone* na Escandinávia, quebrando todas as regras estabelecidas na saúde pública.

"Deixe-me contar uma história", começou Puska, inclinando-se para frente e apoiando os cotovelos na mesa ao redor da qual estávamos sentados. "Havia dois corpos de bombeiros rivais, um voluntário e o outro oficial. Houve, então um incêndio e, por acaso, o corpo voluntário chegou primeiro e apagou o fogo. Quando chegaram mais tarde, os bombeiros oficiais disseram que os voluntários haviam apagado o fogo incorretamente."

Ele fez uma pausa. "Você entendeu o que quero dizer, certo?", perguntou, com os olhos azuis cintilando e ainda se deleitando com sua maneira revolucionária de mudar a saúde pública.

Em 1968, Puska era o combativo presidente do Sindicato Nacional dos Estudantes e estudava na Universidade de Turku, onde lutava pelos direitos estudantis. "Era uma época turbulenta na Europa", recordou ele. "Havia uma sensação de que poderíamos mudar o mundo."

Após se formar, o jovem ativista foi trabalhar no Departamento de Saúde Pública. Por volta da mesma época, resultados de estatísticas nacionais e internacionais começaram a chegar. Eles apontavam problemas gravíssimos de saúde na Carélia do Norte, uma região com florestas boreais no extremo leste da Finlândia e do tamanho de Nova Jersey. Durante anos, como típicos finlandeses complacentes, o pessoal da Carélia do Norte se submetera docilmente a esses levantamentos e exames. Mas, ao descobrir que sua população se distinguia pela taxa mais alta no mundo de doenças cardíacas, eles ficaram indignados. O governo reagiu aprovando um pequeno subsídio e colocando Puska, então com 27 anos e já formado em Medicina e com mestrado em Ciências Sociais, à frente de um projeto piloto de cinco anos na região.

"Não fui contratado por ser bom", disse Puska recordando o que seu chefe lhe dissera muitos anos depois. "Fui contratado porque era jovem e eles sabiam que levaria décadas para destrinchar o problema."

Com grande experiência em organizar as massas, Puska e sua equipe adotaram uma abordagem diversa do método tradicional do governo, no qual tudo é imposto de cima para baixo. A partir de 1972, trabalharam com sistemas de saúde locais e organizações comunitárias para disseminar uma nova mensagem e, no longo prazo, incitaram a população da Carélia do Norte a adotar uma dieta com pouca gordura e muitos vegetais. Entre diversas outras iniciativas, cientistas finlandeses desenvolveram uma canola que se desenvolveria bem no clima boreal da Finlândia e seu óleo seria vendido como substituto da manteiga. Eles mostraram para as donas de casa como fazer refeições tradicionais com legumes e também com carne. Ao fim de cinco anos de projeto estavam colhendo resultados impressionantes. A Carélia do Norte reduziu em 25% a taxa de mortes por ataque cardíaco entre homens de meia-idade. Mortes por câncer de pulmão no mesmo grupo tiveram queda de 10%, em grande parte porque houve uma redução drástica no tabagismo. Desde então, a redução da mortandade por câncer de pulmão tem sido de 20%. Mortandade devida a todos os cânceres teve queda de 10%. O restante da Finlândia seguiu o exemplo da Carélia do Norte e também tem feito grandes avanços nessas categorias. A expectativa de vida dos homens finlandeses em geral subiu para quase dez anos adicionais nas últimas três décadas.

Graças a seus êxitos, Puska passou a chefiar o Instituto Nacional de Saúde e Bem-Estar da Finlândia e a presidir a Federação Mundial de Saúde. Penso nele como o Che Guevara das iniciativas de saúde pública. A imprensa se refere ao Projeto Carélia do Norte como "o milagre do norte". Até hoje o projeto não foi copiado, mas estamos fazendo uma tentativa séria para transformar comunidades em *Blue Zones*.

A FÓRMULA DA MUDANÇA

O que tornou a campanha de Puska na Carélia do Norte tão efetiva? Eu poderia aprender alguma coisa com as estratégias de sua equipe para trazer benefícios semelhantes para a saúde a comunidades americanas? Eram essas as perguntas em minha mente enquanto cavava a história de Puska mais profundamente.

Com 450 lagos e centenas de vilarejos, a Carélia do Norte fica em uma curva na fronteira da Finlândia com a Rússia. Grande parte desse povo trabalhador e taciturno descende de pastores de renas e se mantém como agricultores e lenhadores. Com frequência são chamados de os mais finlandeses dos finlandeses.

Antes da Segunda Guerra Mundial, a maioria da população da Carélia do Norte subsistia da terra, colhendo frutas miúdas, caçando animais e pescando perca, lúcio, eperlano e salmão nos lagos. Além de ocasionais ataques de ursos, suas maiores preocupações quanto à saúde eram: tuberculose, doenças infecciosas e morte no parto. Mas, após a guerra, os leitos de hospitais começaram a ficar repletos de vítimas de doenças cardíacas. Homens saudáveis nas faixas de 30 e 40 anos estavam morrendo devido a infartos fulminantes. Não era questão de falta de sorte, e sim por causa do tabagismo e da dieta. Durante a guerra, quando havia escassez de alimentos, as famílias da região contavam apenas com pão de centeio, batatas e carne. Isso mudou drasticamente após a guerra, quando veteranos ganharam como indenização pequenos lotes de terra. A maioria desses veteranos tinha pouca ou nenhuma experiência agrícola, mas deram conta de limpar a terra, comprar alguns porcos e vacas leiteiras e começar a sustentar suas famílias. Isso resultou no que especialistas descreveram como a dieta mais mortal do mundo.

Imaginem uma população meio faminta que gosta de gordura e deem a ela porcos e vacas leiteiras em abundância. Aí está uma receita para problemas. A manteiga logo entrou em quase todas as refeições: batatas fritas em manteiga, pão com manteiga, copos altos de leite cremoso em todas as refeições e carne de porco frita ou carne cozida no jantar. Legumes eram considerados comida para os animais. E, além de fontes de calorias, laticínios eram um motivo de orgulho regional. Porém, esse fato estava cobrando um preço terrível. Alarmado com essa epidemia de doenças cardíacas, o professor finlandês Martti Karvonen veio aos Estados Unidos, em 1954, em busca de possíveis soluções. Um dos especialistas que consultou foi Ancel Keys, pesquisador de nutrição na Universidade de Minnesota em Minneapolis que Karvonen havia conhecido há alguns anos na Europa em uma reunião da Organização das Nações Unidas para a Agricultura e Alimentação (FAO). Keys estivera apresentando sua hipótese — polêmica na época e ainda atacada por alguns hoje em dia — sobre a associação entre o consumo de produtos de origem animal e doenças cardíacas. Karvonen e Keys resolveram unir forças.

No que viria a ser conhecido como o Estudo de Sete Países, Karvonen, Keys e seus colegas recrutaram grupos de homens de meia-idade para um projeto de longo prazo não só na Finlândia, mas também nos Estados Unidos, Japão, Itália, Holanda, Grécia e Iugoslávia. Cada indivíduo no estudo tinha de responder a perguntas sobre sua dieta e passava por vários exames físicos. Então, a intervalos de cinco anos, o estudo verificava novamente a situação do indivíduo. Logo surgiu um padrão: quanto mais ao norte os homens viviam, mais eles tendiam a consumir gordura (sobretudo proveniente de carne e laticínios). Na Grécia e Itália, onde a dieta é principalmente à base de vegetais, grande parte dos homens não tinha doenças cardíacas — uma observação que acabou nos fazendo entender o valor da dieta mediterrânea tradicional. (Keys foi criticado por omitir dados governamentais sobre dieta e doenças cardíacas de certo países que ele havia comparado, mas tinha um bom motivo para deixar os dados de fora: os registros de óbito não eram confiáveis, e a Segunda Guerra Mundial havia prejudicado o fornecimento de comida naqueles países. Além disso, nos sete países em que conseguira mensurar as pessoas diretamente, o estudo descobriu um risco mais alto de ataque cardíaco onde elas comiam uma proporção maior de alimentos de origem animal.) Já em lugares como a Carélia do Norte (no extremo norte do estudo), os homens tinham 30 vezes mais propensão para morrer de ataques cardíacos do que em outros como Creta. De fato, os homens da Carélia do Norte estavam morrendo em média dez anos mais cedo do que aqueles no sul. A situação se agravou tanto que, em 1972, os homens da Carélia do Norte ganharam fama por possuírem a taxa mais alta no mundo de doenças cardíacas.

"Os pesquisadores vinham aqui ano após ano, faziam perguntas, nos furavam com agulhas e diziam que éramos as pessoas mais doentes do mundo", recordou Esa Timonen, ex-governador da região. "Até que a uma certa altura dissemos 'basta!'."

UMA NOVA ABORDAGEM

Na época, as causas das doenças cardíacas ainda eram um mistério e médicos também discordavam sobre as maneiras de curá-las. Então, a primeira coisa que Puska fez ao chegar a Joensuu, a capital da Carélia do Norte, foi montar uma equipe jovem e idealista para enfrentar o problema. Eles começaram basicamente com a mesma estratégia de autoridades de saúde no combate a doenças infecciosas, como tuberculose e poliomielite. Fizeram levantamentos para colher informações sobre a saúde das pessoas. Identificaram os doentes e os mais propensos a adoecer, então deram receitas para ajudar as pessoas com risco mais alto a se manterem mais saudáveis. A seguir, a equipe divulgou as informações de saúde e estabeleceu metas a serem atingidas pela comunidade a fim de reduzir as doenças cardíacas. Logo, perceberam que em vez de uma vacina ou um antibiótico para curar doenças cardíacas, o melhor remédio era evitar muitos dos alimentos centrais na cultura da região. Imprimiram, então, folhetos e cartazes implorando que as pessoas consumissem menos gordura e sal, e mais legumes. Todavia esses finlandeses adoravam seu pão, manteiga e carne de porco frita. Seria possível romper tais hábitos?

"Eu enxergava claramente que o sistema todo precisava mudar", disse Puska. "A indústria de alimentos, restaurantes, cafeterias e supermercados — de cima para baixo." Ele começou consultando o epidemiologista britânico Geoffrey Rose, que acreditava que era mais racional em termos de custos prevenir a doença do que curá-la. Na opinião de Rose, hospitais e médicos não podem mais resolver o problema de doenças em geral, da mesma forma que ações humanitárias não conseguem resolver o problema da fome mundial. Ele foi o primeiro a usar dados epidemiológicos para mostrar que o número de pessoas que morria de doenças cardíacas era diretamente proporcional à média de níveis de pressão arterial da população inteira. Também calculou que, para cada ponto percentual na redução do colesterol em uma população, havia uma redução de dois pontos nas doenças cardíacas. Ter uma vida doentia curta ou uma longa e saudável, Rose argumentava, depende mais da própria população em questão do que da qualidade de seus médicos e hospitais. Puska entendeu profundamente essa lição, percebendo que a única maneira de livrar a Carélia do Norte das doenças cardíacas era mudar a cultural local.

Puska e sua equipe procuraram a Organização Martha, uma poderosa entidade de donas de casa com vários clubes locais, em busca de ajuda para disseminar a estratégia. Conjuntamente, Puska e os clubes tiveram a ideia de realizar "festas da longevidade" à tarde, nas quais um membro da equipe de Puska faria uma pequena palestra sobre a ligação entre gordura saturada e ataques cardíacos. Eles davam às mulheres um livro de receitas que incluíam legumes em pratos tradicionais da Carélia do Norte, e os preparavam e serviam. O cozido local, por exemplo, geralmente tinha apenas três ingredientes principais — água, carne de porco gorda e sal —, mas a equipe substituiu parte da carne suína por rutabagas, batatas e cenouras. As mulheres gostaram da nova versão do prato e a batizaram de Cozido de Puska. Ao mostrar a essas esposas de agricultores como preparar refeições gostosas à base de vegetais, Puska achou uma maneira melhor de disseminar a mensagem de saúde do que qualquer folheto conseguiria.

Inspirado em um ex-professor, Everett Rogers, que concebeu a ideia de "líderes de opinião", Puska foi então de vilarejo em vilarejo recrutando "embaixadores leigos". Acreditando que a melhor maneira de desencadear a mudança cultural era de baixo para cima, ele recrutou 1.500 pessoas, sobretudo mulheres já envolvidas em outras organizações cívicas. Ele deu a cada embaixador um cartão de identificação, ensinou mensagens simples sobre a redução no consumo de sal e gordura, e como parar de fumar, e os estimulou a conversarem com seus amigos.

NÃO SE ACOMODE EM CASA

Durante minha estada na Carélia do Norte, contratei Elisa Korpelainen, filha de um dos líderes do Projeto Carélia do Norte, como tradutora. Ela agendava reuniões, traduzia conversas, me levava de carro para todo lado e me explicava a cultural local. Embora tivesse apenas 20 anos, Korpelainen demonstrava uma maturidade inimaginável em uma americana da mesma idade. Certa vez, perguntei se ela sabia algumas piadas finlandesas. Ela não conseguiu lembrar-se de nenhuma. "Nós somos pessoas muito sérias", disse ela, sem qualquer resquício de timidez. Quando perguntei se os finlandeses se reuniam e fingiam estar tristonhos só por diversão, ela fechou a cara.

Korpelainen havia voltado recentemente de uma estada em Cork, Irlanda, onde fizera um estágio em um local com canis e estábulos. Segundo seu relato, foram 11 meses rigorosos, trabalhando desde cedo até a noite, limpando canis, cuidando dos estábulos e levando os cavalos para cavalgar. Apesar disso, ela engordou três quilos na Irlanda devido a uma dieta moderna padrão de *fast-food*, jantares congelados e *cookies* com chá. "Eu trouxe um pouco de peso extra quando voltei para casa", confessou.

Alta e esguia, Korpelainen tinha rosto arredondado e olhos azuis-acinzentados emoldurados pelo cabelo louro até a altura do ombro. Com frequência, usava echarpes longas enroladas no pescoço. De alguma maneira, nos três meses após sua volta à Carélia do Norte, perdera todos os quilos a mais, comentou ela. Perguntei a ela se fizera regime ou começara a fazer exercícios.

"Não, na realidade estou me exercitando menos do que na Irlanda", respondeu. "Então, como você perdeu tanto peso?" "Por nada", disse ela parecendo confusa. "Apenas não me acomodei em casa."

Mesmo com poucos recursos financeiros, sua pequena equipe tentava de tudo para se infiltrar na comunidade. Puska falava incansavelmente em igrejas, centros comunitários e escolas. Ele se tornou o garoto-propaganda desse novo movimento em prol da saúde, recrutando constantemente pessoas para a causa. Certa vez, um de seus mentores lhe disse que a única maneira de ter êxito com prevenção é "*push, push, push*" (ou seja, "martelar, martelar, martelar"). Seus amigos que falavam inglês depois fizeram troça: "Agora sabemos por que seu nome é Puska!". Pouco tempo depois, a mensagem sobre substituir gordura saturada por frutas e legumes começou a repercutir entre a população e começou a fazer uma diferença.

A seguir, Puska passou a pressionar os produtores de alimentos. Em seu raciocínio, de que adianta ter o melhor programa do mundo para conscientizar as pessoas sobre a importância de comer de modo mais saudável se não conseguem obter ingredientes saudáveis? A salsicharia regional, por exemplo, sobrecarregava seus produtos de gordura suína e sal. Pães tradicionais eram cheios de manteiga. As vacas carélias, oriundas das raças de gado finlandês, produziam leite que estava entre os mais gordos no mundo, e subsídios para laticínios recompensavam o alto teor de gordura.

Inicialmente, nenhuma das empresas estava interessada em elaborar versões mais saudáveis de seus produtos. Afinal, por que deveriam colocar seus lucros em risco? A poderosa indústria láctea então revidou com anúncios publicitários denegrindo o projeto, mas isso teve o efeito oposto, pois desencadeou um debate público que despertou muitas pessoas para a ligação entre a gordura dos laticínios e doenças cardíacas.

A população da Carélia do Norte também estava percebendo que precisava comer mais frutas, porém até frutas comuns como laranjas e melões eram caras, importadas do sul da Europa e não faziam parte de sua dieta tradicional. Puska enxergou uma solução: frutas silvestres locais.

Durante o verão, vacínios, framboesas e amoras-alpinas eram abundantes na região e muito apreciadas. Mas as pessoas só as consumiam durante sua curta estação. Então, a equipe de Puska apoiou a criação de cooperativas e empresas que congelassem, processassem e distribuíssem as frutas silvestres. Convenceram produtores locais de leite a reservarem parte de seus pastos para o cultivo de frutas silvestres e persuadiram merceeiros a fazerem estoques dessas frutas congeladas. Assim que as frutas silvestres se tornaram disponíveis o ano todo, seu consumo aumentou.

O SALSICHEIRO

A campanha de nutrição na Carélia do Norte teve um momento decisivo quando a equipe conheceu Aare Halonen, um salsicheiro local. Por coincidência, Halonen tivera recentemente um ataque cardíaco e estava receptivo à mensagem de saúde da equipe. Ela o convenceu a reformular alguns de seus produtos substituindo uma porção de gordura suína nas salsichas por cogumelos, que eram um recheio local barato. Halonen fez isso gradualmente ao longo de meses, e o resultado foi um produto saboroso, mas com bem menos gordura e sal. O momento dessa virada também se mostrou propício. À medida que a clientela local começou a aderir à mensagem da redução de gordura, as vendas das novas salsichas de Halonen aumentaram bastante.

O projeto de Pekka Puska teve êxito semelhante com padarias locais, convencendo-as a reduzir o teor de sódio e a substituir a manteiga por óleo vegetal nas receitas. "Os consumidores nem sequer notaram a diferença", afirmou Puska. Eles estavam comendo de maneira mais saudável sem esforço algum.

Após cinco anos, o projeto de Puska na Carélia do Norte estava gerando números impressionantes. A média nas taxas de colesterol caiu 6% e a média de pressão arterial caiu 4% para os homens e 7% para as mulheres. Mesmo assim, alguns acadêmicos criticavam Puska dizendo ser impossível apontar exatamente o que havia causado a melhora nos números. Teria sido a queda no consumo de carne? O consumo mais alto de vegetais e frutas? O aumento na conscientização do público em geral acerca de saúde? Seus colegas médicos ridicularizavam o projeto, chamando-o de "medicina da espingarda de caça". O fato é que a estratégia de Puska funcionou. Ele pode ter "atirado com uma espingarda de caça", contudo, deslanchou uma explosão saudável de chumbo grosso que salvou vidas.

LIÇÕES ESTRATÉGICAS

Algum tempo atrás, visitei a Carélia do Norte para ver como esse milagre transformara as vidas das pessoas. Após pegar um trem em Helsinki, viajei 402 quilômetros para o norte, passando por florestas boreais e campos verdejantes de ervilhas que evocavam o complexo padrão de penas curvas do tecido de lã *paisley*. Propriedades rurais pontuavam a paisagem — casas compactas e aconchegantes pintadas de vermelho ou amarelo-queimado, com celeiros de madeira de aspecto medieval mais ao fundo. Quando cheguei a Joensuu, o sol descrevia um arco no céu escandinavo. Uma luz tom de bronze banhava as ruas com bétulas, as casas diante do lago e as igrejas luteranas.

Encontrei a sede do Projeto Carélia do Norte no sexto andar de um edifício de alvenaria diante da praça. Era um emaranhado apertado de quatro escritórios com mesas em estilo Ikea e 30 anos de registros em pastas de arquivo bem ordenadas. Lá estava Vesa Korpelainen, um homem alto e sério, de cabelo castanho-claro, *jeans* e camisa xadrez vermelha. Desde 1986 sendo o braço direito de Puska na Carélia do Norte, ele me contou como motivava sua equipe.

"Temos dois *slogans* que guiam nosso trabalho", disse ele. "'Comunicação cara a cara' e 'interesse em comum'. É extremamente importante fazer as pessoas se envolverem e, para isso, é preciso ser honesto. Você tem que trabalhar com as pessoas no mesmo nível." Ele descreveu as atividades diárias de sua equipe como "reuniões, reuniões e mais reuniões", e atribuiu o êxito do projeto à "incitação inexorável e amigável", não a quaisquer iniciativas heroicas.

Enquanto escutava Korpelainen, as várias peças da campanha na Carélia do Norte começaram a se juntar em minha mente. Parcialmente por meio de tentativa e erro, mas também com tremenda dedicação e persistência, Puska e sua equipe criaram uma estratégia bem-sucedida. Para formar uma *Blue Zone* nos Estados Unidos, eu precisava absorver os princípios desse trabalho exemplar.

Para mostrar como essas estratégias haviam sido postas em prática na capital, Korpelainen me levou para um giro a pé em Joensuu. Visitamos primeiro uma mercearia, onde ele apontou produtos inspirados no projeto: fileiras de substitutos saudáveis para manteiga, assim como doces com xilitol, um adoçante natural feito de fibras de bétula. Em um mercado ao ar livre vimos fileiras após fileiras de vendedores de cogumelos e frutas silvestres. Havia apenas dois bastiões da dieta antiga: um vendedor de peixe frito em manteiga; o outro oferecia pastéis amanteigados recheados com mingau de arroz. A seguir, fomos a um restaurante e vimos um balcão de saladas em destaque. Refrigerantes eram servidos em copos pequenos e os clientes pagavam se quisessem mais. Eu estava ansioso para conhecer alguns ex-embaixadores de Puska.

LIÇÕES APRENDIDAS NA CARÉLIA DO NORTE

- **ENFOCAR A ECOLOGIA DA SAÚDE:** A equipe de Pekka Puska não gastava o tempo de ninguém com sermões sobre responsabilidade individual. Em vez disso, ela investia seus recursos para fazer mudanças duradouras no *ambiente* local.

- **PENSAR EM UM SISTEMA OPERACIONAL, NÃO EM UM PROGRAMA:** A equipe criou uma abordagem ágil e flexível que lhe permitia inovar constantemente.

- **TRABALHAR COM SISTEMAS DE SAÚDE LOCAIS:** As pessoas dão ouvidos a seus médicos e enfermeiros. A equipe recrutou profissionais de saúde locais para ajudarem a disseminar a mensagem.

- **MARTELAR, MARTELAR, MARTELAR:** Trabalhar com "as botas na lama" era um dos mantras da equipe na Carélia do Norte. Ela enfrentou o problema de maneira inexorável e amigável, em vez de recorrer a iniciativas heroicas.

- **ACHAR UM LÍDER CARISMÁTICO:** As pessoas gostam de associar um movimento a indivíduos, e a Carélia do Norte achou seu líder em Puska.

- **SINTONIA COM A COMUNIDADE:** A liderança e a população da Carélia do Norte estavam predispostas a uma mudança. Isso facilitou muito o trabalho da equipe, já que esta estava atendendo a um apelo local por ajuda contra as doenças cardíacas.

- **DE BAIXO PARA CIMA E VICE-VERSA:** A equipe do projeto dispendeu tempo e recursos para ajudar as pessoas a perceberem que o problema era sua dieta. Ela, então, atrelou esse entendimento à pressão sobre a escala superior para mudanças no sistema e nas políticas alimentares. A grande transformação foi efetuada pelos próprios indivíduos, fazendo as ligações entre as duas pontas.

- **MENSURAR, MENSURAR, MENSURAR:** A equipe mensurou atentamente os fatores de risco no estilo de vida da população, incluindo tabagismo e outros aspectos nocivos, no início, meio e fim do projeto para rastrear os progressos e poder comprovar que a estratégia funcionava.

- **COMEÇAR PEQUENO E CRESCER:** Após a Carélia do Norte comprovar a eficácia dessa abordagem, o sistema nacional de saúde da Finlândia instituiu um programa preventivo efetivo em todo o país, seguindo um modelo semelhante.

Ficara sabendo que eles tendiam a perder peso e gastar menos com saúde do que não voluntários da mesma idade. Encontrei primeiro Pentti Seutu, de 78 anos, que confirmou essa impressão. Quando cheguei à sua casa, Seutu estava cortando uma pilha de lenha com uma serra elétrica. Dentro da casa, sua mulher havia preparado um jantar composto por legumes ao forno com geleia de amora-alpina, salada de cogumelo, pepino, alface e tomates frescos da horta, e dois tipos pesados de pão de centeio. Perguntei a Seutu por que havia sido voluntário no projeto. "Eu gosto da sensação de contribuir", disse ele. "Além disso, não há muita coisa para fazer aqui durante os meses longos e dias curtos no inverno." Nos arredores de Joensuu, fui ao encontro de Mauno e Helka Lempinen em sua casa aconchegante em um pomar de macieiras. Mauno, outro lenhador com bem mais de 90 anos, estava rachando lenha quando eu cheguei. O casal me convidou para entrar e fomos para uma sala ensolarada com pisos quentes de bétula revestidos de tapetes em tons pastéis feitos por Helka. O casal viera para a Carélia do Norte em 1973, quando Mauno assumiu o cargo de diretor em uma escola. Ele logo se adaptou às tradições locais e, como todo mundo por lá, começava o dia com café e pão com manteiga, almoçava sanduíches de carne fria e comia cozido de porco no jantar. Legumes eram quase inexistentes nas refeições, comentou ele.

"As pessoas daqui os consideravam curiosos."

Em 1983, Mauno teve um ataque cardíaco. O casal descreveu detalhadamente como ele arfava "como se estivesse parindo" e o trauma que isso causou aos três filhos que presenciaram a cena. A cirurgia emergencial de peito aberto salvou sua vida. Perguntei como isso havia alterado o estilo de vida da família, esperando uma longa lista de ajustes saudáveis.

"Ah, nada mudou aqui em casa", disse Helka.

Intrigado, perguntei sobre a dieta normal deles atualmente. "Bem, no desjejum tomamos mingau com frutas. No almoço há sopa de legumes com pão caseiro de centeio", respondeu Helka. "No jantar, cozido de batata e cenoura, um pouco de carne e salada de pepino e alface."

Então perguntei o que os levou a mudar a dieta. "Nós nunca mudamos nossa dieta", insistiu o casal.

Esperem um minuto, disse eu, e dei uma olhada em minhas anotações, a fim de ler para eles como haviam descrito o cardápio de manteiga e carne suína que antecedeu o ataque cardíaco.

"Pensando bem, acho que de fato mudamos a dieta", aquiesceu Helka após uma longa pausa. Quando perguntei por que, eles olharam para baixo e se concentraram, mas não tinham a menor ideia. "Apenas aconteceu, mas acho que isso salvou minha vida", disse Mauno por fim. Então me ocorreu que aí estava o verdadeiro milagre da Carélia do Norte. Assim como esse casal, uma população inteira mudara seu estilo de vida *sem se dar conta*.

Aí estava o cerne da estratégia de Puska, pensei. A campanha na Carélia do Norte atacara o problema de saúde da região sob diversos ângulos, e suas reformas eram tudo, menos invisíveis. Na Sardenha e em Okinawa, séculos de evolução cultural haviam levado a um estilo de vida favorável à longevidade, mas este era um lugar que havia fabricado uma *Blue Zone* dando à sua população dez anos a mais de vida. E eles haviam feito isso sem gastos exorbitantes com tratamentos de saúde.

Simplesmente mudaram seu ambiente.

Finalmente descobri nesse projeto o exemplo ideal. Uma comunidade rural na distante Finlândia tomara decisões deliberadas, mudara sua dieta e hábitos alimentares, adaptara suas tradições e melhorara sua saúde. Mas uma pequena região finlandesa é uma coisa — será que esse tipo de transformação seria viável nos Estados Unidos em pleno século XXI?

MEDIDAS DO ÊXITO NA CARÉLIA DO NORTE

- Quando o Projeto Carélia do Norte começou, mais da metade de todos os homens na região fumava. Hoje, esse índice caiu para apenas 20%;
- Em uma região de fazendas com vacas leiteiras, a proporção de residentes consumindo leite gordo caiu de 70% para abaixo de 10;
- Quase 60% das famílias agora usam principalmente óleo vegetal para cozinhar;
- Menos de 5% das famílias ainda passam manteiga no pão, sendo que 84% tinham esse hábito em 1971;
- A ingestão geral de sal caiu quase 20%;
- O consumo de vegetais triplicou;
- A média no nível de colesterol teve queda de 20%;
- A taxa de mortes por doenças cardíacas entre homens em idade produtiva caiu 85%.

CAPÍTULO 7

O EXPERIMENTO DE MINNESOTA

Eu tinha, ou supunha ter, a resposta para a minha questão. Como Pekka Puska e sua equipe haviam demonstrado cabalmente na Finlândia, sem dúvida era possível abordar uma população doentia e torná-la saudável. Afinal, indivíduos e famílias que não nasceram em uma *Blue Zone* tinham o direito de se beneficiar dos princípios dessas regiões. Com a ajuda certa, podem aplicar esses mesmos princípios para criar uma *Blue Zone* exatamente onde vivem. Puska provou isso na Carélia do Norte, mas o mesmo seria viável aqui nos Estados Unidos? Eu ainda não tinha certeza. Muita coisa dependia de um pequeno grupo que toma as decisões em uma cidadezinha no sul de Minnesota.

Todos estavam ali na sala de conferências: o prefeito, o administrador municipal, o superintendente de Educação, o diretor de Saúde Pública, o diretor da Câmara de Comércio e líderes empresariais respeitados — ou seja, quem realmente dava as cartas na cidade de Albert Lea, Minnesota. E se reuniram na manhã de setembro em 2008 para ouvir por que eu achava que poderiam desencadear uma revolução à moda *Blue Zones* em sua comunidade pacata.

Eu lhes disse que era simples. Nosso país estava indo na direção errada em relação à saúde e hábitos alimentares. Nós gastávamos quase 1 trilhão de dólares por ano com doenças evitáveis, mas apenas 3% do orçamento para a saúde era destinado à prevenção. A maioria do nosso dinheiro era gasto no tratamento de males que poderíamos evitar, como doenças coronárias, diabetes e câncer. Nesse ínterim, dois terços dos americanos estavam obesos ou acima do peso ideal. Todos nós sabíamos que estávamos no caminho errado, mas ninguém parecia capaz de mudar a situação.

"É por isso que vim a Albert Lea", declarei. "Junto com alguns membros da minha equipe, estou visitando um punhado de cidades em Minnesota para ver se alguma pode ser uma boa opção para um projeto piloto singular. Estamos procurando uma comunidade que não seja grande ou pequena demais nem saudável ou doentia demais, para trabalhar conosco em um experimento para mudar todo o ecossistema local. "Vou lhes dizer exatamente como faremos isso", acrescentei. "Nós vamos enfocar um raio de 32 quilômetros em torno de suas casas e locais de trabalho, e onde estão seus supermercados, restaurantes favoritos e lanchonetes das escolas. É fácil caminhar no centro? Os parques são limpos e atraentes? É permitido fumar em lugares públicos? Refrigerantes e salgadinhos são as únicas opções baratas e sempre disponíveis em escolas e locais de trabalho? Em vez de insistir na responsabilidade individual, uma abordagem que não funciona, vamos trabalhar em seu entorno."

Vamos trabalhar também em seu ecossistema social, afirmei — conexões pessoais, círculos de amigos e colegas, e senso de pertencimento. "Pesquisas mostram que se três de seus melhores amigos forem obesos, há 50% mais chance de você também estar acima do peso."

Disse-lhes que tínhamos uma parceria com a AARP, a qual estava dando um generoso apoio financeiro, e que contávamos com o interesse significativo da mídia nacional, incluindo *ABC* e *USA Today*. "Caso tudo isso soe como algo que vocês gostariam de tentar em Albert Lea", prossegui, "gostaríamos de nos empenhar para que esta seja a primeira cidade nas *Blue Zones* em nosso país."

Sentei-me e aguardei a reação deles. Silêncio. Conseguia escutar até o tique-taque de um relógio. Ao olhar em volta da mesa, vi expressões de ceticismo. Será que não tinha explicado o plano de maneira clara? Talvez fosse pedir demais de uma cidadezinha no Centro-Oeste. Talvez achassem que eu era apenas mais um cara com uma ideia maluca. Parecia que aquele momento iria durar para sempre. Então, uma voz rompeu o silêncio. Era Bob Graham, o planejador urbano de longa data. Se alguém conhecia e amava aquele lugar era Graham. "É justamente disso que Albert Lea precisa", disse ele. "Nós precisamos fazer isso."

Então, outra pessoa se pronunciou. "Não seria difícil achar voluntários", disse ela. Havia listas de outras colaborações recentes.

"Bem, e como conseguir a adesão dos patrões?", perguntou alguém. "E quanto aos idosos? É possível envolvê-los no plano?"

O grupo, então, começou a ter ideias para fazer o projeto decolar. Parecia que, afinal de contas, a revolução podia acontecer.

UMA BOA NOTÍCIA E OUTRAS MÁS

As coisas não pareciam tão positivas poucos meses atrás. Estava conversando constantemente com Robert L. Kane, professor na Faculdade de Saúde Pública da Universidade de Minnesota, sobre maneiras de aplicar as lições que aprendi nas *Blue Zones* aos Estados Unidos. Como um bom amigo, ele se esforçava para me fazer entender a realidade.

Kane, grande especialista em envelhecimento, fora uma fonte crucial quando estava escrevendo *The Blue Zones*. Disse-me que se as pessoas quisessem viver por mais tempo, as providências mais importantes, após parar de fumar, seriam comer moderadamente, exercitar-se regularmente, manter amizades e desenvolver interesses que deem mais sentido à vida. Kane, porém, indagava o que fazer se os indivíduos achassem difícil demais fazer tudo isso sozinhos. "É preciso fazer com que essas coisas se tornem um hábito duradouro, caso contrário, não funciona", ponderou ele.

É aí que entra a Carélia do Norte. Que tal fazer algo semelhante aqui nos Estados Unidos instilando os princípios das *Blue Zones* em todos os aspectos da comunidade — desde restaurantes e empresas a escolas e lares?

Sabia que não era o primeiro a pensar em uma transformação ampla na saúde de uma comunidade norte-americana. De fato, algumas "intervenções contra doenças infecciosas em comunidades", como Kane as denominava, haviam sido testadas. Uma das maiores fora organizada poucas décadas atrás por sua própria Faculdade de Saúde Pública. Com uma verba de vários milhões de dólares dos Institutos Nacionais da Saúde (NIH), pesquisadores lançaram, em 1980, o Programa de Saúde Cardíaca de Minnesota em seis cidades perto de Minneapolis, com três grupos experimentais e três de controle. A meta era verificar se uma abordagem baseada na população, incluindo atividades em escolas, locais de trabalho e restaurantes, poderia reduzir as doenças cardiovasculares. Mas, após seis anos de tentativas, os resultados foram decepcionantes. Embora todos os grupos tenham melhorado, os pesquisadores não encontraram diferenças entre as cidades onde as ações foram realizadas e as cidades que serviam de controle e onde nada fora feito.

Outros dois estudos amplos dos Institutos Nacionais da Saúde, o Projeto Cinco Cidades de Stanford e o Programa de Saúde Cardíaca de Pawtucket, terminaram da mesma maneira. Em consequência, o governo parou de financiar experimentos em grande escala em comunidades, disse Kane. "Houve essa onda de grandes experimentos sociais há uma geração, mas desde então quase mais nada." Sabia que ele tinha razão, mas não conseguia me desvencilhar da ideia de que era possível criar as *Blue Zones* nos Estados Unidos.

Estivesse ou não convencido, Kane me apresentou a John Finnegan, reitor da Faculdade de Saúde Pública da universidade, que me convidou para expor meus pontos de vista em uma reunião do corpo docente no verão de 2008. Quando cheguei, fui saudado por 15 especialistas em saúde pública e epidemiologia que haviam se envolvido em experimentos em comunidades. Nós falamos sobre o que Puska fizera na Finlândia, e fiz uma breve apresentação com *slides* que delineava minha visão de como a transformação de uma cidade americana em uma *Blue Zone* também poderia ter a mesma efetividade. Disse que, em minha opinião, a chave para mudar a saúde de uma comunidade era visar o ambiente, não comportamentos individuais. A conversa então fluiu bem por cerca de duas horas.

"O que vocês me dizem sobre o tamanho?", perguntei. Caso seja para organizar uma transformação comunitária, que tamanho a cidade deveria ter?

Robert W. Jeffery, um especialista em saúde comunitária, dieta e obesidade, sugeriu que o ideal poderia ser uma população entre 15 mil e 20 mil.

Outra pessoa então disse: "Você deveria escolher uma cidade suficientemente perto das Cidades Gêmeas, de forma que você e sua equipe possam ir e vir de forma barata." Sugeriu que considerássemos apenas cidades dentro de um raio de 145 quilômetros.

Nesse ínterim, Kane continuava bancando o cético. Perguntou como iríamos avaliar nosso êxito e sugeriu que mensurássemos a pressão arterial e os níveis de colesterol da comunidade inteira antes e depois. Isso nos daria dados científicos mais acurados, mas o custo desses exames iria exaurir todo o nosso orçamento.

"O que você vai fazer para as pessoas participarem?", perguntou alguém. "O que fazer para que elas se atenham ao programa por tempo suficiente?". No final da reunião, minha sensação era de ter sido todo alfinetado.

"Bem, há uma boa notícia e outras más acerca do que você está propondo", disse-me depois Thomas Kottke, um especialista em saúde populacional de renome nacional. "As más notícias são que você não é ligado a uma entidade científica e não sabe realmente o que está fazendo. Mas a boa notícia é que esse fato em si pode ser a razão para o seu projeto dar certo."

Ele frisou que todas as tentativas nas últimas décadas de mudar os hábitos de saúde enraizados em comunidades americanas haviam fracassado, incluindo o Programa de Saúde Cardíaca de Minnesota. Talvez fosse a hora de tentar algo novo.

UMA CIDADE EM BUSCA DE IDENTIDADE

Com ruas arborizadas, sete lagos bonitos e uma área central peculiar, Albert Lea parecia uma cidade de cartão-postal do Centro-Oeste. Em um típico fim de semana no verão, um punhado de ciclistas e corredores fazia o circuito de oito quilômetros em torno dos lagos, enquanto famílias passeavam de barco, pescavam ou praticavam esqui aquático. Durante a primeira semana de agosto, a Freeborn County Fair na cidade atraía mais de 90 mil pessoas interessadas em ver tratores modificados antiquados, mostras de animais e de artesanato, e uma feira de diversões para as crianças. "A cidade cresceu tanto que você não conhece mais todo mundo na mercearia", disse Tim Engstrom, que edita o *Albert Lea Tribune*. "Mas é pequena a ponto de você ir à sala do editor no jornal e ficar batendo papo durante meia hora."

Contudo, as coisas eram diferentes até poucas décadas atrás, quando Albert Lea era conhecida pelo frigorífico que, desde o início do século XX, era a maior fonte local de empregos. Naquele local bois, porcos e ovelhas eram abatidos, cortados em pedaços e empacotados. "Era uma cidade bem operária", comentou Dennis Dieser, diretor executivo da Associação Cristã de Moços de Albert Lea.

Durante as décadas de 1960 e 1970, a fábrica maior empregava mais de 1.600 pessoas. Gerações de cidadãos locais trabalharam lá. Os empregos eram bem remunerados, porém exaustivos. "Todos os trabalhadores eram ligados a sindicatos", prosseguiu Dieser. "Bem ou mal, havia uma mentalidade sindical muito forte naquela época." Quem era gerente não conversava com os trabalhadores e vice-versa.

Então foi fundado em Albert Lea um centro comercial para agricultores que processava as safras e fornecia sementes. O nome da cidade homenageia Albert Miller Lea, um topógrafo que fez um levantamento dessa parte do estado em 1835 durante uma expedição de infantaria. Posteriormente, com a ascensão e queda do ramo de carne, o frigorífico mudou de dono várias vezes, e sua força de trabalho gradualmente encolheu. Então, em 8 de julho de 2001, um incêndio no frigorífico jogou uma sombra sobre Albert Lea e até hoje prejudica seus residentes.

"Dezesseis corpos de bombeiros da região acudiram", o jornal relatou na manhã seguinte. Mais de 700 pessoas perderam o emprego imediatamente. A catástrofe também deixou um vazio no espírito e na identidade de Albert Lea. A cidade de Austin, 35 quilômetros ao leste, ainda tinha a sede da Hormel Foods. Owatonna, 56 quilômetros ao norte, tinha a Federated Insurance. Rochester, 102 quilômetros a nordeste, tinha a Clínica Mayo. Mas Albert Lea perdeu sua ligação com o frigorífico.

Para alguns residentes, isso não foi totalmente ruim. Pelo menos, o odor do ar melhorou. Indústrias pequenas e médias continuaram crescendo na cidade, como a metalúrgica Lou-Rich e a Mrs. Gerry's Kitchen, aberta quatro décadas antes de passar a vender saladas de batata e de repolho, tornando-se gradualmente uma fábrica de 11.287 metros quadrados na orla da cidade. No entanto, a reviravolta foi dura para muita gente, e a falta de identidade da cidade foi ainda mais problemática para a integração de recém-chegados, como o número crescente de imigrantes de países como Mianmar e Sudão do Sul.

"Embora Albert Lea ainda fosse uma cidadezinha, as pessoas não necessariamente se conheciam", disse Graham, ex-planejador urbano local. "Dizíamos olá para nossos vizinhos, mas não os conhecíamos bem." E explicou que foi por isso que se manifestou na primeira reunião sobre as *Blue Zones*. Ele sabia que Albert Lea precisava fazer algo para reanimar as pessoas antes que fosse tarde demais.

"Eu temia que a cidade se desintegrasse", confessou ele.

FASE 1: A TRANSFORMAÇÃO ALIMENTAR

Ao mesmo tempo em que consultava especialistas na Universidade de Minnesota, eu também estava conversando com Nancy Perry Graham (sem relação com Bob Graham de Albert Lea), editora da revista da AARP em Washington, D.C. Ela me disse estar extremamente interessada na transformação de uma comunidade, e abriu caminho para uma parceria com a AARP e a United Health Foundation, uma ONG voltada à melhoria de saúde e dos tratamentos médicos. Ambas as entidades ofereceram 750 mil dólares para apoiar nosso projeto. Convidei Joel Spoonheim, ex-planejador urbano que concorrera a secretário de Estado de Minnesota em 2006, para ajudar a organizar nossa equipe. Nós e as demais partes nos reunimos para examinar as opções para o que estávamos denominando como Projeto de Vitalidade *Blue Zones*/AARP e selecionamos Albert Lea.

No início de janeiro de 2009, logo após anunciar nossa seleção, convidamos dois dos maiores especialistas do país em alimentação e nutrição para serem nossos codiretores: Brian Wansink do Laboratório de Alimentos e Marcas da Universidade Cornell, que há duas décadas estudava Psicologia Alimentar, e Leslie Lytle, especialista em Nutrição da Universidade de Minnesota. Nós queríamos fazer uma pequena transformação alimentar na cidade.

Havia uma profusão de estabelecimentos de *fast-food* nas ruas de Albert Lea. Outros restaurantes ofereciam panquecas enormes, galinha frita com molho cremoso e pizzas com carne — ou seja, só coisas que fazem as pessoas engordarem. Nossa pesquisa mostrara que comunidades com liderança forte e cidadãos empenhados podiam ser pró-ativas para reduzir suas taxas de obesidade. Nós queríamos que os 18.500 habitantes de Albert Lea imitassem as cidades mais saudáveis no país, onde essas taxas eram de apenas 17,6%, ao passo que nas menos saudáveis elas chegavam a 38,5%. A pesquisa de Wansink mostrara que poucas pessoas entendem os motivos reais de consumir algumas coisas. "Todos nós, sem exceção, comemos de uma certa maneira devido ao que está no entorno", escreveu ele em seu livro *Mindless Eating: Why We Eat More than We Think*. "Comemos em excesso não por ter fome, mas por causa da família e dos amigos, dos pacotes e pratos, nomes e números, rótulos, luzes, cores, velas, formatos e aromas, distrações distâncias, armários e recipientes."

Para Wansink, algo confuso no funcionamento do cérebro nos incita a comer alimentos saudáveis tão facilmente quanto somos convencidos por marqueteiros a comprar seus produtos. "Quando se trata de restaurantes ou mercearias, ou onde seu filho come ou onde você trabalha, é possível tomar várias providências para que as pessoas comam bem melhor", disse ele.

Para espalhar a mensagem em Albert Lea, Wansink visitou vários restaurantes e realizou uma série de seminários para os donos e gerentes. Ele mencionou diversas soluções comprovadas para reduzir os custos operacionais e ajudar os clientes a ficarem mais saudáveis. Seu livro *Slim by Design* cita mais de 100 coisas que os restaurantes podem fazer lucrativamente para ajudar as pessoas a comerem menos. Em Albert Lea concentramo-nos em apenas 14, e pedimos aos restaurantes para escolherem outros três. Os restaurantes poderiam, por exemplo, oferecer acompanhamentos saudáveis como legumes e frutas, e só servir frituras ou batatas fritas sob pedido. Poderia haver meias-porções dos pratos mais pedidos, ou colocar uma jarra com água na mesa assim que os clientes chegassem, sugeria ele. Eles poderiam servir pão antes das refeições somente mediante solicitação e oferecer frutas frescas como opção de sobremesa.

Em poucos meses, cerca de 30 restaurantes haviam aderido à nossa campanha. Um deles foi o Iron Skillet no Trails Travel Center. "Nós começamos oferecendo frutas ou salada como acompanhamento em vez de batatas fritas", relatou Cathy Purdie, diretora de *marketing* e desenvolvimento estratégico no Iron Skillet. Ao fazer os cálculos posteriormente, descobriram que os pedidos de batatas fritas haviam despencado, sendo substituídos por saladas, frutas e legumes. O restaurante também estava testando a alternativa de porções menores de favoritos como a omelete de três ovos, disse ela. "Não está com tanta fome?", perguntava o novo cardápio. "Então, peça uma omelete de dois ovos." Os clientes pareciam aprovar a mudança.

UMA MERCEARIA NOVA E MELHOR

Quando o Projeto *Blue Zones* veio para a cidade, Amy Pleimling estava ansiosa para se envolver. Como nutricionista da mercearia local Hy-Vee, conhecia a fundo os hábitos alimentares da cidade. "Parecia que a maioria das pessoas não se importava com a questão nutricional", disse ela. "Elas sabiam o que deveriam fazer, mas não faziam. Algumas estavam 45 quilos além do peso normal e nem sequer se exercitavam."

Trabalhando com Leslie Lytle, da Universidade de Minnesota, ela começou a pensar em maneiras para facilitar o acesso a alimentos saudáveis na Hy-Vee. O gerente da mercearia lhe dava apoio total. Ela começou identificando "alimentos para longevidade" — como feijões, sementes de girassol e chá verde — e colocou etiquetas para que chamassem atenção nas prateleiras. "Nós os denominamos chamarizes de prateleira", explicou Pleimling. A seguir, ela passou a oferecer aulas de culinária uma vez por mês para mostrar aos residentes como incluir mais peixe, frutas e legumes em suas dietas. Assim que entravam na mercearia, os clientes recebiam uma lista de alimentos saudáveis, organizados segundo sua localização no estabelecimento.

Essa foi uma boa decisão de negócios. As vendas mensais de 30 itens com rótulos de longevidade tiveram um aumento médio de 46% em comparação ao ano anterior. Os clientes podiam optar por alas designadas *Blue Zones*, com *racks* que só ofereciam alimentos saudáveis como: nozes, *chips* de batata-doce, *homus*, purê de maçã, pêssegos fatiados e frutas desidratadas, em vez de chicletes, doces e revistas sensacionalistas. Isso também causou um aumento nas vendas. "Além disso, recebemos muitos comentários positivos", disse Pleimling. Boas vendas, boa saúde e bom espírito comunitário.

"É uma constatação clara", disse Purdie. "As opções precisam ser apresentadas ao público, de forma a facilitar as coisas para ele."

Ao mesmo tempo em que Wansink orientava os restaurantes, Lytle, nossa outra codiretora, estava tendo encontros com administradores de escolas pressionando por opções alimentares mais saudáveis para os alunos. Décadas de pesquisa da Abordagem Coordenada para o Programa de Saúde na Infância (CATCH, na sigla em inglês) mostraram que atividade física, educação nutricional e escolhas alimentares saudáveis podem evitar a obesidade na infância.

Uma das coisas mais importantes que as escolas podem fazer para melhorar a saúde dos alunos é não expô-los a comidas nem bebidas nos saguões, disse Lytle a eles. As escolas também deveriam proibir comida e bebidas nas salas de aula, e parar de usar alimentos como incentivos ou recompensas. Isso vale também na hora de angariar fundos: vender doces para obter dinheiro transmite a mensagem errada.

Depois ficamos sabendo que, graças às orientações de Lytle, três escolas primárias da cidade haviam substituído campanhas com venda de doces para angariar fundos por "maratonas de caminhadas" nas quais as crianças obtinham doações por participar. Uma escola arrecadou merecidamente 20 mil dólares, usados em sua manutenção.

O PONTAPÉ INICIAL

À medida que a transformação alimentar prosseguia, nossa equipe colocava o restante da estratégia em prática: pressionando por mudanças em políticas públicas e concebendo maneiras de incitar as pessoas a se movimentarem diariamente, socializarem mais, conectarem-se mais com os outros e religarem-se a seu lado espiritual. Spoonheim estava se encontrando regularmente com comitês de voluntários, que estavam fazendo a maior parte do trabalho de base. Havia um comitê para escolas, outro para restaurantes e mercearias, um terceiro para empresas e o quarto para planos de ação municipais.

"Sabíamos desde o início que nós não iríamos mudar a comunidade", disse Spoonheim. "A comunidade ia ter de mudar por si mesma." Assim, além de ativistas em nossos comitês, fomos atrás de recrutar — conforme Puska fizera na Carélia do Norte — "embaixadores", residentes apaixonados por Albert Lea e pelo que estávamos tentando fazer. Nossa meta era ter 50 embaixadores, mas em nossa primeira reunião de orientação apareceram quase 100 interessados.

Assim, tivemos que aumentar o número para 150.

A essa altura, estávamos canalizando muita energia no planejamento de um grande evento, que seria o pontapé inicial, em maio de 2009. Até então, a equipe trabalhara muito nos bastidores, mas nesse evento queríamos apresentar o conceito *Blue Zones* à comunidade em geral e esperávamos a presença de pelo menos 500 pessoas. Porém, 1.300 pessoas lotaram o teatro. "Acho que nunca vi tanta gente reunida por aqui quanto no evento das *Blue Zones* na escola secundária", disse o editor do jornal *Engstrom*. Nossos oradores foram um sucesso. Wansink falou sobre transformações alimentares bem-sucedidas. Dan Burden, especialista em tornar comunidades adequadas para pedestres e ciclistas, falou sobre essas possibilidades em Albert Lea. (Para saber mais sobre o trabalho de Burden, vejam o capítulo 9), Nancy Graham, da AARP, esteve lá, assim como o autor e *coach* executivo Richard Leider e sua colega, Barbara Hoese, que estavam planejando uma série de "oficinas sobre propósito" (ver capítulo 8, p. 108) na cidade.

Após esses oradores brilhantes, chegou minha vez de ir para o palco. Minha função era introduzir o apelo pessoal. "Agora vocês sabem o que é o conceito *Blue Zones* e como ele funciona", disse a eles. "Então, vou pedir que vocês assumam um compromisso." Expliquei que havia um formulário na sacola que receberam na entrada para eles se inscreverem no projeto sem qualquer despesa. Eles só tinham que prometer tentar fazer pelo menos quatro das 14 atividades que recomendávamos para melhorar sua saúde e felicidade. Entre nossas sugestões estavam: levem nossa lista de compras à mercearia para comprar alimentos vegetais; usem tigelas e pratos menores em casa; desliguem a televisão durante as refeições; cultivem uma horta; sejam voluntários. Eu não comentei com eles naquela noite, mas todas as nossas ideias vinham de pesquisas baseadas em evidências. Nós sabíamos que se as pessoas seguissem esses passos simples iriam começar a adquirir hábitos saudáveis e duradouros.

"Agora, vamos fazer uma pequena pausa", disse a eles. "Se tiverem interesse nesse projeto, continuem aqui. Caso contrário, fiquem à vontade para se retirar."

Quase todos ficaram. Pedi que se levantassem e olhassem para seus vizinhos. "Vão em frente, digam olá, façam contato visual", encorajei-os. Eu sabia, por meio de pesquisas, que esse tipo de conexão cria uma espécie de compromisso. "Agora, vocês estão dentro do projeto e são parte da solução."

Aplausos irromperam. Quando eles se sentaram, apresentei as *checklists* com orientações comprovadas para reorganizar suas cozinhas, quartos, quintais e até a vida social de maneiras semipermanentes, a fim de favorecer a boa saúde (vejam o capítulo 12, p. 175). Falei também sobre a Bússola da Vitalidade, nossa ferramenta *on-line* para avaliar sua saúde e longevidade, na qual eles responderiam 36 perguntas sobre seus hábitos e estilo de vida. Nós desenvolvemos essa ferramenta com pesquisadores na Universidade de Minnesota, que elaboraram cada pergunta com base nas descobertas científicas mais recentes e formularam os algoritmos que calculavam a duração de vida de cada pessoa. (A Bússola da Vitalidade *Blue Zones* está disponível gratuitamente *on-line* em apps.bluezones.com/vitality.)

Por fim, quando a multidão começou a sair do auditório e do ginásio de esportes, fizemos o convite para que desse uma passada em nossas tendas e se inscrevesse em várias atividades, incluindo hortas comunitárias, aulas de culinária e o que denominamos "*moais* ambulantes".

FASE 2: CÍRCULOS DE AMIGOS

Eu havia observado os efeitos formidáveis de um *moai* ao visitar Gozei Shinzato e outras pessoas em Okinawa. *Moai* significa um grupo de amigos para sempre que se ajudam mutuamente para o que der e vier. Historicamente, *moais* começaram como um meio de os aldeões se apoiarem financeiramente, mas seu significado evoluiu. Os centenários que encontrei por lá haviam formado círculos sociais incríveis, graças à tradição. Jamais esquecerei a tarde que passei com cinco mulheres que se reuniam quase todo dia para tomar chá, fofocar e se aconselhar desde que eram crianças. "É muito mais fácil encarar a vida sabendo que há uma rede de segurança", disse-me uma delas.

Mas será que o conceito de *moai* funcionaria no meio dos Estados Unidos? Logo após o evento de lançamento, fizemos apresentações em quatro escolas convidando os residentes a criarem *moais* ambulantes, relacionamentos duradouros entre pequenos grupos que se reuniriam regularmente. A AARP já tinha um programa ativo de caminhadas, mas esses *moais* iam além dessa atividade. A intenção era forjar relacionamentos duradouros. Nós tentamos juntar pessoas com interesses semelhantes e as estimulamos a caminhar, conversar, dar apoio umas às outras e fazerem coisas juntas, a exemplo de trabalhos voluntários.

Essa parte do plano *Blue Zones* também tinha origem em pesquisas baseadas em evidências. James Prochaska, professor de Psicologia na Universidade da Rhode Island, mostrou que, quando se trata de mudar comportamentos em prol da saúde, as pessoas passam por estágios de prontidão. Algumas não estão nem um pouco dispostas a sair de frente da TV, outras correm maratonas sem pestanejar e as demais ficam em algum ponto intermediário. Para nossos *moais*, supúnhamos que as pessoas que se inscreveram no programa estavam prontas para fazer uma mudança em seus hábitos em prol da saúde.

Por meio do trabalho de Nicholas A. Christakis e James M. Fowler, sabíamos também que comportamentos saudáveis podem ser contagiantes. Se sai com pessoas acima do peso, você pode ficar mais propenso a engordar bastante. Se sai com fumantes, você fica mais propenso a continuar fumando. O oposto também é verdadeiro. Portanto, queríamos ajudar as pessoas em Albert Lea a filtrarem bem seus círculos sociais e a interagirem com mais gente que também queria ser saudável e feliz.

Pouco tempo depois, mais de 800 indivíduos estavam participando de pequenos *moais* ambulantes. Além de formar centenas de novas amizades — inclusive com pessoas inusitadas —, eles também estavam contribuindo para o bem-estar da cidade gerando mais de 2.200 horas de serviços comunitários. À medida que se tornaram parte do tecido da comunidade local, os *moais* também inspiraram refeições em que todos levavam alguma comida. Caminhar, contribuir, comer juntos: tudo isso aconteceu organicamente como parte da mudança da comunidade.

Mais ou menos na mesma época, nós lançamos outra iniciativa de engajamento social, o programa "ônibus escolar pedestre", para incitar gente de todas as idades a caminhar e socializar mais. A ideia subjacente era simplesmente que um grupo de crianças fosse andando para a escola, acompanhado de pais, avós, professores ou outros adultos. Em Albert Lea, pais e professores formaram ônibus escolares pedestres em várias escolas primárias, e sua meta era que 30% das crianças da cidade caminhassem até a escola.

O PODER DA ESCOLHA

"O Projeto *Blue Zones* faz muito sentido para mim e me emociona", disse Chris Chalmers, diretor de educação comunitária em Albert Lea. "No caso da comida, por exemplo. Nós já tínhamos uma dieta bem saudável em nossa casa. Mas agora, sempre que possível, nossa comida é orgânica, local, crua e fresca. Paramos de comer pipoca. Claro que eventualmente pode haver uma pizza congelada, mas essa é uma exceção, não a regra." Como um dos organizadores originais da comunidade no Projeto *Blue Zones* em Albert Lea, Chalmers comentou que foi a flexibilidade da iniciativa que mais o impressionou. "Não há imposições como você ter de abrir mão de carne ou ter de fazer isso ou aquilo. Era como um cardápio de livre escolha e cada pessoa enfoca aquilo que quiser", comparou ele. "Por isso, acho que o projeto pode dar certo em todo o país, não obstante as diferenças de cada comunidade. Ele pode ter êxito tanto em um lugar marcado por um frigorífico, como Albert Lea, quanto em uma comunidade vegetariana."

Chalmers e sua mulher, Jennifer, têm três filhos em idade escolar. "O Projeto *Blue Zones* mudou a mentalidade da minha família", afirmou ele. "Meus filhos nunca haviam ido a pé para a escola, que fica a 2,4 quilômetros daqui. Nós nunca havíamos ido de bicicleta à igreja, a uma distância de apenas 3,2 quilômetros. Mas o *Blue Zones* foi uma espécie de gatilho. Nós começamos a pedalar até a igreja. As crianças começaram a andar até a escola, não todo dia com o grupo do ônibus escolar pedestre, mas com um ou dois amigos."

"A verdade é que não é preciso viver em Okinawa ou na Grécia para ser saudável", concluiu. "Basta pegar esses conceitos e implementá-los em nossa comunidade. Quero que este seja um lugar ótimo para meus filhos crescerem e para nossa família e amigos viverem."

Na escola primária Lakeview, por exemplo, dois grupos criaram ônibus escolares pedestres e os batizaram de Lakeview Locomotive e Park Avenue Express. "Foi uma bela visão — um grupo de quase 40 crianças caminhando com os pais e os professores em uma quarta-feira chuvosa", relatou o Albert Lea Tribune em 14 de maio de 2009. "Algumas usavam ponchos e outras seguravam guarda-chuvas enquanto andavam de Hatch Bridge, passando pelo Fountain Lake e a ilha Monkey até chegar à escola."

Além de promover a saúde das crianças locais, o programa dos ônibus escolares pedestres também criou oportunidades para os cidadãos mais velhos. Com pais e professores tão atarefados hoje em dia, envolvemos a população idosa para cuidar dos estudantes no caminho para a escola. Todos passaram a se exercitar mais, e os idosos descobriram um novo senso de propósito. Conforme mostrou uma pesquisa de Linda P. Fried, reitora da Faculdade Mailman de Saúde Pública da Universidade Columbia, idosos com trabalho voluntário não só fazem o bem para suas comunidades, como também melhoram sua saúde mental e física. "Contribuir com a comunidade pode desacelerar o processo de envelhecimento e resultar em mais qualidade de vida", afirmou Fried.

Esse era outro ponto benéfico para os participantes do Projeto *Blue Zones* em Albert Lea.

ENCERRAMENTO SURPREENDENTE

"Bom dia para vocês em Albert Lea", saudou Kate Snow olhando para a câmera da TV em uma manhã gelada de outubro. Uma das âncoras de fim de semana do Good Morning America (GMA) da ABC, ela estava no gazebo do Fountain Lake, cercada por um grupo animado de circunstantes, incluindo vários dos voluntários mais ativos do nosso projeto e eu mesmo. Era a segunda vez em três meses que o GMA transmitia ao vivo de Albert Lea, e isso havia erguido o moral de todos. Em julho, Sam Champion havia dado a previsão do tempo nacional no Brookside Education Center, para onde haviam ido ao amanhecer cerca de 500 residentes, a maioria usando camisetas azuis. As pessoas estavam captando a mensagem de que um experimento de transformação em prol da saúde importava para o resto do país.

Nossos dez meses em Albert Lea estavam chegando ao fim, embora muitas iniciativas que lançamos fossem ser mantidas durante anos por membros da comunidade.

"Você se saiu melhor do que o esperado", disse-me Snow enquanto a câmera de TV transmitia nossa imagem a toda a nação. Cerca de 800 pessoas haviam usado a Bússola da Vitalidade antes e depois do projeto, dando-nos a chance de ter uma estimativa sobre as mudanças na expectativa de vida. "Vocês esperavam acrescentar dois anos às vidas das pessoas, mas isso acabou aumentando para..."

"Três vírgula um anos", disse eu finalizando sua frase.

Não só isso, pois os participantes também relataram ter perdido em média 1,27 quilos. Eles disseram que estavam comendo mais legumes e frutos do mar e sentindo menos depressão. A cidade também fez avanços contra o tabagismo: antes do projeto, apenas 4% dos empregados em Albert Lea trabalhavam em ambientes sem tabaco; agora o número era 24% e, no início de 2014, subiria para 40%. O absenteísmo teve queda de 20% em algumas empresas, e autoridades relataram uma grande redução nos custos com tratamentos de saúde para trabalhadores locais. Novas ciclovias foram planejadas nas ruas da cidade e ao redor dos lagos.

"Esse movimento foi enorme", disse Randy Kehr, diretor executivo da Câmara de Comércio local. "E reconectou nossa comunidade de uma maneira que jamais achei que fosse possível."

Naturalmente, esses eram indicadores por alto. O ideal teria sido auferir a pressão arterial e mensurar os níveis de colesterol de todos os participantes, conforme Kane recomendara. O ideal teria sido contar com uma empresa de pesquisa de opinião como o Instituto Gallup para aplicar suas ferramentas avançadas de medição, conforme fizemos em outras comunidades após o experimento em Albert Lea. Seja como for, os números obtidos eram notáveis — bem melhores do que esperávamos —, e todos apontavam a direção certa. É como se um garoto que tivesse estudado bastante, temesse tirar nota sete e acabasse tirando dez. "Foi surpreendente. Todas essas mudanças vieram diretamente da comunidade de maneira orgânica", comentou Lytle. "Esse projeto me mostrou que nós, pesquisadores, podemos participar da mudança, em vez de apenas apontar sua direção."

O mais surpreendente foi que não fizemos nada grandioso ou complicadíssimo em Albert Lea. Na verdade, foi a soma de pequenas mudanças que mudou o rumo tão drasticamente.

No evento de encerramento na escola secundária, pedi às pessoas que ficassem de pé caso estivessem se sentindo mais saudáveis, e muitas o fizeram. Perguntei se haviam feito modificações em suas casas e se estavam comendo alimentos mais saudáveis. Mais pessoas ficaram de pé. Pedi, então, que quem tivesse feito uma nova amizade ficasse de pé. Cerca de 95% do auditório se levantou, o que me deixou todo arrepiado.

Sabem por quê?

Porque não há soluções rápidas quando se trata de longevidade, mas as amizades podem durar para sempre.

MEDIDAS DO ÊXITO EM ALBERT LEA, MINNESOTA

Na noite anterior à transmissão televisiva de Kate Snow no gazebo no Fountain Lake em Albert Lea, nós anunciamos ao público os resultados nada decepcionantes de nossos esforços.

- Umas 4.000 pessoas — um quarto de todos os adultos em Albert Lea — haviam se comprometido com o Projeto *Blue Zones*, usado a Bússola da Vitalidade ou participado de alguma de nossas atividades;
- Mais da metade dos empregadores na cidade estavam atendendo a pedidos para tornar os locais de trabalho mais saudáveis, beneficiando mais de 4.300 empregados;
- 1.400 crianças — 100% dos estudantes do terceiro ao oitavo ano escolar — haviam sido beneficiadas pelo menos por um dos programas escolares do Projeto *Blue Zones*;
- Pelo menos 800 pessoas haviam se juntado a 70 *moais* ambulantes, percorrendo juntas 60.443 quilômetros;
- Mais de dois terços dos 34 restaurantes em Albert Lea estavam fazendo mudanças para ajudar os clientes a comerem de maneira mais saudável;
- O número de hortas comunitárias subiu de 70 para 116;
- Mais de 80 crianças de cinco escolas participavam de um ônibus escolar pedestre para fazer o trajeto de ida e vinda entre a casa e a escola.

CAPÍTULO 8

O ÊXITO NAS CIDADES PRAIANAS

Lançar o Projeto *Blue Zones* na área de Los Angeles envolvia grandes desafios para nós, sendo que o primeiro era a geografia. A região de South Bay é uma mistura de indústrias e praias. Ao sul do Aeroporto Internacional de Los Angeles (LAX) e após os enormes tanques da refinaria El Segundo da Chevron, há trechos com alguns dos imóveis diante do mar mais cobiçados no país. Isso resulta em uma panela de pressão sobrecarregada de estresse.

Três cidades daqui, todas com a palavra "*beach*" no nome, nos convidaram para participar de um experimento amplo visando a saúde da comunidade. Entre o oceano Pacífico e autoestradas, Manhattan Beach, Hermosa Beach e Redondo Beach tinham muito em comum. Anteriormente, as três tinham casas simples e lojas de surfe, mas agora estavam repletas de imobiliárias e casas caríssimas. Manhattan Beach, mais próxima ao centro de Los Angeles, era a mais valorizada. Em meados de 2014, o preço médio de uma casa quase chegava a 3 milhões de dólares. "Imóveis são uma religião por aqui", disse Mark McDermott, editor do jornal *Easy Reader*, que cobre a região de South Bay. "Até quem não é do mercado imobiliário tem o hábito de acompanhar as listas de cotações." Nascido em Iowa, simpático e com rabo de cavalo e barba louros, McDermott relatou todos os aspectos da vida nas cidades praianas. Nessa manhã ele estava pedalando uma velha *bike* na contramão de uma rua secundária em Manhattan Beach. Enquanto descia a colina, passou uma visão apurada sobre as três comunidades.

Embora muito parecidas, essas cidades também tinham várias diferenças, salientou McDermottt. "Cada uma das cidades praianas tem um píer que reflete a personalidade local", explicou. O píer em Manhattan Beach, por exemplo, tem um gazebo pitoresco na ponta, onde os residentes podem relaxar e tomar seus *lattes*. Combinava bem com as 36 mil pessoas bem-sucedidas que viviam por lá, disse ele.

Por sua vez, Hermosa Beach era uma cidade festiva. Logo ao sul de Manhattan Beach, havia um píer minimalista junto a uma esplanada repleta de lojas de suvenires e bares praianos. "Era um lugar boêmio com clubes de *jazz* e cafeterias badaladas", explicou McDermott. Com apenas 20 mil habitantes, era a menor das três cidades e a que tinha mais jovens: garçons, cabeleireiros e aspirantes a atores.

Por fim, Redondo Beach era a maior, com 68 mil habitantes, e também a mais diversificada devido a comunidades hispânicas e asiáticas significativas. Seu píer, que era um ponto de encontro nos anos 1980, foi destruído por um incêndio em 1988 e reconstruído em 1995, tornando-se uma vasta atração turística com lojas e restaurantes. Naturalmente, o que unia essas cidades era o oceano. Em qualquer manhã do ano, o calçadão Strand à beira-mar fica lotado de corredores, *skatistas*, ciclistas e passeadores de cães. Em um lugar com sol e ar fresco como esse, é difícil imaginar que líderes comunitários precisassem estimular as pessoas a se manterem ativas e a comer alimentos saudáveis. Mas as aparências enganam, disse McDermott.

Para cada pessoa na praia, havia dezenas enfrentando o trânsito na Pacific Coast Highway ou na San Diego Freeway por perto. Para famílias trabalhadoras que lutam para sobreviver é quase como se a praia não existisse. Até para profissionais abastados com agendas lotadas, ir à praia pode não ser uma prioridade. "As pessoas que você vê correndo ou pedalando são apenas as mais visíveis por aqui", disse McDermott. "Há muitas outras sentadas em casa diante da TV ou comendo um monte de porcarias."

Em suma, apesar da localização invejável, as cidades praianas não eram imunes às mesmas pressões e hábitos nocivos que afligem o restante do país.

UM NOVO DESAFIO

Após o êxito em Albert Lea, Minnesota, a equipe *Blue Zones* enviou um arsenal de informações aos prefeitos de 300 comunidades em todo o país, convidando-os a se inscrever para a próxima fase do projeto. Nós lhes dissemos que, ao longo de três anos, planejávamos usar o que havíamos aprendido em Albert Lea para transformar outra comunidade. Será que eles queriam participar? A resposta de 55 deles foi um entusiasmado "sim".

Nada disso aconteceria se não fosse por Ben Leedle Jr., CEO da Healthways, uma empresa de planos de saúde com fins lucrativos. Após ficar a par da história em Albert Lea e ler meu livro *Blue Zones*, ele nos procurou com uma ideia ousada. Que tal fazer o experimento novamente em uma comunidade maior para provar que não se tratava de um acaso feliz? Se funcionasse, disse ele, isso poderia ser a maior revolução de saúde na próxima geração. Por meio de seu trabalho na Healthways, Leedle sabia que havia uma transformação em andamento na esfera médica do país. O modelo "remuneração por serviço", no qual médicos e hospitais ganhavam por tudo que faziam para combater doenças, estava sendo rapidamente substituído pelo modelo "de atendimento de qualidade a custos mais enxutos", no qual provedores de tratamentos de saúde eram compensados por manter uma população saudável. Em vez de ser pagos por cada exame e procedimento que solicitavam, cada vez mais médicos e hospitais eram recompensados por gerar bons resultados.

Para essa nova abordagem ser viável financeiramente, era preciso se empenhar ao máximo para reduzir o número de pessoas adoecendo. É aí que entrava Albert Lea. Nós demonstramos que, com a mescla certa de políticas públicas e programas, era possível melhorar a saúde de uma comunidade inteira. Pelo que sabíamos, a equipe *Blue Zones* era a única que já havia feito isso. Leedle estava tão impressionado com nosso êxito que nos fez uma oferta: a Healthways nos daria apoio financeiro se estivéssemos dispostos a passar os próximos anos aplicando o que aprendemos com aqueles resultados para transformar uma ou mais comunidades, e fizéssemos isso de uma maneira que pudesse ser mensurada e confirmada cientificamente. Era uma oferta irrecusável.

No final do verão de 2010, após analisarmos 55 cidades candidatas, restou um punhado. Sabíamos que haveria mais chances de êxito se escolhêssemos uma cidade ansiosa por mudanças. Visitamos, então, várias vezes cada cidade entre as finalistas, conversando com líderes cívicos em todos os níveis. No final, as cidades praianas se destacaram como a escolha ideal, não só porque a população era ativa e bem educada, mas também por contar com uma organização chamada Beach Cities Health District (BCHD), cujas metas pareciam totalmente alinhadas com as nossas.

A BCHD tinha uma história singular. Criada em 1955, seu propósito original era construir e manter um hospital para residentes em South Bay, em uma época de escassez de infraestrutura médica nessa parte do Condado de Los Angeles. Esse propósito mudou em 1998, quando a concorrência levou ao fechamento do hospital. A boa notícia para os residentes foi que a BCHD tinha uma dotação considerável de investimentos, que agora poderia canalizar para uma nova missão: manter a população de South Bay fora dos hospitais. Em vez de tratar doenças, a BCHD se dedicou a manter as pessoas saudáveis.

Em setembro, anunciamos oficialmente nossa opção pelas cidades praianas. A diretoria da BCHD seria nossa patrocinadora, contribuindo com 1,8 milhão de dólares durante três anos, ao passo que a Healthways concordou em nos repassar 3,5 milhões de dólares. Era hora de arregaçar as mangas e começar a trabalhar. A primeira medida era estabelecer uma linha de base de saúde para mensurar nosso progresso. Solicitamos aos nossos colegas no Instituto Gallup que fizessem uma série de levantamentos, com a ferramenta Índice de Bem-Estar que eles haviam desenvolvido com a Healthways. Desde que o índice fora lançado em 2008, o Gallup o utilizou para mensurar a saúde e felicidade de mais de 2 milhões de adultos americanos. Atualmente, a Califórnia estava em 18º lugar. Por meio de entrevistas telefônicas com 1.200 residentes selecionados aleatoriamente nas cidades praianas por ano de 2010 até 2013, o índice mensurou seis categorias:

- Avaliação da vida;
- Saúde emocional;
- Saúde física;
- Comportamentos saudáveis;
- Ambiente de trabalho;
- Acesso básico (a tratamentos de saúde, dinheiro para necessidades etc.).

A média desses fatores produziu uma pontuação de bem-estar geral.

Quando o Gallup revelou os números do levantamento nas cidades praianas, houve algumas surpresas. Embora os residentes na área tivessem médias melhores do que aquelas na Califórnia ou nos Estados Unidos, havia espaço para aperfeiçoamentos em alguns pontos-chave, como peso corporal e saúde emocional. Sessenta por cento dos residentes nas cidades praianas relataram estar acima do peso — apenas um pouco menos do que a média nacional de 66%. O mais alarmante foi que, quando indagados se sentiam estresse, raiva ou tinham preocupações, cerca da metade deles responderam que sim. De fato, de 188 comunidades estudadas pelo Gallup, as cidades praianas estavam entre as que mais tinham raiva e preocupações. Segundo o Gallup, os números eram tão ruins que sugeriram que esse segmento da população nacional tinha mais raiva do que as pessoas em Detroit e tantas preocupações quanto aquelas em Nova Orleans após o Katrina.

"Não me surpreendi que nossos números relativo ao estresse fossem mais altos do que o normal", disse Lisa Santora, principal executiva de medicina da BCHD. "Mas jamais imaginei que fossem os mais altos no país."

Para outras pessoas nas cidades praianas, o rótulo "estressado ao máximo" também não foi um choque. "Vivemos nesse lugar bonito, mas estamos todos no limite das forças", comentou Jeff Duclos, ex-prefeito de Hermosa Beach. Ele culpou sobretudo o trânsito. "Estamos encalhados no meio dessa metrópole, Los Angeles, que é completamente disfuncional em termos de mobilidade." Por quase duas décadas, Duclos percorria 48 a 640 quilômetros entre as cidades praianas e lugares como West L.A., onde trabalhava na indústria do entretenimento. Enfrentar o trânsito todas as manhãs e à noite o deixou "totalmente debilitado". Ele chegava com raiva no trabalho e entrava exausto em casa.

Então, certo dia, ele deu um basta e resolveu trabalhar em casa com sua empresa de consultoria em Hermosa Beach e lecionar na UCLA e na Universidade Estadual da Califórnia, Northridge. A partir daí, em vez de enfrentar a batalha nas autoestradas a cada manhã, ele adotou um cão e começou a levá-lo para longas caminhadas. "Isso mudou profundamente a minha vida de uma maneira positiva", afirmou. Os números do Gallup foram um alerta indiscutível, acrescentou. "Nós das cidades praianas realmente não éramos o que pensávamos. O Projeto *Blue Zones* ia possibilitar que nos tornássemos a comunidade que almejávamos."

COMIDA, *BIKES* E PROPÓSITO

A fim de repetir o êxito obtido em Albert Lea, recorremos novamente ao nosso "reservatório de cérebros", os especialistas de sempre para energizar os residentes locais. Nós começamos novamente pela alimentação, trazendo Brian Wansink, do Laboratório de Alimentos e Marcas da Universidade Cornell e codiretor do Projeto *Blue Zones*, para encontros com donos e gerentes de restaurantes.

Um desses donos era Alex Jordan do conhecido *diner* Eat at Joe's em Redondo Beach. Conhecido pelas porções fartas, o Eat at Joe's oferecia o desjejum especial "John Wayne", composto por dois ovos, salsichas, e queijo com molho espanhol sobre um leito de batatas fritas. Após ouvir as sugestões de Wansink para aumentar os lucros com opções mais saudáveis, Jordan decidiu oferecer meias-porções de muitos pratos, e frutas e saladas como acompanhamentos em vez de fritas. "Nós já tínhamos uma parte mais saudável no cardápio, mas agora a expandimos e lhe demos mais destaque", declarou Jordan ao *Easy Reader*. "Tentamos facilitar escolhas mais saudáveis, como peru em vez de carne moída, e apenas claras em vez de ovos inteiros. Aparentemente, as pessoas gostam disso e, para nós, está sendo lucrativo, de modo que todos ficam satisfeitos."

Para falar sobre o traçado físico das cidades praianas, pedimos também a Dan Burden que levasse os residentes em caminhadas para mostrar como tornar as ruas melhores para pedestres e ciclistas (leiam mais sobre o trabalho de Burden no capítulo 9). E, por fim, trouxemos Richard Leider para dar "oficinas sobre propósito", nas quais os residentes aprenderiam a usar seus dons e aspirações para aumentar sua satisfação com a vida.

Considerando o altíssimo grau de estresse nas cidades praianas, Leider era exatamente o que elas precisavam. Conforme descobri durante minhas visitas às *Blue Zones* pelo mundo, o senso de propósito era essencial para ter uma longa vida saudável. *Ikigai* em Okinawa e *plan de vida* na Costa Rica significam "razão para viver", e numerosos centenários que conheci nessas *Blue Zones* eram cientes da importância disso. Nos Estados Unidos, a pessoa que melhor entendia o poder de ter um propósito era Richard Leider. Aliás, eu sempre me refiro a ele como o Papa do Propósito. Sua mensagem era: basta ter seu propósito claro para reduzir o estresse.

REPENSANDO O CARDÁPIO

Quando ouviu falar sobre o Projeto *Blue Zones*, Richard Crespin farejou problemas. Como *chef* no Baleen Kitchen no Portofino Hotel & Marina em Redondo Beach, ele não aceitava de bom grado sugestões sobre seu cardápio. E sabia que a última coisa que a maioria dos clientes escolheria em um cardápio seria algo tediosamente apontado como "saudável". Mas a diretriz fora imposta pelo gerente geral do Portofino, que queria que o hotel participasse do Projeto *Blue Zones*.

Crespin sugeriu inserir no cardápio um prato simples de vegetais crus — cenouras, abobrinhas, e pimentões verdes fatiados. Ninguém mostrou empolgação.

"Daí pensei: vou fazer isso, pois preciso apresentar algo que realmente chame atenção", disse Crespin. "Foi como um retorno às minhas raízes." Ele se lembrou de que, em sua infância, sua avó costumava cozinhar vegetais em San Sebastián, Espanha. Tudo era fresco e sazonal. Sob muitos aspectos, refletiu ele, os métodos tradicionais também eram os mais saudáveis. "Comecei a examinar cogumelos e couve-de-bruxelas para ver se poderiam se sustentar como primeiro prato. Talvez fosse possível fazer um *napoleon* com cogumelos, pois eles dão uma sensação de que você está ingerindo uma proteína mais robusta. Ou talvez com beterraba, cenouras ou couve-flor. Ao ser assada, a couve-flor adquire muitas nuances."

O desafio *Blue Zones* também o fez reconsiderar o restante do cardápio. "Como tornar a galinha crocante, mas diminuir a carga de colesterol e gorduras?", indagava ele. Sua solução: tostar a galinha em uma frigideira sem óleo nem manteiga, então finalizá-la no forno. "Ou que tal se, em vez de manteiga e creme, eu usasse um purê de vegetais para engrossar um molho?". Se a comunidade estava querendo opções mais saudáveis, ele daria um jeito de atender a essa demanda. E a melhor maneira para isso era manter a discrição.

"Eu não ia subir em um caixote e bradar que essa era a melhor maneira de comer", disse ele. "Eu só dizia, 'experimentem isso'. E as pessoas gostavam. Então, eu propunha, 'ótimo, experimente isso aqui também'."

Havia gente até de pé na primeira noite de sua oficina no Centro de Artes Cênicas de Redondo Beach, que comporta 1.500 pessoas. "Propósito é fundamental para a saúde, cura, longevidade e felicidade", disse Leider à multidão. "Mas nem sempre é fácil percebê-lo. Eu tenho, porém, ferramentas e práticas específicas para ajudá-los nisso."

Leider apresentou o exercício *Calling Cards* de 15 minutos, para ajudá-los a entender seus dons, paixões e valores. Ele distribuiu baralhos, e cada carta tinha uma frase descrevendo um talento ou dom. Eis aqui alguns exemplos:

- Ver o quadro geral;
- Ir ao cerne das questões;

- Criar coisas;
- Analisar informações;
- Despertar o espírito;
- Instruir pessoas;
- Estabelecer confiança;
- Romper padrões;
- Fazer acordos;
- Ressaltar o potencial.

"Espalhem as cartas diante de vocês", orientou ele. "Então, dividam em três pilhas representando sim, talvez e não. Por fim, escolham as cinco que descrevem melhor seu dom ou paixão."

Na sequência, ele pediu a cada um que discutisse com outra pessoa ali sua opção principal, descrevendo como aplicava seu dom ou talento para realizar coisas importantes. "De repente, a energia na sala ficou muito forte e todos ficaram muito animados", comentou Leider. As pessoas estavam curiosas sobre as opções das outras. Quais são seus cinco maiores dons? E os meus? Até que ponto realmente conhecemos uns aos outros? "Ao expressar isso com as próprias palavras e ligá-lo a suas próprias experiências, elas começaram a reconhecer suas paixões naturais", explicou Leider. "Eles começaram a ver propósito como algo vivo e real, não como um conceito ou algo filosófico ou espiritual. Elas enxergaram isso como algo muito prático."

"E que tal se vocês pudessem utilizar a energia nesta sala?", perguntou Leider ao grupo. Como seria viver em uma comunidade onde, em vez de apavorar-se com o trânsito ou ir para o trabalho, as pessoas estivessem plenamente comprometidas com seus dons, paixões e valores? "Saber por que nos levantamos de manhã é um dos grandes antídotos aos reveses da vida", afirmou.

FAZENDO UMA DIFERENÇA

Enquanto Leider orientava os residentes para aguçarem seu senso de propósito, o restante da equipe do Projeto *Blue Zones* estava trabalhando com formuladores de políticas públicas, donos de negócios, representantes de escolas e vários outros para remodelar diversos aspectos-chave da vida nas cidades praianas.

Graças aos nossos esforços, a Câmara dos Vereadores de Hermosa Beach aprovou um decreto proibindo fumar em praias e em outras áreas ao ar livre, incluindo o píer, parques públicos, locais para refeições e estacionamentos. A Câmara dos Vereadores de Manhattan Beach também baixou uma proibição de fumar em lugares públicos por toda a cidade. Por sua vez, a Câmara dos Vereadores de Redondo Beach aprovou uma grande expansão no número de ciclovias. Restaurantes criaram cardápios mais saudáveis. As crianças estavam indo a pé para a escola todo dia, e as pessoas em geral estavam ganhando novos amigos e se reunindo para comer, caminhar e trabalhar como voluntárias.

Para demonstrar seu apoio, os prefeitos das três cidades praianas entraram em um concurso de culinária no restaurante Abigaile. O concurso era inspirado no programa de TV Iron Chef e cada prefeito, em dupla com um *chef* da comunidade, preparava um prato vegetariano no máximo em 30 minutos, com um ingrediente secreto que só era revelado a eles um pouco antes do início da prova. (No caso, eram lentilhas verdes.) Wayne Powell, prefeito de Manhattan Beach, e Chris Garasic, *chef* do restaurante Zinc, ficaram em primeiro lugar com *enchiladas* de *jícama* recheadas com coco, amêndoa crua e queijo, servidas sobre purê de lentilha e encimadas com *pesto* de coentro e salada de repolho tropical. A multidão também aplaudiu a dupla que ficou em segundo lugar, a qual preparou ravióli recheado com uma mescla mediterrânea de lentilhas, queijo *feta*, azeitonas e passas, e *shimejis*-pretos salteados com tabule de lentilha e *mousse* de abacate e chocolate.

Essas coisas teriam acontecido se o Projeto *Blue Zones* não fosse implantado nas cidades praianas? A maioria das pessoas já sabia que fumar fazia mal, caminhar fazia bem e que *fast-food* era prática, porém nociva para a circunferência abdominal. Mas nós instigamos essas comunidades a reconhecerem que podiam enfrentar essas questões de novas maneiras, e os impactos de nossos esforços estavam se irradiando por meio dessas cidades como ondulações em um lago.

Vejam o que estava acontecendo na Hermosa View School, onde a diretora Silvia Gluck havia instituído várias novidades, incluindo ônibus escolares pedestres, hortas estudantis e aulas sobre atenção plena. A escola de Gluck tinha 483 estudantes distribuídos entre o Jardim de Infância, o primeiro e o segundo graus. Certa manhã, ao sair de sua sala, ela passou por um grupo de estudantes que levava o almoço para mesas de piquenique ao ar livre, o que é comum na Califórnia. Gluck deu uma olhada nos pratos de papelão para ver quais estudantes haviam se servido no balcão de saladas na passarela. "Uhm, aposto que você vai comer todo esse milho!", disse ela a uma menina. "Que bom que você pegou uma banana. Isso vai lhe fazer bem", comentou com outra garota.

Quando um menino passou com um prato lotado de *nuggets* da cafeteria, e nada do balcão de saladas, ela tocou suavemente seu ombro. "Onde estão as frutas e legumes?", perguntou.

"Esqueci de pegar", respondeu ele sem graça.

"Então volte lá e ache outra coisa", sugeriu ela.

Tornar frutas e legumes uma opção fácil no almoço foi apenas uma das várias mudanças que Gluck acolhera na Hermosa View. Outra foi o programa MindUP, uma iniciativa patrocinada pela Hawn Foundation e a atriz Goldie Hawn para promover o êxito acadêmico por meio de conscientização e equilíbrio emocional. Além de ensinar às crianças as funções biológicas do cérebro, o programa também as orientava para controlar suas emoções e desenvolver empatia. "Caso não se sinta segura, otimista e esperançosa, a criança não tem um bom aprendizado", disse Goldie Hawn, atriz e fundadora do programa, a um entrevistador.

A MÉDICA

Antes de vir para a Beach Cities Health District, onde era diretora de medicina, Santora trabalhou em uma clínica de bairro em Venice por perto. Lá, sentia-se frustrada pelas limitações para ajudar os pacientes a melhorarem suas dietas. "Como médica eu tinha todas essas ferramentas para estimulá-los a comer melhor", disse ela. "Mas assim que saíam do meu consultório, eles se deparavam com um carrinho vendendo *chicharrones* (torresmo de porco frito) diante da clínica familiar." Isso também é corriqueiro em qualquer hospital, comentou. "Enquanto eu tratava de um paciente com AVC, sua família comia coisas repletas de gorduras trans e outras péssimas na lanchonete do hospital."
Seus pacientes podiam até querer adotar um estilo de vida mais saudável, mas tudo a seu redor os empurrava diretamente para o caminho errado. "Percebi que muitas mudanças que precisamos fazer não dependiam da comunidade", ponderou. Mas o sistema de saúde ainda não dava conta de lidar com o quadro geral. É por isso que o Projeto *Blue Zones* foi tão valioso. Ele mudou o foco para o ambiente, facilitando obter alimentos saudáveis e se manter ativo. "Como profissional de saúde, sei que há muitos recursos de âmbito público por aí, como panfletos sobre nutrição e planos de dieta, mas o Projeto *Blue Zones* vai de encontro a anseios e as pessoas querem realizá-los", concluiu.

"Hoje em dia, há muita pressão sobre as crianças, pois vivemos em um ambiente muito estressante", comentou Gluck. "Mas estamos ensinando aos estudantes quando ou como desanuviar?" Desde que o MindUP foi introduzido na Hermosa View há três anos, Gluck vira resultados impressionantes. Agora, sempre que havia algum problema entre os estudantes que requeresse a atenção da diretora, ela recorria à abordagem consciente.

"Eu nunca pergunto 'o que você fez?'", explicou. "Esse não é o jeito correto de abordar uma criança. Geralmente pergunto, 'você estava consciente ao tomar sua decisão? E ao ter aquela conversa?' E as crianças sempre refletem a respeito. Às vezes, elas dizem, 'meu córtex pré-frontal não estava funcionando'. Imagine isso saindo da boca de uma criança pequena ou até do Jardim de Infância! Aí eu falo 'e por que ele não estava funcionando? Dê um exemplo de como podemos consertar isso'."

Além de reduzir os níveis de estresse nas salas de aula e no *playground*, ela relatou que o MindUP teve outro impacto positivo: "Diminui o número de alunos enviados pelos professores à minha sala."

DE VOLTA AO BÁSICO

Enquanto nosso projeto continuava a atingir mais profundamente essas comunidades, os residentes estavam achando seus próprios meios de evitar a alta pressão na luta pela sobrevivência. Tomemos o caso de Nancy Fulton Rogers, por exemplo. Por mais de 20 anos, essa moradora de Hermosa Beach suportou uma constante carga de estresse. Como produtora *freelancer* de comerciais de TV, ela trabalhava de 12 a 14 horas por dia, indo e vindo de Hollywood. Quando não estava enfrentando o trânsito nas autoestradas, ocupava-se de várias tarefas a bordo de aviões rumo a algum lugar distante para uma filmagem. "Era impossível ter uma vida equilibrada na minha profissão", comentou ela. "Era preciso se dedicar em tempo integral. Não havia tempo para uma dieta saudável nem para socializar. Toda minha vida pessoal era afetada."

Quando a economia baqueou há alguns anos, seu telefone parou de tocar. Os empregos escassearam. Ela pensou "o que faço agora?". Embora morasse com o marido em Hermosa Beach há quase 18 anos, ela não tinha amigos próximos por lá, já que isso não fora uma prioridade devido à sua vida atribulada. Foi então que ouviu falar sobre os *moais* ambulantes do Projeto *Blue Zones*.

"Isso despertou meu interesse", disse ela, "sobretudo a ideia de conhecer outras pessoas em minha comunidade. Eu sentia falta de ter uma tribo". Fulton Rogers foi a uma reunião organizacional na escola secundária Mira Costa em Manhattan Beach, onde conheceu meia dúzia de mulheres que também estavam interessadas em caminhadas. Elas decidiram se encontrar uma vez por semana no Centro Comunitário de Hermosa Beach e caminhar por cerca de uma hora. "Rapidamente nos tornamos inseparáveis", relatou ela. "Caminhávamos em duplas e tagarelávamos sobre um monte de assuntos, como nossos animais, nossos netos e nossas casas. Todas nós estávamos relativamente em forma e mantínhamos um ritmo rápido de caminhada, como se fosse uma missão." Por volta da mesma época, Fulton Rogers resolveu se inscrever em uma escola de culinária.

Se desse certo, cogitava se tornar uma *chef* privada ou fornecedora de alimentos e bebidas para filmagens. Então, convidou seu *moai* ambulante para servir de cobaia e deu uma aula de culinária para a turma focando em quatro ou cinco pratos das *Blue Zones* à base de vegetais. Sua paixão se espraiou pela comunidade, influenciando as escolhas alimentares de seu *moai* e depois das famílias e amigos dessas mulheres. "Elas adoraram isso e eu também", relatou ela. Quando Leider foi à cidade, Fulton Rogers e várias amigas de seu *moai* foram juntas a uma oficina sobre propósito. "Para nós era como cavar mais fundo e descobrir ainda mais umas sobre as outras", disse. "Passamos a nos abrir um pouco mais. Após uma partilhar algo muito íntimo, o restante de nós sentiu que também podia fazer o mesmo.

Por fim, o trabalho na TV deu uma reaquecida e o telefone dela começou a tocar novamente com propostas de trabalho em Hollywood. Mas Fulton Rogers não pretendia voltar à mesma roda-viva insana de antes. "Estou produzindo de novo, mas tudo relacionado à comida. E, além de cozinhar, faço outras coisas", contou. "É ótimo usar chapéus diferentes. Olhando em retrospecto, percebo agora que manter uma tribo intacta demanda esforço constante. Não vem de graça. Se você quer fazer mudanças, é preciso fazê-las diariamente, caso contrário você cai de novo nas velhas armadilhas." A vida ainda era um desafio, afirmou, mas ela sempre gostou de um bom desafio. E, além disso, agora havia uma tribo para apoiá-la.

UMA BOA SACUDIDA

Perto do outono de 2013, nosso esforço de três anos nas cidades praianas estava chegando ao fim, então pedimos à equipe do Gallup um *checkup* final da saúde da comunidade. Sentíamos que havíamos feito uma diferença por lá, mas será que os números confirmariam isso?

Não ficamos decepcionados. Segundo os novos levantamentos, as cidades praianas tiveram uma queda de 14% na obesidade desde 2010. Segundo o Gallup, isso representava uma economia de mais de 2,3 milhões de dólares por ano em gastos com tratamentos de saúde. Foi também confirmada uma queda de 30% na taxa de tabagismo (de 11% para 7% da população), que poupou 6,97 milhões de dólares por ano nos gastos com tratamentos. O número de residentes se exercitando regularmente aumentou 10%. Houve declínio nos casos de diabetes e de pressão arterial alta. "Fiquei realmente impressionado", disse Dan Witters, diretor de pesquisa do Índice de Bem-Estar Gallup-Healthways. "Essas comunidades já estavam indo bem em muitas dessas áreas e, mesmo assim, apresentaram avanços."

Witters comentou que a pontuação de "avaliação da vida" das cidades praianas, em especial, subira. Nessa parte do levantamento, as pessoas tinham de avaliar suas vidas atualmente e no futuro. Seu nível de satisfação com a vida aumentou oito pontos percentuais. Em comparação, a média nos Estados Unidos era apenas de meio ponto percentual e, na Califórnia, pouco mais de 1,5 ponto percentual durante o mesmo período. A melhora nesse quesito específico nas cidades praianas refletia bem o impacto do Projeto *Blue Zones*, afirmou Witters. "As pessoas daqui agora acham que a vida melhorou, e isso não acontece por acaso." A saúde emocional, porém, ainda era um desafio nessas comunidades. Quanto aos quesitos de se sentir estressado e de tratar os outros com respeito, os residentes dessas cidades na verdade decaíram um pouco desde 2010. Claramente, ainda havia muito a fazer nesses aspectos. Mas, em geral, eles estavam felizes, assim como a diretoria da BCHD. Considerando o progresso impressionante nessas comunidades, a diretoria da BCHD decidiu continuar financiando o programa *Blue Zones* sem outras parcerias. "Um êxito real e mensurável como esse no campo de saúde pública é uma raridade", disse Susan Burden, CEO da BCHD.

"Agora todo o pessoal de saúde pública sente inveja de nós."

Noel Chun, membro da diretoria da BCHD, disse ver um potencial ainda maior para o experimento *Blue Zones*. Além de melhorar a vida dos residentes nas cidades praianas, ele achava que o projeto podia acabar se tornando um estudo científico importante de longa duração. Para mudar o rumo atual em relação à saúde da maioria dos americanos, é preciso ter um ponto de partida, disse ele. "Graças à nossa estabilidade financeira, temos um quadro muito favorável nas cidades praianas para nos tornar um polo de excelência de cuidados preventivos e bem-estar. Vejo aqui um compromisso de longuíssimo prazo."

Isso foi como música para meus ouvidos. Eu sempre pensei nas *Blue Zones* como um experimento de longo prazo visando a mudança social, mas era gratificante ouvir outras pessoas falando nos mesmos termos sobre ele. Havíamos avançado muito desde minhas primeiras visitas à Grécia, Okinawa, Sardenha, Loma Linda e Costa Rica. Com a ajuda de tantas pessoas, havíamos absorvido a sabedoria fundamental dos centenários e a pesquisa de grandes cientistas, e criado um programa efetivo para transformar comunidades aqui nos Estados Unidos. Por ora, havíamos feito isso duas vezes, com êxito mensurável. Mas, será que estávamos preparados para aplicar tudo isso em uma ampla variedade de comunidades, algumas bem diferentes da sadia Albert Lea e das cidades praianas afluentes e bem educadas?

Estávamos prestes a descobrir isso em Iowa.

MEDIDAS DO ÊXITO NAS CIDADES PRAIANAS

Como parte de seu engajamento com o Projeto *Blue Zones*, os cidadãos e a liderança das cidades praianas registraram diversas vitórias importantes:

- A Câmara dos Vereadores de Redondo Beach aprovou um plano para quase triplicar a extensão total de ciclovias e outras rotas seguras para ciclismo, passando de 22,5 para 61 quilômetros;
- Os donos e gerentes de mais de 40 restaurantes criaram cardápios saudáveis para seus clientes;
- Pelo menos 3.000 estudantes de 13 escolas começaram a caminhar toda manhã para as aulas, eliminando milhares de deslocamentos de carro por ano;
- Cerca de 1.600 residentes entraram em 150 *moais* reunindo-se regularmente para caminhar, partilhar refeições com a contribuição de todos ou frequentar oficinas sobre propósito de vida.

CAPÍTULO 9

MUDANÇAS SAUDÁVEIS NO ESTADO DOS PORCOS

O anúncio foi uma surpresa. Em 10 de agosto de 2011, o governador Terry Branstad lançou um desafio para a população de Iowa: transformar o Hawkeye State (apelido que evoca Black Hawk, um antigo líder dos índios *sauk* da região) no mais saudável do país até 2016. Na época, Iowa estava no 19º lugar dessa lista. "É uma meta ambiciosa galgar 18 posições em cinco anos", admitiu Branstad, "mas só a gente de Iowa pode fazer isso".

O republicano Branstad tinha alta popularidade. Eleito pela primeira vez em 1982, foi reeleito três vezes seguidas, fez uma pausa de dez anos, então voltou ao cargo de governador em 2010. "Para muitos de nós, ele se tornou uma espécie de *comfort food* na política", escreveu um colunista de jornal de Iowa, "um macarrão com queijo de bigode." De fato, uma das únicas coisas que fariam o governador perder a afeição dos eleitores no estado, gracejou o colunista, seria vetar o acesso a bifes grossos, *bacon*, milho besuntado com manteiga e cerveja gelada.

Na realidade, porém, isso não estava tão distante do que Branstad propunha. Se os iowanos conseguissem fazer as mudanças abrangentes no estilo de vida que sua Iniciativa pelo Estado Mais Saudável requeria, haveria uma economia de 16 bilhões de dólares nos gastos com saúde nesse período de cinco anos, disse ele. A nova iniciativa, porém, não seria comandada pelo governo estadual. Muito ao contrário. Ela seria um esforço popular liderado por comunidades e empresas. Cabia a Branstad usar a visibilidade de seu cargo para estimular o envolvimento da população. "Tornar Iowa o estado mais saudável do país não só é crucial para nossa viabilidade econômica, como também para nossa qualidade de vida", afirmou ele.

O Projeto *Blue Zones* era o cerne do esforço. Com até 25 milhões de dólares de verba para cinco anos e a supervisão e colaboração da Wellmark Blue Cross and Blue Shield, a maior seguradora no estado, a equipe *Blue Zones* e os parceiros na Healthways assumiram a tarefa de transformar cidade por cidade em Iowa. Entre várias pequenas mudanças, mercearias promoviam alimentos saudáveis, restaurantes reformularam cardápios e locais de trabalho melhoraram a qualidade dos alimentos e bebidas vendidos em máquinas automáticas. Enquanto isso, nossas equipes iam de uma comunidade a outra facilitando opções mais saudáveis por meio de mudanças permanentes no ambiente, nas políticas locais e círculos sociais. Na primeira fase da iniciativa, dez cidades serviriam como amostra para as demais. Por fim, cada cidade e empresa no estado teriam acesso a ferramentas e práticas das *Blue Zones*.

Transformar um estado inteiro era um grande salto para nós. Até então tivéramos êxito notável na transformação de comunidades isoladamente. Mas seria possível aumentar a escala de nosso modelo? Conseguiríamos adaptar nossas estratégias adequadamente para lidar com várias cidades ao mesmo tempo? Caso contrário, como adaptaríamos nossa abordagem? Refletimos muito sobre essas questões e elaboramos soluções aparentemente promissoras antes de vir para Iowa. Mas não há nada como colocar um plano em ação para descobrir se ele vai funcionar.

Começamos pela análise de 84 comunidades visando as dez primeiras vagas como locais de amostragem, esperando achar em cada uma a mesma mescla de tamanho adequado, liderança empenhada e recursos locais presente em Albert Lea e nas cidades praianas. Então, em 4 de maio de 2012, com nossos parceiros da Wellmark e da Healthways, anunciamos a seleção de Spencer, Cedar Falls, Waterloo e Mason City como as quatro primeiras comunidades no Projeto *Blue Zones*. Em janeiro do ano seguinte, anunciamos mais seis: Muscatine, Sioux City, Cedar Rapids, Marion, Iowa City e Oskaloosa.

Nossas experiências nas cidades praianas deixaram claro que cada comunidade era diferente e que precisávamos levar em conta interpretações locais do modelo *Blue Zones*. Afinal de contas, estávamos montando tanto um molde para a mudança da comunidade quanto um sistema operacional. Assim, enquanto nos preparávamos para introduzir esse sistema em comunidades em Iowa, estávamos conscientes de que haveria muitos desafios novos.

Ao contrário das cidades praianas de perfil progressista, por exemplo, sabíamos que os iowanos provavelmente seriam mais conservadores em termos de política e mudanças sociais. A última coisa que queríamos era surgir como um bando de abelhudos dizendo que eles precisavam mudar. E nem pretendíamos arrancar aquela costela do churrasco da mão de ninguém.

Conforme Pekka Puska aprendera na Carélia do Norte, a mudança tinha de vir de baixo para cima, com a equipe *Blue Zones* engajando indivíduos e enfiando as "botas na lama". Nosso plano era oferecer um cardápio de metas baseadas em evidências à escolha das comunidades, então orientá-las enquanto perseguiam tais metas. Em relação a políticas de alimentação saudável, por exemplo, nossas sugestões incluíam estimular a criação de mercados agrícolas que também promovessem o aleitamento materno. Havia terrenos vagos na cidade? Que tal transformá-los em hortas comunitárias? *Food trucks* tinham bom movimento na hora do almoço? Talvez devessem incluir pelo menos um item saudável no cardápio, além dos usuais alimentos fritos e lanches açucarados.

Havia um precedente agrícola local para o que estávamos fazendo. No início do século XX, um pequeno besouro chamado bicudo-do-algodoeiro havia devastado plantações de algodão na região sul do país. A praga, que na época era resistente a inseticidas, botava ovos dentro do algodão amadurecendo. As larvas desse besouro comiam o algodão em crescimento, prejudicando até 90% da safra de uma fazenda.

Então, Seaman Knapp, ex-presidente da Faculdade Agrícola de Iowa (atual Universidade Estadual de Iowa) e adepto da educação interativa, foi chamado pelo Departamento de Agricultura dos Estados Unidos (USDA) para ajudar a deter a infestação devastadora de bicudos-do-algodoeiro. Knapp chegou em 1903 a Terrell, no Texas, a leste de Dallas e convenceu um agricultor local a transformar sua fazenda em um local de amostragem por meio de algumas mudanças ousadas nas técnicas agrícolas, incluindo o uso de várias linhagens de sementes de algodão.

NUNCA É TARDE DEMAIS

Residente em Waterloo, LeRoy Buehler sabia que estava pesado demais. Com 1,89 metro de altura, sempre fora grandão, mas ultimamente o peso desse homem de 67 anos havia disparado para 181 quilos, deixando-o preocupado. Então, aconteceu algo que o convenceu a mudar seus hábitos. "No verão passado meu neto estava jogando T-ball (beisebol simplificado)", relatou ele. "Nós fomos a um jogo de sua equipe e o juiz principal não compareceu, aí me ofereci para substituí-lo." Mas após apenas dois *innings*, Buehler pediu para sair e teve de se sentar.

Quando voltaram para casa, ele finalmente se conscientizou de que o excesso de peso estava ameaçando abreviar sua vida. Sua mulher, que trabalhava na Wellmark, contou que o Projeto *Blue Zones* estava vindo para a cidade e ele resolveu fazer algumas mudanças. Buehler começou observando as porções que comia em cada refeição. "A princípio, mudei principalmente a quantidade do que comia, usando um prato menor, colocando o que queria e não repetindo", explicou. "Parei de ir a pizzarias. Para ser sincero, costumava pedir uma pizza grande de *pepperoni* só para mim, mas oferecia um pedaço para minha mulher. Antes de ir embora, eu ainda comia mais duas fatias e levava outras duas para comer em casa no dia seguinte."

Quando o Projeto *Blue Zones* deslanchou oficialmente em novembro de 2012, Buehler já havia perdido 22,6 quilos. "Àquela altura eu não fazia exercício algum, nem sequer caminhadas", disse ele. "De qualquer maneira, inicialmente eu nem conseguiria."
Então, Buehler decidiu ir à reunião de um *moai* ambulante e entrou em um grupo que se reunia uma vez por semana na hora do almoço para caminhar. "Quando nós começamos, meus novos amigos disseram que antes me esnobavam", relatou Buehler. "Agora, eles estão tentando me manter motivado."
Após um ano comendo melhor e caminhando mais, Buehler perdera um total de 36 quilos e se tornara um defensor ardoroso do método *Blue Zones*. "Fico pensando por que mais pessoas não fazem isso", disse ele. "Já que, afinal de contas, funciona e nem é tão difícil."

A percepção brilhante de Knapp era que, se o experimento tivesse êxito, os agricultores vizinhos ficariam mais propensos a copiar essas técnicas. E, naturalmente, foi exatamente isso o que aconteceu. Embora muitas fazendas do Texas estivessem em má situação, a fazenda de amostragem teve lucros. A notícia se espalhou, e as inovações agrícolas de Knapp se disseminaram amplamente, inclusive nos anos vindouros, graças a agentes de extensão que dominavam as novas técnicas.

Vimos o êxito de Knapp, e como sua ideia se propagou, graças aos agentes de extensão, como um modelo para nossa abordagem em prol da saúde em comunidade em Iowa. Portanto, se a primeira onda de cidades *Blue Zones*, as quais estavam ansiosas e dispostas a mudar com nossa ajuda, fez progressos mensuráveis para comer melhor, ser mais feliz e mais próspera, as outras cidades seguiriam no rastro.

Uma das lições-chave aprendidas durante as campanhas em comunidades foi que o traçado físico de uma cidade afetava fortemente sua qualidade de vida. Havia um número suficiente de calçadas para os residentes irem a pé a lojas por perto? Havia um número suficiente de ciclovias para as crianças irem pedalando à escola? Era seguro para pedestres atravessarem cruzamentos movimentados? Era proibido fumar em parques públicos? A cidade estimulava hortas comunitárias e mercados agrícolas, nos quais era fácil achar alimentos frescos? Na primeira visita a uma comunidade, inicialmente sempre examinávamos o "ambiente construído" — as ruas, edifícios, parques e sua interconexão — para ver se a cidade facilitava ou dificultava que os residentes comessem de maneira saudável, permanecessem ativos e, em geral, desfrutassem a vida.

Era isso que Dan Burden estava verificando ao medir com uma trena a largura de uma calçada no centro de Muscatine, Iowa, cercado por uns 20 líderes cívicos. "Três metros e sessenta centímetros", constatou ele. "Isso é notável. Já estou apaixonado pela cidade. Ela tem ossatura forte."

Com 69 anos, usando botas de caminhada, óculos de aros grossos, bigode farto e cabelo grisalho desgrenhado, Burden parecia um híbrido de guarda florestal com cientista maluco. Nos últimos 16 anos, como cofundador do Instituto em Prol de Comunidades Boas para Andar e Viver, ele ajudara mais de 3.500 cidades pelo país a se tornarem mais saudáveis e prósperas. Desde 2009 ele era um membro-chave da equipe *Blue Zones*.

Essa manhã Burden estava liderando um grupo nessa cidadezinha no rio Mississippi no que ele denominava "auditoria de mobilidade a pé". A finalidade era identificar características do centro do século XIX — como a largura das calçadas — que o tornavam apropriado para caminhar ou pedalar, assim como sugerir outras maneiras para revitalizar a área. Com 1,80 metro de altura e um colete de segurança verde em néon, Burden se destacava na multidão. Enquanto ele descia vigorosamente a rua com suas pernas longas, todos se esforçavam para acompanhar o ritmo.

"Essa é uma bela vista natural que não deve ser obstruída", disse ele parando em uma esquina voltada para o Mississippi. Muscatine fica em uma curva do rio que dá uma guinada abrupta para o sul. Um século atrás isso deu uma vantagem estratégica à comunidade para a carga e descarga de madeira, grãos e outras *commodities*. Mas, como muitas cidades fluviais, fazia tempo que Muscatine não modernizava a margem do rio para aproveitar ao máximo seu potencial. Trilhos ferroviários e um estacionamento separavam o distrito empresarial de um pequeno parque ao lado do rio. "Esse é seu lugar mais interessante", comentou Burden, usando uma frase de planejamento urbano para um lugar público onde as pessoas poderiam se reunir e relaxar. "Vocês estariam honrando esse rio formidável se transferissem o estacionamento da costa de volta para a rua", explicou aos ouvintes.

O giro nessa manhã era o início de um processo para repensar o "ambiente construído" de Muscatine: a largura das ruas e extensão dos quarteirões, se havia árvores no centro, se os pedestres podiam atravessar facilmente os cruzamentos. A meta era que os participantes enxergassem seu entorno com outros olhos. Muitas vezes, essa era uma experiência esclarecedora até para quem mora no lugar há muito tempo, explicou Burden. "Depois as pessoas me dizem ter notado coisas pelas quais já haviam passado centenas de vezes e que daí em diante não irão mais ignorá-las."

Apenas três meses antes, em 30 de janeiro de 2013, havíamos anunciado que Muscatine seria um novo local de amostragem do Projeto *Blue Zones* — uma das dez comunidades em Iowa com essa designação. Nos dois anos seguintes, nossa equipe de voluntários e funcionários aplicariam tudo o que havíamos aprendido nos projetos em Minnesota e na Califórnia para lançar uma revolução de saúde aqui em Muscatine e em outros lugares no estado. A oficina de Burden com a caminhada era uma parte importante dessa campanha, assim como iniciativas para transformar as regras sobre tabagismo, fortalecer os círculos sociais e remodelar o quadro alimentar.

Uma das principais razões de termos escolhido Muscatine foi o entusiasmo de sua liderança. Os indivíduos que encontramos aqui tinham uma noção clara da identidade da cidade e a determinação para torná-la um lugar melhor para viver. Sob sua administração e mediante parcerias com empresas e comunidades filantrópicas, a cidade já aumentara seu espaço verde, expandira as ciclovias e criara novas rotas para as crianças irem a pé para a escola. Mas os residentes queriam mais.

"Não é fácil conseguir essas coisas", disse Andrew Fangman, o planejador urbano. "É preciso empenho dos líderes públicos e apoio dos cidadãos. O Programa *Blue Zones* dá maior visibilidade a esses esforços e insere questões como mobilidade na agenda da comunidade."

Solicitamos à equipe do Índice de Bem-Estar Gallup-Healthways uma avaliação inicial da situação em Muscatine. Baseados em seus levantamentos, descobrimos que os cerca de 23 mil habitantes da cidade não estavam indo tão bem quanto o restante de Iowa em termos de avaliação da vida, saúde emocional e saúde física. Indagados se sentiam que sua comunidade "estava se tornando um lugar melhor para viver", por exemplo, suas respostas geraram uma pontuação de 57,6, comparada a 60,8 de Iowa. Indagados se "comiam de forma saudável diariamente", a pontuação resultante foi 61,3 comparada a 65,8 de Iowa. Estatísticas sobre o Condado de Muscatine como um todo também ergueram uma bandeira vermelha, indicando que a obesidade em crianças e adultos estava se tornando um problema mais sério.

PÉROLA DO MISSISSIPPI

Naquela tarde, no Centro de História e Indústria da cidade, Burden e eu fizemos uma preleção curta sobre o Projeto *Blue Zones* para o público local. Ao redor de nós, o pequeno museu esclarece como Muscatine ganhou o título de "Pérola do Mississippi". Tudo começou com a indústria de botões, que abriu uma loja aqui nos anos 1880. O imigrante alemão J. F. Boepple fundou a primeira empresa na cidade para fabricar botões feitos de conchas de mexilhões do Mississippi. Outras empresas do ramo surgiram e, em 1915, Muscatine ganhou fama como a "capital mundial do botão de pérola".

Atualmente, as empresas locais ainda mantêm a imagem de Muscatine como um minicentro industrial no meio da área rural. Há fábricas de móveis para escritórios, de herbicidas, *ketchup*, ração para animais e equipamentos de iluminação para arenas esportivas, formando uma base sólida de empregos e impostos. Os líderes da cidade, porém, admitiam que os residentes também queriam que o lugar se tornasse mais saudável e agradável para viver. E ninguém melhor do que Burden sabia como fazer isso.

"Cada lugar que eu vou é diferente", disse ele ao grupo no museu. "Mas as cidades de Iowa se agrupam de uma forma bonita em algumas comunidades. Há uma base agrícola para muitas comunidades pequenas. Nas mais antigas, há ruas bem interligadas, boas escolas e ruas principais movimentadas ou que claramente foram ativas no passado. Essas fundações nos servem como ponto de partida."

Os problemas na maioria das cidades começaram na década de 1950, prosseguiu ele, quando os americanos começaram a construir comunidades para carros, não para pessoas. As ruas ficaram mais largas, os limites de velocidade, mais altos, e empreiteiras criaram bairros cujo acesso dependia de carros. "É como se alguém girasse um botão e daí em diante parássemos de construir ruas conectadas e começássemos a construir outras desconectadas como becos sem saída — o que eu chamo de 'ruas mortas'", disse Burden. "Acho que isso aconteceu por causa dos dínamos econômicos na época, que eram construir casas e enchê-las de equipamentos, construir estradas tomando terras baratas, e fazendo mais hipotecas. Mas acredito que essa era chegou ao fim. Agora, a grande tendência é voltar aos centros das cidades para que as pessoas vivam em lugares ótimos e passem menos tempo sentadas em carros se sentindo frustradas." Pesquisas mostram que comunidades nas quais é fácil andar e pedalar têm taxas mais baixas de obesidade, ponderou ele. Os residentes dessas cidades têm menos depressão, emitem menos pegadas de carbono e suas propriedades são mais valorizadas. Se o trânsito em seu bairro é lento, você tende a ter até três amigos a mais e muitos mais conhecidos em seu quarteirão do que quem mora em bairros com trânsito mais rápido. "Se as velocidades são baixas, você sai para andar, conversar, encontrar pessoas", afirmou Burden. "Você pode achar alguém que lhe informe onde comprar algo. Tal pessoa não é necessariamente uma amiga, apenas alguém que você já conhece por causa de uma conversa breve anteriormente."

Tornar as ruas adequadas para pedestres também faz bem para os negócios, acrescentou Burden. Alguns anos atrás, residentes de um bairro em San Diego pediram que ele ajudasse a "acalmar" a via principal na área empresarial. Sugeriu que eles fizessem essa via "emagrecer", reduzindo o número de pistas para carros de cinco para duas. Isso abriu espaço para vagas de estacionamento, ciclovias, um canteiro central com paisagismo e travessias mais seguras para pedestres. A movimentação a pé aumentou no bairro recém-remodelado, mais negócios abriram e lojas já existentes tiveram um aumento de 30% nas vendas. Atualmente, essa via, La Jolla Boulevard, é um modelo para planejadores urbanos.

"Não é viável economicamente construir lugares só para as pessoas dormirem à noite", disse Burden. "Nem gastar sequer um dólar com transporte se isso não valorizar a área." Devemos retomar a construção de cidades da maneira que nossos bisavós faziam, sugeriu. Hoje, a maioria das pessoas quer viver em uma comunidade que não lhes exija dirigir por longas distâncias e que seja perto o suficiente das lojas e empregos, para que possam andar, pegar um ônibus ou ir de bicicleta onde quer que precisem ir. Se Muscatine quer continuar competitiva, reter os negócios existentes, atrair novos negócios e ter dinheiro em caixa para parques e outras amenidades, os residentes devem se concentrar em tornar a cidade boa para pedestres e a vida cotidiana, disse Burden. Isso significa construir mais calçadas, melhorar as faixas de pedestres, substituir cruzamentos por rotatórias em alguns pontos, e converter ruas de mão única para o trânsito nas duas direções.

"Ruas de mão única ajudam as pessoas a se movimentarem com mais rapidez", admitiu Burden. "Mas qual é seu objetivo? Esvaziar o centro?" O certo seria fazer justamente o contrário, argumentou. O ideal é que as pessoas fiquem mais tempo no centro fazendo coisas agradáveis. "Caso contrário, um belo dia seus filhos estarão de mudança para outras cidades, mesmo querendo continuar aqui na comunidade."

Como de praxe, Burden ganhou uma grande rodada de aplausos por sua mensagem simples, porém poderosa. Suas palavras também foram uma injeção de ânimo para as pessoas de Muscatine, que se preparavam para iniciar sua própria revolução *Blue Zones*. "Tudo até agora tem sido prático e é isso que interessa", disse ele ao grupo.

APRENDENDO A ESCUTAR

Em 13 de junho de 2008, quem fosse à Prefeitura de Cedar Rapids teria de usar equipamento de mergulho para entrar na sala de conferências no subsolo. O rio Cedar, como muitos afluentes do Mississippi naquela primavera, havia subido 5,7 metros acima de seu nível normal e inundou 25,8 quilômetros da cidade. "Foi um desastre de 6 bilhões de dólares", disse o prefeito Ron Corbett, sentado hoje na mesma sala de conferências. "Foi também um grande baque emocional para a cidade, mas quem havia ido embora, queria voltar e ficar melhor do que antes do desastre."

Após a enchente recuar, a cidade investiu mais de 300 milhões de dólares de verbas federais, estaduais e locais para recuperar as instalações públicas danificadas. Agora, cerca de 40 líderes e autoridades municipais estavam reunidos no subsolo da Prefeitura para discutir uma nova fase no desenvolvimento da cidade — a participação no projeto de amostragem do conceito *Blue Zones*.

Com 128 mil habitantes, Cedar Rapids era a maior comunidade que iríamos abordar até então. Em termos práticos, isso significava lidar com uma mescla mais diversa de partes interessadas enquanto atuássemos aqui, o que implicava ouvi-las bastante.

Realizamos, então, sessões de *brainstorming* para solicitar ideias e opiniões dos residentes. Em uma reunião, ajudamos um grupo a elaborar uma lista das melhorias físicas desejadas, desde novas calçadas e suportes para bicicletas a uma ponte para pedestres no rio Cedar. Em outra reunião, examinamos um cardápio extenso de medidas alimentares, como criar um polo onde pequenos agricultores vendessem seus produtos a restaurantes, escolas, hospitais, instituições e outros estabelecimentos; permitir que terrenos vagos da municipalidade fossem transformados em hortas comunitárias; e flexibilizar regulamentos sobre galinheiros e colmeias nos bairros. Após o grupo escolher as medidas mais urgentes, nossa equipe ajudou a achar exemplos, estudos de casos e outras informações sobre as melhores práticas.

O EXPERIMENTO COM REFRIGERANTES

A princípio, os distribuidores de refrigerante não gostaram da ideia. Como parte do Projeto *Blue Zones* em Cedar Falls, a mercearia Hy-Vee local cogitava um experimento para reduzir as vendas de bebidas açucaradas e doces nos caixas, para incentivar as vendas de opções mais saudáveis. Os gerentes temiam que isso prejudicasse os lucros, ao passo que os distribuidores achavam que iriam perder terreno em seu negócio.

Por fim, estes concordaram em trabalhar com o pessoal da Hy-Vee nesse teste. O plano envolvia dois *coolers* de refrigerantes de marcas conhecidas. Um deles foi reabastecido com água da marca Hy-Vee e o outro com marcas nacionais de água engarrafada, água vitaminada, água de coco e chá natural. A loja também substituiu doces em tabletes nos caixas por barrinhas saudáveis e cestas de frutas. Então, todos ficaram atentos às reações.

Os resultados foram impressionantes. Após três meses, a Hy-Vee de Cedar Falls teve um aumento de 151% nas vendas de bebidas saudáveis e de 99% nas de barrinhas saudáveis. O que ninguém esperava foi o aumento nas vendas gerais de bebidas geladas. De fato, a Hy-Vee de Cedar Falls agora superara todas as outras unidades da rede no Centro-Oeste em vendas de água e bebidas não carbonatadas.

"Esse foi um dos nossos maiores êxitos", disse Jeff Sesker, diretor dessa Hy-Vee. Ele estava orgulhoso da nova posição de liderança de sua unidade. "As vendas de bebidas carbonatadas estão declinando em todo o país, mas esses números indicam que Cedar Falls está na vanguarda da tendência."

"Seja lá o que fizermos, é preciso deixar as pessoas se divertirem", disse Corbett em uma dessas sessões. "As pessoas precisam de um pouco de estímulo para adotar um estilo de vida saudável." E contou que no ano passado havia perdido 11,3 quilos exercitando-se e comendo melhor. Seu colesterol também havia baixado. "Sou um grande divulgador do *Blue Zones*", acrescentou. "Daqui a uma semana e meia, vou correr meia maratona e tenho treinado bastante para isso. Há dois anos eu não conseguiria correr sequer um quilômetro."

Mas não é preciso correr meia maratona para ser uma pessoa como as das *Blue Zones*, disse o prefeito. "Basta dar o primeiro passo comprometendo-se com a proposta", sugeriu. "Aí vem o passo seguinte."

VÁ PEDALAR

Não há nada como uma volta de bicicleta para distrair a cabeça. No final de um dia de trabalho em Cedar Rapids, fiz um percurso breve no interior de Iowa, aí tirei a bicicleta dobrável do carro e dei um giro pedalando. O sol estava se pondo atrás dos milharais e o cheiro de gado vindo das fazendas por perto despertou lembranças agradáveis de minha infância em Minnesota. Rememorando a imagem de Knapp nos campos de algodão no Texas, percebi que podia haver mais semelhanças entre sua campanha para modernizar a agricultura americana e nossos esforços aqui em Iowa para melhorar os hábitos alimentares e estimular estilos de vida mais saudáveis. Na época de seu projeto de amostragem em Terrell, os gastos com comida eram um fardo pesado para as famílias americanas, consumindo 4% de sua renda, sendo que hoje isso representa menos de 7%. Os agricultores estavam presos ao passado, usando técnicas superadas que produziam safras baixas e exauriam o solo.

Atualmente, o peso morto nos ombros das famílias americanas é o custo de tratamentos de saúde. Para cada dólar que ganhamos, 18 centavos vão para gastos médicos, segundo Atul Gawande (autor de *Mortais*, publicado no Brasil pela editora Objetiva), um cirurgião de Boston que traçou paralelos entre nossos sistemas de saúde e agrícola em um artigo perspicaz em 2009 publicado na *New Yorker*. Conforme Gawande explicou, parte do problema estava no atual sistema de remuneração por serviço que oferecia todos os incentivos errados. "Ele recompensa fazer mais do que fazer certo, aumenta a burocracia, duplica os esforços e desestimula os médicos clínicos a atuarem juntos em prol dos melhores resultados possíveis", escreveu ele. Em consequência, os custos continuam subindo, mas não a qualidade do atendimento médico. "O que ganhamos pagando mais que o dobro por atendimento médico do que uma década atrás?", questionou.

Aprofundando esse argumento, afirmo que toda nossa abordagem em relação à saúde é retrógrada. Em vez de enfocar o bem-estar, tudo gira em torno das doenças. Hospitais ganham dinheiro quando a pessoa ocupa um leito e compra suprimentos. Médicos ganham dinheiro quando a pessoa vem para um diagnóstico e sai com uma pilha de pedidos de exames. Empresas farmacêuticas ganham dinheiro quando a pessoa adoece e compra os remédios receitados. No entanto, a regra geral nessa área é que ninguém lucra mantendo as pessoas saudáveis.

Era isso que estávamos tentando mudar nas cidades em Iowa. Com a ajuda de executivos brilhantes como John Forsyth, da Wellmark Blue Cross and Blue Shield, e Ben Leedle, da Healthways, estávamos lançando um enxame de ideias das *Blue Zones* para dar às comunidades tudo o que precisassem durante os três anos iniciais do projeto para transformar seus ambientes no longo prazo, de maneira a florescer. Afinal de contas, até agora ninguém conseguiu tornar as fazendas mais produtivas e a comida, mais barata. Isso só acontecera uma vez com orientações baseadas em evidências, ministradas por especialistas como Knapp. Em 1930, o USDA havia montado mais de 750 mil fazendas de amostragem em todo o país.

Talvez precisássemos de algo assim para aperfeiçoar o sistema de saúde, sugeriu Gawande. A legislação referente ao Obamacare estava repleta de programas piloto como o de Knapp para reduzir custos e melhorar resultados, incluindo projetos de bem-estar em comunidades como o nosso. "Qual desses programas irá dar certo?", eu indagava. "Não há como saber." Isso poderia demandar numerosas reformas e anos de experimentação.

No entanto, isso também requer outra ação que, a princípio, subestimei nas transformações de comunidades: investir em uma mudança na cultura local, assim transformando a visão das pessoas sobre as próprias comunidades. Vi isso acontecer de maneira diferente em cada cidade. Enquanto embarcavam nas iniciativas *Blue Zones* — escolhendo alimentos mais saudáveis, construindo mais trilhas e ciclovias, levando crianças a pé à escola, cultivando hortas, fazendo trabalhos voluntários, descobrindo novos propósitos —, a uma certa altura as pessoas paravam, olhavam ao redor e diziam "uau, estamos fazendo esse lugar ficar saudável".

Era assim que a mudança estava chegando em Iowa, em uma cidade de cada vez. No passado, as pessoas podiam dizer que moravam no Estado dos Porcos, mas agora podiam dizer que estavam vivendo em uma *Blue Zone*.

MEDIDAS DO ÊXITO EM IOWA

A análise do Gallup descobriu que o Projeto *Blue Zones* em comunidades em Iowa gerara melhoras estatisticamente significativas entre 2012 e 2013 nas seguintes áreas de bem-estar:

- Aumento de 8,8% no número de não fumantes;
- Aumento de 10,5% no consumo de produtos;
- Aumento de 6,9% na produtividade laboral;
- Aumento de 7,6% no poder de consumo de alimentos;
- Aumento de 6% no seguro de saúde;
- Aumento de 6,9% no atendimento odontológico.

Durante esse período, comunidades do estado não inclusas no Projeto *Blue Zones* não tiveram alterações estatisticamente significativas nessas áreas. Ao mesmo tempo, Iowa saiu da 15ª posição para a 10ª no *ranking* nacional do Gallup relativo a bem-estar.

Parte 3

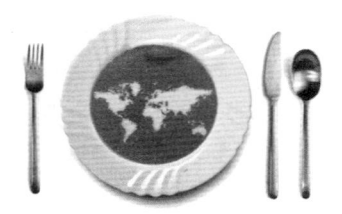

Forme sua *Blue Zone*

Toda vez que partilho o que aprendemos nas *Blue Zones* pelo mundo e como estamos aplicando seus princípios para transformar comunidades nos Estados Unidos, detecto o mesmo olhar ansioso nas pessoas: elas querem saber como participar disso também. Obviamente, nenhuma pessoa isoladamente consegue criar uma *Blue Zone*, mas um indivíduo ou uma família pode dar os primeiros passos na própria vida fazendo pequenas mudanças no que come e na maneira de fazê-lo. Para esclarecer melhor esse ponto, esta parte do livro traz lições de alimentação das *Blue Zones* para aplicar em sua casa.

CAPÍTULO 10

RITUAIS ALIMENTARES: COMO COMER ATÉ OS 100 ANOs

Conforme vimos em cada *Blue Zone* pelo mundo e naquelas que estamos ajudando a moldar nos Estados Unidos, comida, dieta e hábitos alimentares integram um quadro ainda maior. Para entender nossos hábitos, é útil olhar em retrospecto o contexto cultural mais amplo que moldou as escolhas e padrões alimentares nos Estados Unidos. Em primeiro lugar, é preciso entender que, se você estiver acima do peso, a culpa provavelmente não é sua. Estamos programados pelo processo evolutivo da humanidade para ansiar por calorias obtidas com gorduras deliciosas, carnes assadas, alimentos doces e carboidratos. Pela maior parte da história da humanidade, era extremamente difícil obter tais calorias, então os corpos acumulavam calorias para sobreviver. Ao comer alimentos com muita gordura, carboidratos e sal, estamos seguindo um impulso orgânico primevo: ingerir o máximo de calorias possível enquanto elas estão disponíveis.

Houve um tempo em que esse comportamento favorecia a sobrevivência de nossa espécie, mas a situação em nosso ambiente alimentar mudou drasticamente. A partir de uma época relativamente recente na história da humanidade, alimentos amiláceos refinados assumiram o lugar de plantas tuberosas e ervas em nossas dietas. O açúcar se imiscuiu. A qualidade e quantidade de alimentos disponíveis mudaram radicalmente nas últimas décadas, com resultados ao mesmo tempo triunfantes e desastrosos.

Algumas das maiores mudanças ocorreram de meados até o final do século XX. A ciência alimentar e políticas governamentais conspiraram a favor da produção de trigo, soja, açúcar e milho em detrimento de outros alimentos. A agroindústria aumentou a produtividade a ponto de pequenas fazendas desaparecerem. Essas poucas lavouras predominavam, e a indústria de processamento de alimentos concebeu maneiras de usá-las para criar produtos mais baratos que seriam replicados em fábricas de costa a costa e, por fim, pelo mundo. Segundo o USDA, entre 1970 e 2000, o americano comum passou a consumir 530 calorias por dia, um aumento de 24,5%. Com o aumento no fornecimento alimentar, os preços dos alimentos dispararam. No início do século XX, cada 50 centavos de cada dólar ganho era direcionado para a comida; no final do século gastávamos nisso menos de 10 centavos de cada dólar. Diante da demanda, empresas alimentícias passaram a elaborar alimentos processados mais saborosos e a propagandeá-los com intensidade crescente.

Para piorar a situação, ao mesmo tempo em que mais comida é facilmente disponível, a atividade física foi eliminada de nossas vidas. Basta apertar um botão para limpar o quintal, outro, para tarefas domésticas, e outro para misturar ingredientes. Um elevador nos leva por três ou quatro andares até o escritório. Nossos avós queimavam cinco vezes mais calorias do que nós com atividades físicas cotidianas, sem recorrer a "exercícios". O número de quilômetros que o americano comum percorre de carro anualmente quase dobrou, de 8.851 quilômetros em 1970 para quase 16.093 quilômetros hoje em dia.

Se as tendências atuais perdurarem, três quartos de nós estarão acima do peso ou obesos e metade terá diabetes em 2030. O americano comum já pesa 20% a mais do que em 1970. Isso significa que somos pessoas más? Que não temos a disciplina de nossos antepassados? Que nos importamos menos que nossos avós com nossa saúde e a de nossos filhos? Não. Lembrem-se de que saímos de um ambiente hostil marcado pela escassez para outro de abundância e facilidade. Portanto, a culpa de sermos gordos provavelmente não é nossa. Mas como superar isso?

A resposta tradicional sempre tem algo a ver com a responsabilidade individual: faça regime e exercícios! O problema desse plano é que requer disciplina e rotina a longo prazo — duas coisas que vão contra a natureza humana. A professora Kathleen Vohs e seus colegas na Universidade de Minnesota descobriram que a cada manhã acordamos somente com uma monta limitada de disciplina e, assim que a gastamos, não é possível repô-la. Podemos usar o autocontrole para nos exercitar, lidar com crianças geniosas, ser agradáveis com o cônjuge, ir se arrastando para o trabalho ou evitar as tais calorias deliciosas. Mas, a uma certa altura, o autocontrole se esgota. Por isso, elaboramos a Solução *Blue Zones* de forma a ser uma parte permanente de seu estilo de vida.

TORNE A COMIDA E AS REFEIÇÕES SAGRADAS

Saber quais alimentos comer e em qual quantidade é o primeiro passo para continuar comendo até os 100 anos. Mas também podemos aprender com as pessoas nas *Blue Zones* sobre o papel da alimentação nas esferas maiores da vida. Para elas, plantar, preparar, servir e comer são práticas sagradas com poder de criar diariamente um ritmo harmônico ligando suas famílias, casas, comunidades, crenças e o mundo natural. Centenários nas *Blue Zones* seguem rituais diários em relação à comida e a refeições. Tais rituais os ajudam a se manter aptos para os desafios do dia a dia, e praticá-los, certamente, é uma das chaves para sua longevidade e felicidade constante.

Após observar como os princípios das *Blue Zones* podem ser inseridos em comunidades americanas, estabeleci seis práticas alimentares poderosas que criam um círculo virtuoso entre comida, círculos sociais saudáveis, mexer-se naturalmente, vida espiritual forte e bem-estar geral. Aqui estão elas, junto com algumas reflexões sobre como colocá-las em prática em sua casa.

DESJEJUM COMO UM REI

Há um velho ditado que diz: "Faça o desjejum como um rei, almoce como um príncipe e jante como um mendigo." Em suma, a primeira refeição do dia deve ser a maior e só deve haver três refeições por dia. A rotina é a mesma em quase todas as *Blue Zones*: as pessoas fazem um desjejum copioso antes de trabalhar, o almoço tardio apresenta uma quantidade média de opções e o jantar no início da noite é bem leve. Ocasionalmente, comem um pedaço de fruta no meio da manhã ou um punhado de nozes no meio da tarde, mas a maioria não costuma lanchar. Em geral, a refeição contém cerca de 650 calorias. Portanto, com apenas três refeições por dia e um pequeno lanche, a maioria das pessoas obtém todas as calorias diárias necessárias. Fazer uma quarta refeição, por menor que seja, pode exceder o consumo calórico ideal para o dia.

O maior consumo alimentar é antes do meio-dia. É comum os nicoyanos fazerem dois desjejuns e comerem um jantar leve. O almoço é a maior refeição para os ikarianos e sardos. Os okinawanos dispensam o jantar. Muitos adventistas que seguem a regra do "desjejum como um rei" fazem apenas duas refeições por dia, uma no meio da manhã e outra por volta das 16h. Por algumas razões, isso ajuda as pessoas a perderem peso e viverem por mais tempo.

Pesquisas recentes apoiam a ingestão maior de calorias no início do dia. Um estudo em Israel descobriu que mulheres de regime que comiam metade de suas calorias diárias no desjejum, um terço no almoço e um sétimo no jantar perdiam em média 8,6 quilos em 12 semanas. Eles também viram quedas em triglicérides, glicose, insulina e hormônios que desencadeiam a fome. Além disso, experimentos com animais confirmaram que é melhor não pular o desjejum: quando ratos de laboratório não eram alimentados antes de dormir e, após acordar, sentiam fome por quatro horas, eles tendiam a comer demais quando por fim recebiam alimentos. Outros estudos mostraram que crianças que fazem o desjejum se saem melhor na escola e têm bem menos propensão a ficar acima do peso.

Como fazer isso:
- O desjejum deve ser a maior refeição do dia e incluir proteínas, carboidratos complexos e gorduras de origem vegetal;
- Faça o desjejum cedo ou no máximo até meio-dia, dependendo do que é melhor para seu organismo e rotina diária;

- Amplie sua definição de desjejum além de cereais e ovos. Em Nicoya, as pessoas incluem feijões e *tortilhas* de milho; em Okinawa há *missoshiro*; em Ikaria, pão e uma tigela de feijões bem temperados.

COZINHE EM CASA

Prepare suas refeições em casa e só coma fora em ocasiões especiais. Na maioria das *Blue Zones* comer fora é algo raro e ligado a comemorações, como um casamento ou outra ocasião especial. Com o advento da globalização e a invasão da cultura alimentar americana nas *Blue Zones*, houve também o surgimento de restaurantes.

Como exemplo, Ogimi, em Okinawa, tem até um restaurante voltado à longevidade. No entanto, as pessoas geralmente ainda comem em casa e, por isso, são mais saudáveis.

Ao cozinhar em casa, é possível escolher os ingredientes mais frescos e de alta qualidade, o que evita consumir os recheios baratos e componentes químicos para realçar o sabor presente na comida de muitos restaurantes. Aliás, até restaurantes chiques geralmente exageram na manteiga e no sal. Cozinhar também faz a pessoa se movimentar, ficando de pé, cortando, sovando e misturando ingredientes e erguendo pesos. Toda essa atividade física conta mais do que se imagina, sobretudo se comparada a ficar sentado em um restaurante.

Tomemos como exemplo Eleni Kohilas, 80 anos, de Raches Christos em Ikaria. Tive o prazer de observá-la durante uma tarde fazendo pão e me dei conta na época de que estivera frente a frente com a verdadeira explicação de o pão rústico ikariano contribuir para longevidade. O processo começava na véspera do dia de assar o pão, quando Kohilas andava até a casa de sua vizinha em busca de um pedacinho de massa-mãe. Naturalmente, esse intercâmbio propiciava meia hora de conversa, com direito a fofocas sobre o vilarejo. Após andar de volta para casa, Kohilas misturava água, farinha e sal com a massa--base, sovava a nova massa por cerca de meia hora e a deixava descansando — um exercício corporal que envolvia ombros, braços e músculos principais. No dia seguinte, Kohilas cortava lenha, acendia o fogo no forno ao ar livre e o mantinha aceso até atingir a temperatura ideal e punha a massa para assar. Na hora do almoço, ela tinha seis pães fumegantes, saudáveis e deliciosos — e a cintura malhada por duas horas. As calorias que queimava fazendo o pão equivaliam a quatro fatias dele.

Nem todo mundo nos Estados Unidos se daria a tanto trabalho para fazer um pão. Mas até preparar uma refeição simples em sua cozinha pode gastar entre 100 e 300 calorias. Multipliquem essas calorias por 120 — o número de vezes que o americano comum sai para comer fora anualmente —, e uma nova luz é lançada sobre nosso problema de obesidade. Um estudo acompanhou os hábitos alimentares e a ingestão calórica de 1.000 pessoas durante uma semana e descobriu que, em média, as que comiam fora consumiam aproximadamente 275 calorias a mais por dia do que aquelas que comiam em casa. Por quê? Restaurantes servem refeições que contêm mais calorias. Isso pode não parecer muito, porém, segundo a maioria das estimativas, 200 calorias extras por dia podem resultar em um ganho de nove quilos no decorrer de um ano. Por fim, quem cozinha em casa é propenso a comer uma variedade menor de alimentos em cada refeição. Quanto mais itens são oferecidos, mais comida a pessoa tende a consumir.

Como fazer isso:

- Sempre tente fazer o desjejum em casa;
- Adiante o almoço na noite anterior;
- Prepare de manhã os ingredientes do jantar. Cozinhar sem pressa é ótimo para aproveitar sua energia matinal e planejar um jantar à moda das *Blue Zones*;
- Reserve a tarde de domingo para preparar refeições para a semana e congelar comida que será consumida depois.

HARA HACHI BU

Significa planejar, antes de começar a comer, parar ao ficar 80% saciado. Quem tiver a sorte de partilhar uma refeição com okinawanos mais velhos, como eu tive, irá vê-los murmurando essas três palavras antes de comer. *Hara hachi bu* é um adágio confuciano de 2.500 anos que lembra para parar de comer quando o estômago estiver 80% repleto. Como leva 20 minutos para a sensação de saciedade ir do estômago até o cérebro, esse recurso mnemônico aumenta a probabilidade de senti-la crescendo e parar de comer antes que, chegue a 100%. A especialista em nutrição Leslie Lytle calculou que, se o americano comum adotasse como mantra o *hara hachi bu*, perderia 7,7 quilos já no primeiro ano!

Talvez ainda mais importante, rituais como *hara hachi bu*, e formas de dar graças também servem como uma pausa no cotidiano, forçando as pessoas a desacelerarem e prestarem atenção no que comem. Ikarianos, sardos, costa-riquenhos e adventistas começam as refeições fazendo uma prece. Em muitos casos, esses rituais antes das refeições também lembram as pessoas de que comida é algo especial, seja vinda de um animal que deu sua vida ou uma dádiva da terra ou o fruto de trabalho duro. Esse tipo de atenção valoriza mais a comida. Perceber que ela não é apenas algo para devorar, mas uma bênção a ser respeitada e louvada, pode mudar sua relação com os alimentos e as refeições partilhadas. Dar uma pausa antes de comer torna a refeição um tempo para desfrutar, relaxar e se livrar do estresse. Conforme um pregador adventista me disse, "você fica mais propenso a comer comida de qualidade se demonstrar apreço".

Como fazer isso:

- Antes das refeições, tente dizer *hara hachi bu* ou, se for religioso, dê graças. Mas também há outras maneiras de fazer isso, como instaurar um momento de silêncio e dizer ou pensar o que você sente. Isso expressa o reconhecimento do caráter sagrado de sua comida;
- Amarre uma tira azul no punho. Embora pareça tolice, isso o conecta a milhares de pessoas nas cidades *Blue Zones* pelo continente. No decorrer de nosso projeto distribuímos milhares de braceletes de borracha azuis que servem de lembrete para desacelerar nas refeições. Use essa tira ou uma variação que você criou por pelo menos seis semanas para instaurar o hábito. Pesquisas mostram que se uma pessoa adere a um comportamento por seis semanas, chega-se a um ponto culminante que aumenta a chance disso se tornar um hábito permanente. Somente coisas que a pessoa faz por bastante tempo impactam positivamente a expectativa de vida;
- Emprate a comida na bancada da cozinha. As pessoas podem comer até 29% a mais quando a comida é servida em travessas. O truque é servir a comida na bancada, dispensar os restos antes da refeição e então levar os pratos para a mesa.

O JEJUM ACELERA

Aprenda as vantagens de ficar ocasionalmente sem comer. Por exemplo, um pequeno jejum a cada 24 horas, reservando apenas 8 horas do dia para comer, já traz benefícios, sendo, porém, importante consumir metade das calorias diárias no desjejum. Leva entre 6 e 12 horas para o corpo digerir e absorver uma refeição. Após esse tempo, o corpo entra em estado de jejum e recorre às reservas, como gordura armazenada, para obter energia. Portanto, seguir esse cronograma de comer 8 horas e jejuar 16 contribui para a perda de peso.

Outros jejuns deliberados mais longos também são valiosos. Para quem é religioso, jejuar já pode ser uma prática usual. Os ikarianos ligados à Igreja Ortodoxa Grega jejuam até por metade do ano, alguns dias evitando ovos e carne, em outros fazendo jejum absoluto. Sardos e nicoyanos católicos jejuam durante a Quaresma, o período de 40 dias antes da Páscoa, durante a qual se abstêm completamente de carne.

Evidências científicas recentes mostram que jejuar nem que somente por um dia recalibra a liberação de insulina, dando uma folga ao pâncreas, e pode reduzir temporariamente o colesterol e a pressão arterial. E, inegavelmente, jejuar é uma maneira rápida de perder peso, romper vícios alimentares e até limpar o aparelho digestivo. Além disso, o jejum moderado por períodos mais longos cria uma forma de restrição calórica e pode retardar o envelhecimento.

Jejuar coloca as células do corpo no modo sobrevivência, com pelo menos dois benefícios. Em primeiro lugar, as células produzem menos radicais livres, os agentes oxidantes que "enferrujam" o corpo e aceleram o envelhecimento. Níveis mais baixos de radicais livres fortalecem as artérias, as células cerebrais e até a pele. Em segundo lugar, o jejum ocasional reduz níveis do fator de crescimento semelhante à insulina tipo 1 (IGF-1), um hormônio importante para o desenvolvimento celular na juventude, porém potencialmente perigoso após a idade de 20 anos, pois níveis altos podem levar a câncer de próstata, mama e outros.

Pesquisas também sugerem que o jejum ocasional pode afastar o risco de demência. Ele mantém os vasos sanguíneos saudáveis e também pode fomentar o crescimento de células cerebrais, conforme mostrado em experimentos com camundongos a cargo de Mark P. Mattson, diretor do setor de Neurociência nos Institutos Nacionais de Saúde.

Como fazer isso:

- Caso seja ligado a uma religião, reúna-se com outros membros durante os jejuns anuais ou semanais. Pode ser mais fácil fazer jejuns religiosos do que individualmente, pois há o apoio do círculo social e motivações morais;
- Ache um "companheiro de jejum", pois ter um amigo junto facilita a situação;
- Limite a ingestão alimentar a 500 calorias em dias alternados para estabelecer um programa de jejum regular e perder peso de maneira segura. Seja com esse ou qualquer outro programa de jejum, tome seis copos de água por dia;
- Tente comer apenas duas refeições por dia: um *brunch* farto pela manhã e outra refeição por volta das 17h.

IMPORTANTE: Consulte seu médico antes de jejuar. Evite dietas que o façam passar fome por mais de um dia de cada vez.

COMA COM SEUS AMIGOS E A FAMÍLIA

Considerar o ato de comer como um evento social pode ajudar a desfrutar e digerir melhor a comida, sendo uma ocasião para partilhar com os amigos e a família. Fiz numerosas refeições com pessoas nas *Blue Zones*, e elas chegavam a durar três horas, com uma sucessão de vários pratos pequenos pontuados por brindes, histórias, piadas e conversas. As refeições são comemorações, uma oportunidade para agradecer, partilhar histórias, falar de problemas e unir a família. Comer junto com a família nos obriga a desacelerar, o que diminui a probabilidade de comer em excesso.

Em geral, as pessoas nas *Blue Zones* nunca comem sozinhas ou de pé e tampouco enquanto dirigem um veículo. Conforme salientou minha guia em Ikaria,

Thea Parikos, quando sua família se senta para uma refeição, ela deixa de lado os hormônios do estresse do dia a dia. Os ikarianos, disse ela, comem lentamente enquanto conversam com a família, um ritual bom para reforçar não só laços, como também para manter o organismo saudável.

A maneira de comer é tão importante quanto o que se come. Ao comer apressadamente de pé ou dirigindo o carro, os hormônios do estresse podem interferir na digestão e prejudicar o metabolismo dos alimentos. Comer rapidamente promove o consumo excessivo e, conforme estudos mostram, pode dobrar o risco de obesidade. Um estudo em 2011 da Universidade de Illinois descobriu que crianças e adolescentes que fazem refeições em família três ou mais vezes por semana são mais propensos a ter peso normal e padrões alimentares e nutricionais mais saudáveis do que aqueles que fazem menos refeições junto com a família. Outros benefícios são a redução de 12% na probabilidade de ficar acima do peso, 20% menos chance de comer alimentos nocivos, e um aumento de 24% na probabilidade de comer alimentos saudáveis. Adolescentes que jantam com a família são 15% menos propensos a se tornar obesos. Além disso, um relatório do Centro Nacional sobre Vício e Abuso de Substâncias salienta que adolescentes que jantam com a família mais de três vezes por semana são menos propensos a ir mal na escola. É fundamental que a mesa da cozinha seja confortável, de preferência redonda, para propiciar conversas familiares.

Como fazer isso:

- Jamais coma em pé;
- Jamais coma enquanto dirige um carro;
- Quando comer sozinho, concentre-se nisso. Evite ler, ver TV e distrair-se com o celular ou o computador, pois o leva a comer mais rápido e sem prestar atenção;
- Estabeleça um horário e uma regra para toda a família se reunir no jantar.

CELEBRE E DESFRUTE A COMIDA

Nenhum desses rituais e nada na Solução *Blue Zones* devem ser encarados como uma restrição, uma limitação ou privação. Não se sacrifique. Vá em frente e desfrute as boas refeições e comemorações ocasionais quando se pode perder um pouco a moderação. Nós comemos cerca de 1.100 refeições por ano. Se festejarmos duas vezes por semana e desfrutarmos o que gostamos de comer, ainda restam quase 1.000 refeições por ano seguindo o modelo das *Blue Zones*.

"Quem segue dietas rigorosamente esquece que comer é um dos maiores prazeres da vida", disse Antonia Trichopoulou, considerada a maior especialista da atualidade em dieta mediterrânea. "Por que iríamos nos abster dessas maravilhas?", questionou, apontando a comida na mesa diante de nós.

Não abra mão daquela fatia de torta no Dia de Ação de Graças ou daquele pedaço de bolo de aniversário nem daquele bife semanal, se tudo isso traz satisfação. Essas delícias podem não ser muito saudáveis, porém, conforme nos mostram os residentes nas *Blue Zones*, o corpo tem capacidade de se recuperar após um exagero ocasional. O truque é descobrir sem sofrimento aquele equilíbrio ideal entre saborear a vida e se comportar de uma maneira que a faça durar o máximo de tempo possível. Na maioria dos países essas duas forças estão em desacordo, mas nas *Blue Zones* elas se harmonizam.

Como fazer isso:

- Escolha um dia da semana para desfrutar uma refeição com seus alimentos favoritos. Pode ser domingo após a igreja, o Sabá, segunda-feira para contrabalançar o início do trabalho na semana ou sexta-feira para comemorar mais uma semana bem vivida;
- Fique à vontade para exagerar um pouco em comemorações familiares e nas férias. Descubra o ponto de equilíbrio que funciona para você.

Alguns desses rituais alimentares das *Blue Zones* já são conhecidos nos Estados Unidos. Fazer uma, duas ou até três refeições em família é parte da tradição cultural, mas não necessariamente parte de nosso cotidiano. Por outro lado, alguns desses rituais podem parecer estranhos e até complicados. A regra dos 80% em uma cultura de consumo alimentar à vontade pode ir contra os costumes. Mas, após passar anos observando o quanto esses rituais alimentares significam para os centenários que conheci em todas as *Blue Zones*, tenho certeza de que eles também nos farão bem.

O restante deste capítulo traz novas lições sobre o que preparar na cozinha e servir na mesa.

ESCOLHAS ALIMENTARES PARA LONGEVIDADE

Nenhum dos centenários que conheci nas *Blue Zones* jamais tentou viver até os 100 anos. Nenhum disse aos 50 anos "sabe de uma coisa, vou manter essa dieta de longevidade e durar mais 50 anos!". Eles não contam calorias, tomam vitaminas, pesam proteína em gramas nem leem rótulos. E não restringem a ingestão alimentar. Todos celebram a vida com comida. Ao aplicar a sabedoria das *Blue Zones* pelo mundo para transformar cidades nos Estados Unidos, passei a acreditar que é possível desenvolver o mesmo tipo de cultura por aqui.

Tudo começa com as escolhas alimentares. A maioria dos residentes que conheci nas *Blue Zones* tem fácil acesso a frutas e legumes locais, em sua maioria cultivados organicamente e sem pesticidas. Quando não cultivam esses itens em suas próprias hortas, sabem onde comprá-los a preços mais acessíveis do que os de alternativas processadas. Eles incorporaram certos alimentos nutritivos em suas refeições diárias ou semanais, os quais nem sempre são disponíveis nas prateleiras de lojas de conveniência ou nos cardápios de lojas de *fast-food* pelo país. Eles herdaram receitas antigas ou criaram outras para que alimentos saudáveis fiquem gostosos — uma parte fundamental do quadro, pois quem não gosta do que come não o continua comendo por muito tempo.

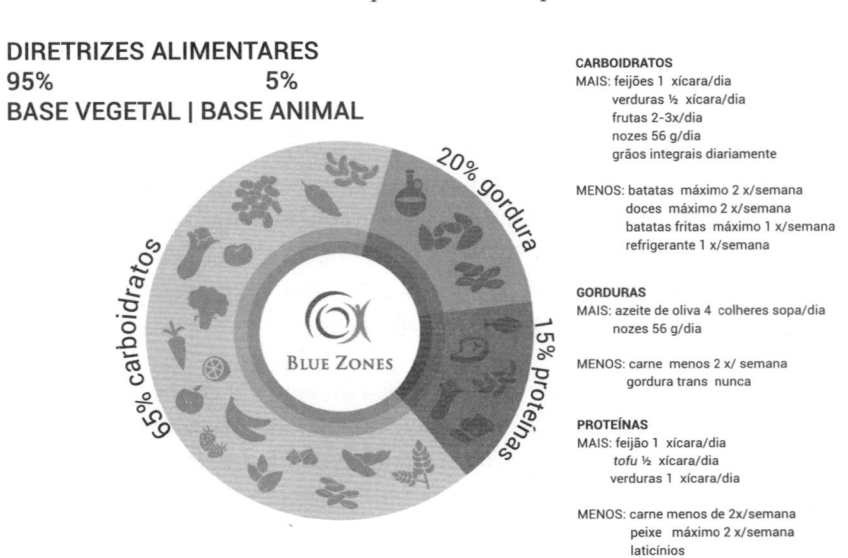

DIRETRIZES ALIMENTARES
95%   5%
BASE VEGETAL | BASE ANIMAL

20% gordura
15% proteínas
65% carboidratos

BLUE ZONES

CARBOIDRATOS
MAIS: feijões 1 xícara/dia
verduras ½ xícara/dia
frutas 2-3x/dia
nozes 56 g/dia
grãos integrais diariamente

MENOS: batatas máximo 2 x/semana
doces máximo 2 x/semana
batatas fritas máximo 1 x/semana
refrigerante 1 x/semana

GORDURAS
MAIS: azeite de oliva 4 colheres sopa/dia
nozes 56 g/dia

MENOS: carne menos 2 x/ semana
gordura trans nunca

PROTEÍNAS
MAIS: feijão 1 xícara/dia
tofu ½ xícara/dia
verduras 1 xícara/dia

MENOS: carne menos de 2x/semana
peixe máximo 2 x/semana
laticínios

Os alimentos especialmente importantes para os centenários nas *Blue Zones* variam conforme a cultura. Há uma lista deles no final de cada capítulo na parte 1, e outra completa na p. 155. Porém, igualmente importantes são as diretrizes para a seleção de alimentos que desenvolvemos após visitar numerosas Blue Zones e descobrir as melhores maneiras de transmitir esses valores para os americanos.

As descobertas citadas provêm de um longo estudo estatístico com base científica. Afinal, precisávamos de informações que não fossem apenas anedóticas ou baseadas em entrevistas, visitas a cozinhas ou refeições partilhadas com centenários. Nós analisamos mais de 150 estudos de nutrição conduzidos nas *Blue Zones* no século passado, então obtivemos uma média global do que os centenários realmente comem. Aqui estão algumas diretrizes para comer como eles e viver até os 100 anos.

DIRETRIZES ALIMENTARES DAS *BLUE ZONES*

Sigam essas diretrizes e substituam naturalmente açúcar e amidos refinados por alimentos mais saudáveis, com mais fibras e nutrientes.

1. VEGETAIS: Assegure-se de que 95% de sua alimentação tenha origem vegetal.

Sua dieta deve conter no máximo uma porção pequena de proteínas de origem animal por dia. Prefira feijões, verduras, inhames, batatas-doces, frutas, nozes, sementes e grãos integrais. Embora em quatro das cinco *Blue Zones* haja consumo de carne, isso ocorre sobretudo em comemorações, e a carne é servida em pequenas quantidades ou apenas para realçar o sabor dos pratos. Nosso consultor Walter Willett, da Faculdade de Saúde Pública de Harvard, diz o seguinte: "Carne é como radiação: não sabemos o nível seguro." Pesquisas inclusive sugerem que adventistas que são vegetarianos há 30 anos vivem até oito anos a mais do que pessoas carnívoras. Ao mesmo tempo, aumentar a quantidade de alimentos vegetais nas refeições tem muitos efeitos salutares. Nas *Blue Zones* as pessoas comem uma variedade impressionante de legumes na devida estação e o excedente vira conserva ou é desidratado para poder ser consumido no restante do ano. Os alimentos comprovadamente melhores para a longevidade são verduras folhosas, como: espinafre, beterraba, nabo, acelga e couves em geral. Em Ikaria mais de 75 variedades de verduras comestíveis crescem como ervas daninhas; muitas contêm dez vezes mais polifenóis do que vinho tinto. Estudos descobriram que pessoas na meia-idade que consumiam o equivalente a uma xícara de verduras cozidas diariamente tinham metade da probabilidade de morrer nos quatro anos seguintes do que aquelas que não comiam verduras.

Pesquisadores também descobriram que pessoas que consumiam diariamente 113 gramas de frutas (o equivalente a uma maçã) eram 60% menos propensas a morrer nos quatro anos seguintes do que aquelas que não tinham esse hábito.

Todos os óleos de origem vegetal são mais indicados do que gorduras de origem animal. O azeite de oliva não é o único óleo vegetal saudável, porém é o mais usado nas *Blue Zones*. Segundo evidências, o consumo de azeite de oliva aumenta o colesterol bom e diminui o colesterol ruim. Em Ikaria descobrimos que, para pessoas na meia-idade, cerca de seis colheres de sopa diárias de azeite de oliva reduziam pela metade o risco de morte. Além dele, frutas e legumes sazonais, grãos integrais e feijões dominam as refeições nas *Blue Zones* o ano inteiro.

Como fazer isso:

- Mantenha suas frutas e legumes favoritos à mão. Não se obrigue a comer o que não gosta. Pode até funcionar por um tempo, mas mais cedo ou mais tarde será um fracasso. Experimente diversas frutas, legumes e faça um estoque daqueles que gostar. Caso não tenha acesso a legumes frescos e baratos, utilize os congelados (estes podem até conter mais nutrientes, caso tenham sido congelados na época da colheita e não tenham passado semanas viajando até as prateleiras dos mercados);

- Use azeite de oliva em vez de manteiga. Legumes salteados em fogo baixo com azeite de oliva são excelentes. Dê um toque final a legumes ao vapor ou cozidos regando-os com um pouco de azeite de oliva extra virgem, o qual sempre deve estar à mesa;
- Tenha um estoque de grãos integrais. Aliás, aveia, cevada, arroz integral e milho moído figuram nas dietas nas *Blue Zones* pelo mundo. O trigo não é proeminente nessas culturas, que utilizam grãos com menos glúten do que as linhagens atuais;
- Faça uma sopa com os legumes que estão há mais tempo na geladeira. Corte-os, doure-os com azeite de oliva e ervas, e acrescente água até cobrir. Deixe cozinhando até os legumes ficarem no ponto, então tempere a gosto. Congele as sobras em recipientes do tamanho mais adequado, então as sirva quando não tiver tempo de cozinhar.

NOTAS SOBRE PROTEÍNA

O corpo humano precisa de proteína para fortalecer os ossos e desenvolver os músculos. Mas qual é a quantidade certa? A americana comum consome 70 gramas de proteína diariamente, e o americano comum, mais de 100 gramas: é demais! Os Centros para Controle e Prevenção de Doenças recomendam 46 a 56 gramas por dia.

Quantidade, porém, não é só o que importa, e sim o tipo certo de proteína. Há 21 tipos de proteína, sinônimo de aminoácido. Desse total, o corpo só processa nove, os chamados aminoácidos "essenciais" que devem ser obtidos por meio da nossa dieta. Carne e ovos fornecem esses nove aminoácidos, mas poucas fontes alimentícias de origem vegetal têm essa composição. No entanto, carne e ovos também contêm gordura e colesterol, os quais tendem a causar doenças cardíacas e câncer. Então, o que fazer para privilegiar alimentos de origem vegetal como nas *Blue Zones*? O truque é "harmonizar" os alimentos certos. A combinação dos alimentos vegetais certos fornece todos os aminoácidos essenciais, suprindo as necessidades proteicas e mantendo a ingestão calórica equilibrada.

2. EVITE CARNE: Consuma carne no máximo duas vezes por semana.

Coma carne cozida duas ou menos vezes por semana, em porções de no máximo 56 gramas. Prefira galinha, porco e cordeiro de pequenas propriedades familiares, em vez de carne de animais criados em escala industrial. Evite carnes processadas como salsichas e enlatadas.

Na maioria das *Blue Zones* as pessoas comem quantidades pequenas de carne de porco, galinha e cordeiro. (Os adventistas são uma exceção, pois jamais comem carne.) Tradicionalmente, as famílias abatiam um porco ou cabrito para ocasiões festivas, comiam com grande apetite e preservavam as sobras, que usavam moderadamente como gordura para frituras ou como condimento. Galinhas ciscavam no terreno comendo larvas e se empoleirando onde quisessem. Mas a carne de galinha era uma raridade em muitas refeições.

> ### HARMONIZAÇÕES PROTEICAS PERFEITAS
>
> Peter J. Woolf, engenheiro químico e ex-professor assistente na Universidade de Michigan, e colegas pesquisadores analisaram mais de 100 alimentos vegetais para identificar as harmonizações e proporções que suprem melhor as necessidades de proteína. Eis aqui algumas harmonizações favoritas nas *Blue Zones*.
>
> **Lanches rápidos e fáceis**
> - 1½ xícara de *edamame* cozido borrifado com *shoyu*
> - ¼ xícara de nozes e 1½ xícara de *edamame* cozido
>
> **Combos de baixa caloria**
> - 1¹/₃ xícara de pimentões vermelhos cortados e 3 xícaras de couve-flor cozida
> - 2 xícaras de cenouras picadas e 1 xícara de lentilhas cozidas
> - 3 xícaras de mostarda cozida e 1 xícara de grão-de-bico cozido
> - 2 xícaras de cenouras cozidas e 1 xícara de feijão-manteiga
> - 1 xícara de feijão-fradinho cozido e 1¼ xícaras de milho cozido
>
> **Pratos substanciosos**
> - 1¼ xícara de arroz integral cozido e 1 xícara de grão-de-bico cozido
> - 1½ xícara de brócolis cozido e 1 ¹/₃ xícara de arroz selvagem cozido
> - 2/3 xícara de *tofu* extra firme e 1 xícara de arroz integral cozido
> - ½ xícara de *tofu* firme e 1¼ xícara de *sobá* cozido

Analisando o consumo de carne em todas as *Blue Zones*, descobrimos que as pessoas comiam cerca de 56 gramas de carne ou menos de cada vez, quando muito cinco vezes por mês. Cerca de uma vez por mês elas se davam ao luxo de comer algo diferente, em geral porco ou cabrito assado. Carne bovina e de peru não figuram significativamente na dieta usual das *Blue Zones*.

CARNES ORGÂNICAS

A carne consumida nas *Blue Zones* é de animais criados soltos sem hormônios ou antibióticos nem contato com pesticidas. As cabras se alimentam de gramíneas, folhagem e ervas. Os porcos sardos e ikarianos comem restos de comida, além de bolotas e raízes silvestres. Essas práticas tradicionais produzem carne com níveis mais altos de ácidos graxos do saudável ômega 3 do que aquela de animais alimentados com grãos.

Além disso, não há certeza se as pessoas eram longevas por comer um pouco de carne ou apesar disso. Como há tantos hábitos saudáveis nas *Blue Zones*, os residentes podem escapar dos efeitos nocivos de comer um pouco de carne porque isso é contrabalançado por outros alimentos e opções de estilo de vida. Conforme diz meu amigo Dean Ornish, "quanto mais saudáveis as práticas que você mantém, mais saudável você se torna".

Como fazer isso:

- Saiba que 56 gramas de carne cozida equivalem a: **Galinha** — meio filé de peito de galinha ou uma coxa sem pele; **Porco ou cordeiro** — uma costeleta ou uma fatia do tamanho de um *kit* de baralho;
- Evite levar carne bovina, salsichas, frios e outras carnes processadas para casa, incluindo as enlatadas;
- Encontre substitutos vegetais para a carne que habitualmente é o centro da refeição. Experimente *tofu* levemente salteado e regado com azeite de oliva; *tempeh*, outro produto de soja; e discos prensados de feijão-preto ou grão-de-bico;
- Reserve apenas dois dias por semana para comer carne ou outros alimentos de origem animal;
- Como as porções de carne em restaurantes quase sempre pesam cerca de 113 gramas, divida esses pratos com outra pessoa ou peça ao garçom para colocar a metade em uma embalagem para viagem.

3. PEIXE FAZ BEM: Coma até 85 gramas por dia.

Saiba que 85 gramas tem o tamanho de um *kit* de baralho. Escolha peixes comuns abundantes, não os ameaçados pela pesca intensiva. O Estudo de Saúde Adventista 2, que acompanha 96 mil americanos desde 2002, descobriu que as pessoas mais longevas não são veganas nem carnívoras, e sim "pesco-vegetarianas", ou pescatarianas. Sua dieta à base de vegetais inclui até 28 gramas de peixe por dia. Em certas *Blue Zones*, há peixe duas a três vezes por semana nas refeições.

A inclusão de peixe na dieta envolve outras considerações éticas e de saúde. Na maioria das *Blue Zones*, os peixes consumidos são pequenos e relativamente baratos, como sardinhas, anchovas e bacalhau — espécies no meio da cadeia alimentar que não são expostas a níveis altos de mercúrio ou outras substâncias químicas, como bifelinos policlorados (PCBs na sigla em inglês), que poluem mares e rios. Ao contrário das corporações pesqueiras que ameaçam espécies de extinção, os pescadores nas *Blue Zones* sabem que não podem disseminar a destruição dos ecossistemas dos quais dependem. Não há, porém, evidência de que as *Blue Zones* prefiram um peixe em especial, inclusive salmão.

Como fazer isso:

- Aprenda a distinguir 85 gramas de peixes grandes como pargo e truta, e de peixes menores como sardinhas e anchovas;
- Prefira peixes do meio da cadeia alimentar, como truta, pargo, garoupa, sardinhas e anchovas. Evite os predadores, como espadarte, tubarão e atum, e espécies ameaçadas pela pesca intensiva, como o robalo chileno;
- Passe longe de peixes provenientes de "fazendas de piscicultura", onde geralmente são criados em cercados superlotados e à base de antibióticos, pesticidas e corantes.

4. REDUZA OS LATICÍNIOS: Limite o consumo de leite de vaca e derivados como queijo, creme e manteiga.

O leite de vaca não tem papel proeminente em nenhuma *Blue Zone*, exceto na dieta dos adventistas, alguns dos quais comem ovos e derivados de leite. Por sua vez, os laticínios só foram introduzidos há 8 mil a 10 mil anos atrás. O sistema digestivo humano não é preparado para o leite (a não ser o materno) nem seus derivados, e hoje chega a 60% o número de pessoas com dificuldade para digerir lactose.

Os argumentos contra o leite geralmente apontam seu alto teor de gordura e açúcar. Neal Barnard, fundador e presidente dos Comitês Médicos para Medicina Responsável, salienta que 49% das calorias no leite integral e 70% das calorias no queijo provêm da gordura — grande parte da qual é saturada. Todo leite tem também o açúcar natural lactose, o qual representa 55% das calorias no leite desnatado.

Embora há décadas os americanos consumam leite devido ao cálcio e proteínas, as pessoas nas *Blue Zones* obtêm esses nutrientes por meio de fontes vegetais. Uma xícara de couve cozida ou dois terços de uma xícara de *tofu*, por exemplo, tem tanto cálcio biodisponível quanto uma xícara de leite.

Quantidades pequenas de produtos à base de leite de ovelha ou de cabra — sobretudo iogurte de fermentação natural sem adição de açúcar —, algumas vezes por semana fazem bem. Derivados de leite de ovelha e de cabra têm papel de destaque nos cardápios tradicionais dos ikarianos e sardos. Não se sabe se é o leite de cabra ou o leite de ovelha que torna as pessoas mais saudáveis, ou se isso se deve ao fato de que os residentes nas *Blue Zones* sobem e descem o mesmo terreno íngreme que as cabras. Um dado interessante é que o leite de cabra é mais consumido em forma de produtos fermentados como iogurte, creme azedo e queijo. Além de lactose, o leite de cabra contém lactase, uma enzima que ajuda na digestão da lactose.

Como fazer isso:

- Como alternativa aos laticínios, tente leite de soja, coco ou amêndoa não adoçado. A maioria deles tem tantas proteínas quanto o leite comum e o sabor é igualmente bom ou até melhor;
- Satisfaça sua vontade ocasional de comer queijo com queijos originados de cabras ou ovelhas que se alimentam de gramíneas. Experimente o *pecorino* sardo ou o *feta* grego. Como ambos têm sabor forte, use-os com parcimônia para deixar a comida mais saborosa.

5. COM MODERAÇÃO: Coma no máximo três ovos por semana.

Ovos são consumidos nas cinco *Blue Zones*, em média duas a quatro vezes por semana. Assim como as proteínas da carne, o ovo apenas acompanha uma porção maior de um item integral ou à base de vegetais. Os nicoyanos fritam um ovo para servir de recheio a uma tortilha de milho acompanhada de feijão. Os okinawanos colocam um ovo na sopa. Nas *Blue Zones* mediterrâneas o hábito é fritar um ovo para comer com pão, amêndoas e azeitonas no desjejum.

Em todas essas zonas os ovos são de galinhas criadas soltas que comem diversos alimentos naturais, não recebem hormônios nem antibióticos, e botam ovos lentamente maturados com um teor mais alto de ácidos graxos do ômega 3. Ovos produzidos em escala industrial atingem a maturidade com o dobro de rapidez daqueles postos pelas galinhas nas *Blue Zones*.

Ovos fornecem proteínas completas, incluindo os aminoácidos necessários para o organismo, além de vitaminas A, B, D e E, e minerais como selênio. Dados do Estudo de Saúde Adventista 2 mostraram que vegetarianos que comem ovo vivem um pouco mais do que os veganos, mas tendem a ter peso maior.

Há outras questões de saúde que podem influenciar a decisão de comer ovos. Diabéticos devem evitar as gemas, e o consumo de ovos é correlacionado a taxas mais altas de câncer de próstata, além de exacerbar problemas renais em mulheres. Embora acadêmicos também apontem o efeito do colesterol sobre as artérias, há pessoas com problemas cardíacos ou circulatórios que continuam consumindo ovos.

Como fazer isso:

- Compre apenas ovos pequenos de galinhas criadas soltas;
- O ovo no desjejum deve ser acompanhado de frutas ou outros alimentos de origem vegetal como mingau e pão de cereais integrais;
- Tente substituir o mexido de ovos por *tofu*;
- Para assar, em vez de um ovo, use $1/4$ de xícara de purê de maçã, $1/4$ de xícara de batatas amassadas ou uma banana pequena. Sementes de linhaça ou ágar (extraído de algas) também podem substituir os ovos em certas receitas;

6. DOSE DIÁRIA DE FEIJÃO: Coma pelo menos meia xícara de feijão cozido por dia.

Feijões são a base de todas as dietas das *Blue Zones* no mundo: feijão-preto em Nicoya; lentilhas, garbanzo e feijão-branco no Mediterrâneo; e feijão-soja em Okinawa. As populações longevas nessas zonas comem pelo menos quatro vezes mais feijões do que nós. Um estudo em cinco países, financiado pela Organização Mundial de Saúde, descobriu que comer 20 gramas de feijão diariamente aumenta a longevidade.

O fato é que os feijões representam o superalimento por excelência. Em média, são compostos de 21% de proteínas, 77% de carboidratos complexos (que fornecem energia lenta e constante, ao contrário do pico proporcionado por carboidratos refinados como farinha branca) e uma pequena porcentagem de gordura. São também uma fonte excelente de fibras, baratos e versáteis, apresentam diversas texturas, e têm mais nutrientes por grama do que qualquer outro alimento na Terra.

Há pelo menos 8 mil anos os humanos consomem feijões, os quais estão inscritos em nosso DNA culinário. Até o Livro de Daniel (1:1-21) na Bíblia cita uma dieta de duas semanas à base de feijão para tornar as crianças mais saudáveis. A ingestão média de pelo menos meia xícara por dia nas *Blue Zones* fornece a maioria das vitaminas e minerais necessários. E, como são tão substanciosos e saciam o apetite, os feijões podem ocupar o lugar de alimentos mais saudáveis na dieta. Além disso, seu alto teor de fibras ajuda o florescimento de probióticos saudáveis nos intestinos.

Como fazer isso:

- Descubra receitas com feijões do seu agrado e de sua família. Os centenários nas *Blue Zones* preparam feijões muitos saborosos. Caso ainda não tenha receitas favoritas, teste ao longo do próximo mês três receitas com feijões apresentadas neste livro;
- Mantenha sempre diversos tipos de feijão na despensa de sua cozinha. Feijões *in natura* são mais baratos, mas os enlatados são mais práticos. Ao comprar feijões enlatados, leia sempre o rótulo: os únicos ingredientes devem ser feijões, água, temperos e talvez um pouco de sal. Evite as marcas que adicionam gordura e açúcar;
- Amasse feijões para engrossar sopas cremosas e enriquecê-las com proteínas;
- Faça saladas mais robustas acrescentando feijões cozidos. Sirva *homus* ou discos de feijão-preto com saladas para dar mais textura e sabor;
- Mantenha na despensa um estoque de condimentos para deixar os pratos com feijão mais deliciosos. Receitas com feijões do Mediterrâneo, por

exemplo, geralmente incluem cenouras, aipo e cebola temperados com alho, tomilho, pimenta e folhas de louro;
- Quando sair para jantar, vá a restaurantes mexicanos, que quase sempre servem *gallo pinto* ou feijão-preto. Realce os feijões acrescentando arroz, cebolas, pimentões, guacamole e molho apimentado. Em vez de tortilhas de farinha branca, prefira tortilhas de milho, que são consumidas com feijão na Costa Rica.

7. REDUZA O AÇÚCAR: Adicione no máximo sete colheres de chá por dia a outros itens.

Os centenários geralmente só comem doces em comemorações. Eles não adicionam açúcar aos alimentos e usam mel para adoçar os chás. Isso resulta em cerca de sete colheres de chá de açúcar a menos por dia. A lição pra nós: comer *cookies*, doces e itens de padaria poucas vezes por semana e, idealmente, em uma refeição. Evite alimentos que contenham açúcar, incluindo qualquer produto que o mencione entre os cinco primeiros ingredientes. O açúcar adicionado a café, chá ou outros alimentos deve se limitar a quatro colheres de chá por dia. Livre-se do hábito de consumir doces muito açucarados.

Vamos encarar a verdade: é possível evitar o açúcar, o qual já é naturalmente presente em frutas, legumes e até no leite, embora esse não seja o problema. Entre 1970 e 2000, a quantidade de açúcar adicionado a alimentos aumentou 25%. Isso resulta em 22 colheres de chá de açúcar adicionado consumidas diariamente pelo americano comum e que ficam ocultas em refrigerantes, iogurtes, *muffins* e molhos. Está fartamente comprovado que o excesso de açúcar na dieta oprime o sistema imunológico, dificultando escapar de doenças. Ele também aumenta os níveis de insulina, o que pode levar a diabetes, baixa fertilidade, ganho indesejável de peso corporal e até a morte prematura. Nas *Blue Zones*, as pessoas consomem quase a mesma quantidade de açúcares naturais que os americanos, porém apenas um quinto do açúcar adicionado. A chave: as pessoas nessas zonas consomem açúcar intencionalmente, não por costume ou por acaso.

Como fazer isso:
- Eleja o mel como adoçante. Embora aumente os níveis de açúcar no sangue assim como faz o açúcar, o mel é mais difícil de pegar com a colher e não se dissolve tão bem em líquidos frios. Portanto, a tendência é consumi-lo intencionalmente e em pouca quantidade. O mel é um produto integral e alguns tipos, como o mel de urze de Ikaria, têm propriedades anti-inflamatórias, anticancerígenas e antimicrobianas;

- Evite refrigerantes, chás e sucos de frutas adoçados com açúcar. O refrigerante adoçado com açúcar é disparadamente a maior fonte de açúcares adicionados à nossa dieta. Aliás, o consumo de refrigerante pode ser o responsável por 50% do ganho de peso nos Estados Unidos desde 1970. Uma única lata de refrigerante contém cerca de dez colheres de chá de açúcar. Quem não suporta ficar sem refrigerantes, pode optar pelos dietéticos, embora água *seltzer* ou água mineral com gás sejam alternativas preferíveis;
- Consuma doces sobretudo em comemorações. As pessoas nas *Blue Zones* adoram doces, mas *cookies*, bolos, tortas e diversos tipos de sobremesas geralmente são servidos somente após uma refeição no domingo, em um feriado religioso ou em festas no vilarejo. Há inclusive doces especiais para essas ocasiões. Limite as sobremesas e extravagâncias a 100 calorias, coma apenas uma porção ou menos por dia;
- Considere frutas frescas como seu regalo doce, em vez das desidratadas. Frutas frescas têm mais água e satisfazem mais com menos calorias. Nas desidratadas, como passas e tâmaras, os açúcares ficam bem mais concentrados do que em uma porção comum de fruta fresca;
- Evite alimentos processados com açúcar adicionado, particularmente molhos em geral e *ketchup*. Muitos contêm várias colheres de chá de açúcar adicionado;
- Saiba que muitos produtos compensam o baixo teor de gordura com a adição de açúcar. Alguns iogurtes com pouca gordura, por exemplo, podem até ter mais açúcar — grama por grama — do que um refrigerante;
- Se sua ânsia por doce não passa, experimente estévia para adoçar chá e café. Essa planta medicinal das florestas tropicais do Brasil e Paraguai é altamente concentrada e provavelmente melhor do que o açúcar refinado.

8. NOZES COMO MERENDA: Coma dois punhados de nozes por dia.

Um punhado de nozes equivalente a 56 gramas, que é a quantidade média consumida pelos centenários nas *Blue Zones*. As amêndoas em Ikaria e na Sardenha, os pistaches em Nicoya e todas as nozes apreciadas pelos adventistas fazem bem. Quem come nozes vive em média dois a três anos mais do que quem não as consome, segundo o Estudo de Saúde Adventista 2. Um estudo recente de Harvard, que acompanhou 100 mil pessoas durante 30 anos, descobriu que consumidores de nozes têm taxa de mortalidade 20% mais baixa do que quem não as consome. Outros estudos mostram que dietas com nozes reduzem entre 9% e 20 % colesterol LDL nocivo, seja qual for a quantidade consumida ou o teor de gordura nelas. Outros componentes saudáveis das nozes são cobre, fibras, folato, vitamina E e o aminoácido arginina.

Como fazer isso:

- Coma nozes em seu local de trabalho no meio da manhã e como lanche no meio da tarde. Leve pacotes pequenos em viagens e dentro do carro;
- Adicione nozes e outras sementes a saladas e sopas;
- Tenha um estoque de vários tipos de nozes. A mescla ideal é: amêndoas (ricas em vitamina E e magnésio), amendoins (ricos em proteínas e folato, uma vitamina B), castanha-do-pará (rica em selênio, um mineral que possivelmente protege contra o câncer de próstata), castanhas (ricas em magnésio) e nozes (ricas em ácido alfalinoleico, a única gordura do ômega 3 presente em um alimento vegetal). Todas essas nozes ajudam a reduzir o colesterol;
- Incorpore nozes regularmente nas refeições como fonte de proteínas;
- Coma algumas nozes antes de uma refeição para reduzir a carga glicêmica geral.

9. OS PÃES IDEAIS: Substitua o pão comum por pão de fermentação natural ou pão de trigo 100% integral.

O pão é um pilar na dieta humana há pelo menos 10 mil anos. Em três das cinco *Blue Zones* ele continua sendo um item fundamental e, embora geralmente não seja usado para sanduíches, está presente na maioria das refeições. Mas o pão consumido nessas zonas é bem diferente daqueles de farinha branca comprados pela maioria dos americanos. A farinha branca se transforma rapidamente em açúcar, fornece calorias relativamente vazias e aumenta os níveis de insulina. O pão branco (junto com a glicose) inclusive representa a pontuação de índice glicêmico padrão de 100, que serve de medida para todos os outros alimentos. A farinha refinada não é o único problema inerente aos costumeiros pães de trigo ou brancos. O glúten, proteína que dá textura ao pão, também cria problemas digestivos para certas pessoas. Já nas *Blue Zones* há pães de fermentação natural ou de grãos integrais, sendo que ambas as variações têm características saudáveis. Em Ikaria e na Sardenha, por exemplo, os pães são feitos com diversos grãos 100% integrais, incluindo trigo, centeio e cevada. Cada um deles oferece um amplo escopo de nutrientes, como o aminoácido triptofano e os minerais selênio e magnésio. Todos os grãos integrais têm teor mais alto de fibras do que a farinha de trigo. Um fato interessante é que a cevada foi o alimento mais altamente correlacionado à longevidade na Sardenha.

Outros pães tradicionais nas *Blue Zones* são feitos com lactobacilos e bactérias naturais que "digerem" os amidos e glútens enquanto fazem a massa do pão crescer. O processo também cria um ácido lático que dá o sabor "azedo" ao pão de fermentação natural. O resultado é um pão com menos glúten do que aqueles rotulados "sem glúten" e com um milésimo da quantidade de glúten nos pães normais, com maior durabilidade e um sabor agradável apreciado pela maioria das pessoas. E, mais importante: pães rústicos tradicionais de fermentação natural de fato reduzem a carga glicêmica das refeições. Ou seja, tornam a refeição inteira mais saudável, com digestão mais lenta e mais fácil para o pâncreas, e mais propensa a disponibilizar calorias em forma de energia do que a ser acumulada como gordura.

Fique ciente de que o pão rústico comercial vendido nos supermercados é bem diferente do verdadeiro pão de fermentação natural e, por isso, não têm as mesmas características nutricionais. Caso queira o autêntico pão rústico de fermentação natural, vá a uma padaria bem conceituada e pergunte sobre o processo utilizado. Se o pessoal não conseguir responder a contento, provavelmente é porque não faz o verdadeiro pão rústico de fermentação natural.

Como fazer isso:

- Prefira sempre comer o autêntico pão rústico de fermentação natural como aquele de Ikaria. Também chamado de *pain au levain*, esse pão de crescimento lento tem lactobactérias como agentes de fermentação, não levedura comercial;
- Tente fazer pão rústico de fermentação natural a partir de um pedaço de massa-mãe autêntica. Ed Wood, colega repórter na *National Geographic*, oferece ótimas informações sobre pão de fermentação natural em sourdo.com;
- Experimente pão de grãos germinados. Segundo especialistas, quando os grãos são germinados, é mais fácil digerir amidos e proteínas. Pães desse tipo também oferecem mais aminoácidos essenciais, minerais e vitaminas B do que variedades integrais padrão e quantidades mais altas de ferro. Grama por grama, grãos germinados figuram entre os alimentos mais nutritivos;
- Em vez de pão de trigo integral, prefira pão integral de centeio ou pão preto de centeio não peneirado devido a seu índice glicêmico mais baixo. Habitue-se, porém, a examinar o rótulo. Evite pães de centeio que citam farinha de trigo como seu primeiro ingrediente, e procure um pão que tenha farinha de centeio como principal ingrediente. A maioria dos pães de centeio nos supermercados não é verdadeira;
- Escolha ou faça pães que contenham sementes, nozes, frutas desidratadas e grãos integrais. Um ingrediente integral (ver a próxima regra alimentar das *Blue Zones*), como linhaça, dá sabor, complexidade, textura e valor nutritivo.
- Procure (ou faça) pão rústico de cevada, com 75 a 80% de grãos integrais;
- Em geral, se der para comprimir uma fatia e formar uma bola, isso indica

que é melhor evitar esse tipo de pão. Prefira sempre pães densos, feitos 100% de grãos integrais minimamente processados.

10. PRIVILEGIE OS INTEGRAIS: Coma apenas alimentos que você reconheça.

Alimento integral é aquele à base de um só ingrediente cru, cozido, moído ou fermentado e minimamente processado. (*Tofu* é um exemplo, ao passo que salgadinhos de queijo e salsichas de cachorro-quente congeladas são altamente processados.)

Nas *Blue Zones* mundo afora há tradição de comer alimentos integrais. As pessoas não dispensam a gema para fazer omelete só de clara, não tiram a gordura do iogurte, nem extraem o suco da polpa das frutas, que é rica em fibras. Elas também não enriquecem os ingredientes nem adicionam outras coisas para mudar o perfil nutricional dos alimentos. Em vez de vitaminas ou outros suplementos, tudo o que é preciso é obtido por meio de alimentos integrais ricos em fibras e nutrientes. E os pratos que elas preparam, geralmente, têm cerca de meia dúzia de ingredientes misturados de maneira simples.

Até 90% da comida consumida pelos centenários nas *Blue Zones* também provêm de um raio de 16 quilômetros a partir de suas casas. A preparação da comida é simples. Eles comem frutas e legumes crus; moem grãos integrais e os cozinham lentamente; e usam fermentação natural — uma maneira antiquíssima de tornar os nutrientes biodisponíveis — no *tofu*, no pão rústico, no vinho e nas conservas de legumes.

Os residentes das *Blue Zones* raramente ingerem conservantes artificiais. Os alimentos que eles comem, sobretudo os grãos, são digeridos lentamente, sem provocar aumento do açúcar no sangue. Cientistas de nutrição estão apenas começando a entender como todos os elementos da planta inteira (e não os nutrientes isoladamente) interagem para gerar saúde absoluta, e ainda há milhares de fitonutrientes, componentes nutricionais de plantas, a serem descobertos.

Como fazer isso:

- Compre alimentos em mercados hortifrutigranjeiros locais e fazendas apoiadas pela comunidade;
- Evite alimentos industrializados;
- Evite alimentos embrulhados em plástico;
- Evite produtos feitos com mais de cinco ingredientes;
- Evite refeições pré-preparadas ou prontas para consumo;
- Tente comer pelo menos três superalimentos *Blue* (ver *box* a seguir) diariamente;
- Não é preciso comer quantidades enormes desses alimentos, mas o fato é que eles fomentam a energia e a sensação de vitalidade, assim aumentando

a chance de dispensar opções processadas açucaradas e gordurosas que dão apenas um pique efêmero.

REGRA DAS *BLUE ZONES* PARA BEBIDAS

Tome café no desjejum, chá à tarde, vinho à noite e água o dia inteiro. Nunca tome refrigerante, inclusive os dietéticos.

Com raras exceções, as pessoas nas *Blue Zones* tomam água, café, chá e vinho por razões bastante lógicas. Os centenários na maioria dessas zonas nem sequer conheciam refrigerantes, que respondem por metade da ingestão de açúcar nos Estados Unidos.

> **SUPERALIMENTOS *BLUE***
>
> Insira pelo menos três desses itens em sua dieta diária para assegurar uma cota de alimentos integrais saudáveis.
>
> - 1. Todos os tipos de feijão: preto, rajado, fradinho, grão-de-bico, lentilhas etc;
> - 2. Verduras : espinafre, couve frisada, acelgas, folhas de beterraba e de funcho;
> - 3. Batatas-doces: não confunda com inhames;
> - 4. Todos os tipos de nozes: amêndoas, amendoins, nozes, sementes de girassol, castanha-do-pará, castanhas;
> - 5. Azeite de oliva: verde extra virgem é o melhor. Como o azeite de oliva se decompõe rapidamente, compre uma garrafa por vez;
> - 6. Aveia: cozida lentamente ou como mingau;
> - 7. Cevada: em sopas, como cereal quente ou moída no pão;
> - 8. Todos os tipos de frutas;
> - 9. Chá verde ou infusão de ervas;
> - 10. Açafrão-da-índia: como tempero ou infusão.

ÁGUA: Os adventistas recomendam veementemente sete copos de água por dia, com base em estudos que mostram que estar bem hidratado facilita a circulação sanguínea e diminui a chance de coágulos no sangue. Outra vantagem é que quem toma bastante água deixa de tomar refrigerantes, energéticos e sucos de frutas repletos de açúcar ou bebidas adoçadas artificialmente, muitas das quais podem ter componentes carcinogênicos.

CAFÉ: Os sardos, ikarianos e nicoyanos tomam bastante café. Descobertas científicas associam o consumo de café a taxas mais baixas de demência e de doença de Parkinson. Nas *Blue Zones* pelo mundo, o café é cultivado à sombra, o que beneficia as aves e o meio ambiente — outro exemplo de como as práticas alimentares nessas zonas refletem uma visão de mundo consciente.

CHÁ: Há grande consumo de chá em todas as *Blue Zones*. Os okinawanos bebericam chá verde o dia inteiro, e está comprovado que esse chá diminui o risco de doenças cardíacas e de vários cânceres. Os ikarianos tomam infusões de alecrim, sálvia e dente-de-leão, e tais ervas têm propriedades anti-inflamatórias.

VINHO TINTO: Pessoas que bebem com moderação tendem a viver mais do que as abstêmias. (Isso não quer dizer que você deva começar a beber mesmo que não goste.) As pessoas na maioria das *Blue Zones* tomam um a três copos de vinho tinto por dia, seja nas refeições ou com amigos. O vinho ajuda o organismo a absorver antioxidantes vegetais, de forma que complementa a dieta nas *Blue Zones*. Isso pode se dever ao resveratrol, um antioxidante encontrado apenas no vinho tinto. Além disso, um pouco de álcool no final do dia reduz o estresse, o que faz bem para a saúde. De qualquer maneira, mais de dois a três copos por dia tanto para mulheres quanto para homens tem efeitos adversos para a saúde. Para mulheres, menos de um drinque por dia já aumenta o risco de câncer de mama.

Como fazer isso:

- Mantenha sempre uma garrafa cheia de água à mesa, em seu local de trabalho e ao lado da cama;
- Comece o dia com uma xícara de café. Nas *Blue Zones*, o café é levemente adoçado e tomado puro. Evite café após o meio da tarde, pois a cafeína pode prejudicar o sono. Aliás, os centenários dormem em média oito horas por noite;
- Beberique chá verde o dia todo, pois ele contém cerca de 25% da cafeína encontrada no café e libera um fluxo constante de antioxidantes;
- Faça chás com ervas variadas, como alecrim, orégano e sálvia;
- Adoce chás com um pouco de mel e mantenha-os em uma jarra na geladeira em dias quentes;
- Jamais leve refrigerantes para casa.

O GOSTO POR ALIMENTOS DAS *BLUE ZONES*

Se vocês leram o livro até aqui, espero ter dado boas ideias para mudar suas escolhas alimentares na direção saudável das práticas nas *Blue Zones*. Vocês já viram a lista dos alimentos consumidos pelas pessoas mais longevas do mundo, além de algumas diretrizes para selecioná-los, prepará-los e comê-los. Mais adiante no livro, há receitas que os ajudarão ainda mais a inserir cotidianamente os alimentos das *Blue Zones* em suas casas.

Mas o que fazer se você e sua família não gostarem dos alimentos naquela lista? Por mais que eu diga que brócolis e feijões fazem bem à saúde, se uma pessoa detesta ambos pode até comê-los por um breve tempo, mas acabará desistindo e voltando a comer as coisas de costume.

Quase todo mundo nasce gostando de sabores adocicados e com aversão por amargor. A explicação é que, em geral, a doçura significa calorias, e o amargor às vezes significa toxinas. Nos primórdios da humanidade, as pessoas que se alimentavam de mel e frutas silvestres tinham mais chance de sobreviver do que aquelas que consumiam plantas de sabor amargo, inclusive as verduras que forneciam vitaminas, minerais e fibras. Portanto, somos naturalmente impelidos a preferir doces do que brócolis e couve-de-bruxelas.

Nascemos herdando a preferência das mães por certos alimentos. Se uma grávida come alimentos salgados com alto teor de gorduras saturadas e trans, é provável que o bebê tenha propensão para comer porcarias. No caso oposto, se uma grávida come bastante alho, o líquido amniótico terá odor de alho e o bebê irá gostar de alho. Portanto, se sua mãe não comia de maneira saudável, como muitas grávidas após os anos 1950, provavelmente você nasceu com uma desvantagem.

Por fim, a maioria dos gostos se consolida aos cinco anos de idade. A melhor época para adquirir novos gostos é durante o primeiro ano de vida. Lamentavelmente, a maioria das mães estreantes não percebe isso e alimenta as crianças com mingau ou alimentos industrializados adocicados, o que leva os pequenos a gostarem de alimentos péssimos pelo resto da vida. Muitas mães também cedem à praticidade e compram lanches salgados e gordurosos para os filhos. (Batatas fritas são o legume mais consumido por bebês de 15 meses nos Estados Unidos.) Nas *Blue Zones*, as mães dão aos bebês muitos alimentos integrais que elas mesmas comem: arroz, mingau e frutas amassadas, por exemplo.

Então quais são as melhores maneiras para induzir alguém a fazer as melhores escolhas e comer à moda *Blue Zones*? Para descobrir isso, recorri a Leann Birch do Departamento de Ciências da Nutrição de Penn State e a Marcia Pelchat do Monell Chemical Senses Center na Philadelphia, que são especialistas em aquisição de gostos. Descobri que aprendemos a gostar de novos alimentos ao longo da vida e que há uma estratégia com base científica para aprender a gostar dos alimentos que fazem bem à saúde. Birch e Pelchat me explicaram os truques básicos para fazer as crianças gostarem de novos alimentos saudáveis como legumes. Com pequenas alterações, essas técnicas também se aplicam a adultos.

Como fazer isso com crianças:

- Crianças desconfiam naturalmente de novos alimentos, então introduza legumes que tenham aspecto atraente e textura familiar para elas. Caso a criança esteja acostumada com alimentos amassados, comece oferecendo novos legumes moles ou que fiquem moles quando cozidos. Se a criança gosta de itens tostados e crocantes, apresente vegetais crus;
- Introduza novos alimentos quando as crianças estiverem com bastante fome — antes de uma refeição ou como primeiro prato;
- Não obrigue as crianças a comerem coisa alguma, pois elas podem rejeitar esses itens pelo resto da vida;
- Introduza alimentos variados. As crianças podem ter uma inclinação natural por ervilhas e cenouras, mas detestar brócolis e vagens. Sirva porções pequenas de meia dúzia de legumes de cada vez e observe quais deles caem nas graças das crianças. A seguir, tente preparar esses novos favoritos delas de diversas maneiras.

Como fazer isso com adultos:

- Descubra do que você gosta. Com base nas explicações dadas sobre como as crianças adquirem gostos, experimente alguns legumes quando estiver com fome — por exemplo, em forma de petisco antes do jantar;
- Aprenda novas habilidades culinárias. Você não vai comer legumes se não souber prepará-los de maneira apetitosa. Comece com receitas imbatíveis — pelo menos em minha opinião —, como o cozido ikariano (p. 208), *minestrone* sardo da família Melis (p. 225) e *gallo pinto* da Panchita (p. 251). Ao testar a aceitação dessas receitas durante os projetos *Blue Zones* em comunidades pelo país, constatamos que elas são do agrado de milhares de americanos. Os ingredientes são baratos, as instruções são simples e os resultados, deliciosos;
- Faça um curso de culinária vegetariana;
- Organize um almoço em que todos os convidados levam alguma coisa saudável. Partilhe as regras alimentares das *Blue Zones* e a lista dos dez superalimentos *Blue* (p. 155) com um grupo de amigos. Peça a cada um para trazer um prato com algum ou alguns desses alimentos. Use seus talentos culinários para testar novos alimentos de origem vegetal e também para fortalecer seu círculo social — uma meta-chave para encaminhar a vida na direção das *Blue Zones*.

QUATRO PARA SEMPRE, QUATRO A EVITAR

Levou muito tempo para minha equipe desenvolver as dez regras alimentares das *Blue Zones* descritas anteriormente. No entanto, para certas pessoas, elas podem representar uma mudança drástica demais em relação aos alimentos que sempre consomem. Eu compreendo, pois também senti isso. Quando começamos a trabalhar na cidade de Albert Lea, geralmente comia o que estivesse à mão. Se houvesse sorvete e *cookies* na cozinha, era isso que consumia, seguindo o lema "veja a comida e coma".

Sabia que precisávamos começar com algumas diretrizes simples. Então, reuni algumas das pessoas mais inteligentes que consegui encontrar e começamos a refletir como tornar as cozinhas mais saudáveis.

Se fosse possível identificar os quatro melhores alimentos para ter sempre à mão e os quatro piores alimentos para manter distância — e criar um estímulo nesse sentido —, poderíamos fazer as pessoas comerem melhor. E me incluí entre os potenciais beneficiados.

Brian Wansink, da Cornell, Leslie Lytle, da Universidade de Minnesota, e outras pessoas se reuniram para trocar ideias sobre os alimentos melhores e piores alimentos para a saúde. Nós estabelecemos alguns critérios:

- Os alimentos para sempre tinham de estar prontamente disponíveis a preços acessíveis;
- Os alimentos para sempre tinham de ser bons e versáteis o suficiente para entrar na maioria das refeições;
- Os alimentos a evitar tinham de ser altamente correlacionados a obesidade, doenças cardíacas ou câncer, assim como uma tentação constante na dieta do americano comum;
- Fortes evidências tinham de embasar todas as designações de alimentos para sempre ou a evitar.

Eis aqui os resultados e o raciocínio por trás de cada decisão.

Quatro para sempre
Lembrar-se de quatro grupos alimentares pode ser um ponto de partida mais fácil do que lembrar-se de todos os alimentos preparados nas *Blue Zones*. Eis aqui a nossa lista.

PÃO DE TRIGO 100% INTEGRAL: Pode servir para torradas, no período da manhã e para um sanduíche saudável no almoço. Embora talvez não seja o alimento perfeito para longevidade, ele pode ajudar a eliminar os pães brancos da dieta e ser um passo importante na direção de uma dieta mais saudável para a maioria dos americanos.

NOZES: Já se sabe que quem come nozes vive mais do que quem não as come. Com tipos e sabores variados, elas são ricas em nutrientes e gordura saudável que sacia o apetite. Um punhado de 56 gramas de nozes variadas constitui uma merenda ideal. É recomendável ter sempre pacotinhos de 56 gramas à mão. Como os óleos nas nozes sofrem oxidação, não vale a pena fazer estoques grandes, embora seja possível manter nozes na geladeira ou no *freezer* por dois meses.

FEIJÕES: Digo sempre que feijões de todos os tipos são os melhores alimentos do mundo para a longevidade. Eles são baratos, versáteis, ricos em antioxidantes, vitaminas e fibras, e rendem pratos deliciosos. É melhor comprar feijões *in natura*, que são fáceis de cozinhar, mas feijões enlatados com pouco sódio em latas que não sejam de bisfenol A também são bons. Aprenda a cozinhar feijões, mantenha-os sempre à mão e você dará um grande salto na direção da longevidade.

SUA FRUTA FAVORITA: Compre uma fruteira bonita e coloque-a em lugar de destaque e bem iluminado na cozinha. Pesquisas mostram que realmente comemos aquilo que está visível, portanto, se batatas fritas estiverem sempre à mostra, iremos comê-las sem refletir. Mas, se houver sempre à mão uma fruta da qual você gosta, você a comerá mais e, assim, ficará mais saudável. Não compre frutas das quais não gosta só por uma suposta obrigação.

SEMPRE	EVITAR
Pão de trigo 100% integral	Bebidas açucaradas
Nozes	Salgadinhos
Feijões	Carnes processadas
Frutas	Doces empacotados

Quatro a evitar
Agora é hora de memorizar mais quatro regras para facilitar o processo de transformar a geladeira e o armário da cozinha à moda *Blue Zones*. Não é preciso banir esses itens alimentares para sempre e, se você gosta deles, pode até consumi-los ocasionalmente em comemorações. O fundamental é não trazê-los para casa, a fim de cortar esses itens nocivos da sua dieta sem muito sofrimento.

BEBIDAS AÇUCARADAS: Willett, de Harvard, calculou que 50% do ganho calórico dos americanos são diretamente atribuídos às calorias vazias e açúcar liquefeito presentes em refrigerantes e sucos industrializados. Você colocaria dez colheres de chá de açúcar no cereal matinal? Provavelmente não. No entanto é aproximadamente essa a quantidade que você consome ao tomar uma lata de 336 gramas de refrigerante.

SALGADINHOS: Nós gastamos cerca de 6 bilhões de dólares por ano com batatas fritas — o item mais altamente correlacionado à obesidade (seguido de perto por pururuca frita). Quase todos os *chips* e biscoitos têm altas doses de sal, conservantes e grãos altamente processados que rapidamente se transformam em açúcar. Graças às suas fórmulas espertas, são crocantes, gostosos e têm retrogosto prolongado. Em suma, são irresistíveis. Então, como resistir a eles? Basta não tê-los em casa!

CARNES PROCESSADAS: Um estudo recente de epidemiologia acompanhou mais de meio milhão de pessoas durante décadas e descobriu que aquelas que consumiam grandes quantidades de salsichas, salame, *bacon* e outras carnes altamente processadas tinham as taxas mais altas de cânceres e doenças cardíacas. Mais uma vez, a ameaça é dupla. Os nitratos e outros conservantes usados nesses produtos são carcinógenos. E, como eles cumprem bem seu papel de preservar com eficácia os produtos, carnes processadas são amplamente disponíveis nos mercados e usadas em casa para lanches e refeições rápidas.

DOCES EMPACOTADOS: Assim como os salgadinhos, os açúcares em *cookies*, *muffins*, barrinhas de granola, de doces e até de itens energéticos provocam um pico de insulina. Como somos geneticamente programados para ansiar por doces, é instintivo saciar esse desejo abrindo um pacote de *cookies* e devorando-o inteiro. Segundo lições das *Blues Zones*, não há mal em fazer *cookies* ou um bolo em casa, ou comer um doce ocasionalmente na padaria da esquina. Mas não encha a despensa com pacotes de lanches açucarados.

Para maior praticidade, reuni todos os alimentos para longevidade a seguir. A próxima parte do livro traz as melhores receitas que conheço para usar esses ingredientes. Escolha algumas, aprenda a prepará-las, insira-as em seu cotidiano e perceba como elas fazem bem.

SUPERALIMENTOS DE LONGEVIDADE DAS *BLUE ZONES*

Vegetais
1. Legumes;
2. Funcho;
3. *Kombu* (alga marinha);
4. *Wakame* (alga marinha);
5. Batatas;
6. Cogumelos *shitake*;
7. Abóbora;
8. Batatas-doces;
9. Verduras silvestres;
10. Inhames.

Frutas
1. Abacates;
2. Bananas;
3. Melões amargos;
4. Limões;
5. Papaias;
6. *Pejivalles* (pupunhas);
7. Bananas-de-são-tomé;
8. Tomates.

Feijões e grãos
1. Feijões (leguminosas);
2. Feijão-preto;
3. Feijão-fradinho;
4. Grão-de-bico;
5. Favas;
6. Outros feijões cozidos.

Grãos
1. Cevada;
2. Pão integral;
3. Arroz integral;
4. Milho *nixtamal*;
5. Mingau de aveia.

Nozes e sementes
1. Amêndoas;
2. Outras nozes.

Proteínas magras
1. Salmão;
2. Leite de soja;
3. *Tofu*.

Laticínios
1. Queijo *feta*;
2. Queijo *pecorino*.

Azeite adicionado
1. Azeite de oliva.

Bebidas
1. Café;
2. Chá verde;
3. Vinho tinto;
4. Água.

Adoçantes e temperos
1. Alho;
2. Mel;
4. Ervas mediterrâneas;
3. Cardo-mariano;
4. Açafrão-da-índia.

No entanto, descobrir sua própria solução *Blue Zones* requer não só fazer escolhas diante de uma lista de alimentos. É necessário ter receitas, planos para refeições e ideias para inserir esses alimentos nas receitas favoritas e prepará-los de maneiras que pareçam familiares. E é justamente isso que abordaremos no restante do livro.

CAPÍTULO 11

CARDÁPIOS NAS *BLUE ZONES*: REFEIÇÕES E LANCHES

As pessoas nas *Blue Zones* não comem apenas para viver e, conforme tantos povos mundo afora, também vivem para comer com prazer. Ao buscar maneiras de adaptar os alimentos e costumes das *Blue Zones* aos nossos estilos de vida, a ideia não é eliminar os prazeres ao comer, mas substituir os itens nocivos da rotina diária pelos alimentos consumidos e pelas pessoas mais longevas, além de aprender a apreciá-los.

A verdade inconveniente em relação a dietas de longevidade é que elas contêm menos calorias do que estamos habituados a consumir. A americana comum consome cerca de 2.500 calorias diárias, e o americano comum, cerca de 3.200 calorias. As pessoas nas *Blue Zones* consomem em média 20% a menos: ou seja, 2.000 calorias no caso das mulheres e 2.560 calorias no caso dos homens. Então consumir menos calorias ajuda a explicar a longevidade? Talvez, além de reduzir as chances de estar acima do peso ou obeso, comer menos — cujo termo técnico é restrição calórica — é a única maneira comprovada de desacelerar o envelhecimento em mamíferos.

Funciona da seguinte maneira: as mitocôndrias no interior das células transformam a energia dos alimentos em energia disponível para o organismo, e radicais livres saem das células e circulam pelo corpo, danificando as artérias e os órgãos, incluindo o cérebro, estimulando demasiadamente o sistema imunológico e causando inflamação, formação de placas e outros problemas. Esse processo de oxidação afeta o corpo da mesma forma que a ferrugem deteriora o aço. No entanto, quando as células recebem menos calorias, as mitocôndrias entram em modo de sobrevivência e liberam menos radicais livres, desacelerando o enferrujamento interno e reduzindo a inflamação sistêmica. Portanto, na mesma medida em que o dano celular maior causa envelhecimento, a restrição calórica desacelera esse processo.

A meta, porém, não é uma dieta de privação, e sim alimentar o corpo da melhor maneira possível. O plano de refeições a seguir irá ajudá-los a fazer isso.

DESJEJUM À MODA *BLUE ZONES*

O desjejum deve ser a maior refeição do dia. Prepare um desjejum substancioso baseado em: (1) cereais integrais cozidos, (2) vitamina saudável, (3) feijões e (4) mexido saudável.

CEREAIS INTEGRAIS COZIDOS

Recomendo veementemente um cereal integral cozido como base do desjejum. Tenho reservas quanto ao mingau de aveia integral que, aliás, está disponível na maioria dos restaurantes e hotéis nos Estados Unidos. Além disso, é fácil combinar ingredientes a seu gosto e obter todos os carboidratos, gorduras e proteínas em uma só tigela.

Experimente outros cereais integrais cozidos em casa. Sugiro, por exemplo, que você cozinhe arroz integral no início da semana, congele porções para reaquecer com um pouco de água ou leite de soja e use-as no desjejum nos próximos dias.

Eis aqui uma lista de itens para enriquecer o desjejum:

- Vários tipos de nozes picadas. Recomendo cozinhá-las com o mingau, em vez de adicioná-las no fim. Experimente macadâmias;
- Frutas desidratadas como passas e tâmaras. Todas as frutas desidratadas têm muitos açúcares naturais. Em geral, oxicocos, mangas, abacaxis e outras também contêm açúcares;
- Pasta de amendoim ou manteiga de nozes. Adicione uma colher de sopa;
- Linhaça moída. Dá ao mingau de aveia um gosto de nozes e aumenta o ácido gorduroso do ômega 3;
- Frutas frescas como: bananas, morangos e mirtilos;
- Óleo de coco;
- Canela, cravo ou cardamomo;
- Leite puro de amêndoa, soja ou coco. Use-os em vez de leite de vaca, mas leia o rótulo antes de comprar e evite aqueles com açúcares adicionados. Eu recomendo evitar sempre leite de vaca e derivados como queijo, creme e manteiga.
- Adoçantes. Use no máximo uma colher de sopa de mel. Frutas desidratadas, sobretudo tâmaras, adoçam plenamente o cereal matinal.

VITAMINA SAUDÁVEL

Use o liquidificador ou o processador de alimentos para misturar vários ingredientes nutritivos e saborosos, e servir em copos no desjejum. Para obter os carboidratos, proteínas e gorduras que tornam o desjejum mais nutritivo, as vitaminas devem ser feitas com uma mescla de frutas e legumes, uma base líquida e nozes ou manteiga de nozes. Você pode adicionar certos ingredientes para aumentar o teor de fibras e deixar a vitamina mais substanciosa. Nunca use adoçantes. Para adoçar mais a vitamina, acrescente banana.

Experimente combinações de frutas e legumes frescos para descobrir as que mais o agradam. A maioria das frutas cai bem, mas recomendo as frescas ou então as congeladas pela praticidade. Em geral, frutas enlatadas têm açúcares adicionados. E embora possa parecer estranho, colocar legumes e verduras na vitamina é a melhor maneira de inseri-los na dieta.

- Meia banana madura;
- Mirtilos;
- Morangos;
- Manga;
- Couve frisada (fresca, cozida ou congelada);
- Espinafre (fresco, cozido ou congelado);
- Brócolis (cozido ou congelado).

Uma colher de sopa de pasta de amendoim, manteiga de amêndoa ou qualquer outra manteiga de nozes fornece proteínas e gorduras à vitamina, tornando-a um ótimo combustível para toda a manhã.

Certos ingredientes aumentam o teor de fibras e a sensação de saciedade. Adicione alguma das sugestões abaixo:

- Framboesas ou amoras-pretas: uma xícara contêm oito gramas de fibras;
- Linhaça moída: duas colheres de sopa contém quatro gramas de fibras;
- Sementes de chia: meia colher de sopa tem 5,5 gramas de fibras. Mas tome rapidamente, pois sementes de chia engrossam rapidamente a vitamina.

Certos ingredientes espessos requerem algum líquido para a vitamina ficar mais leve. Considere o uso de:

- Leite de soja puro;
- Leite de amêndoa;
- Leite de coco;
- Água de coco.

FEIJÃO NO DESJEJUM

Embora a maioria de nós não comece o dia comendo feijão, isso é comum nas *Blue Zones*. Uma xícara de feijão por dia é o melhor suplemento disponível para a longevidade, portanto o desjejum pode servir de pontapé inicial para cumprir a cota diária.

Comece com uma porção de feijão-preto ou feijão-rajado, de preferência preparado em casa, incluindo as sobras de uma refeição do dia anterior. No caso de feijões enlatados, leia o rótulo e compre apenas marcas sem adição de açúcar ou gordura.

Sirva tortilhas de milho com feijões cozidos. Como sempre, leia o rótulo e só compre milho integral puro, com apenas água e sal. Ou sirva arroz com feijão no desjejum. Arroz integral é melhor, mas pode usar também arroz branco, já que sua carga glicêmica cai na zona de segurança quando é consumido junto com feijão.

MEXIDO SAUDÁVEL

Ovos são o elemento central no desjejum de muitos americanos, mas, para seguir um plano alimentar das *Blue Zones*, é melhor consumi-los no máximo três vezes por semana. É possível, porém, fazer mexidos ricos em proteínas com outros ingredientes mais próximos aos usados no desjejum nas *Blue Zones*. *Tofu* firme e salmão podem substituir o ovo ou este pode fracionado em mais porções. Cozinhe com azeite de oliva ou óleo de canola, em vez de manteiga. Realce o sabor de legumes refogados, como pimentões, cebolas, espinafre, brócolis e tomates, com vários temperos ou ervas frescas como orégano, tomilho, sálvia e endro. Adicione uma pitada de tabasco ou outro molho apimentado, e o mexido ficará delicioso e nutritivo como os das *Blue Zones*.

Para acompanhar o mexido, sirva frutas frescas, incluindo uma salada de frutas. É um costume arraigado nos Estados Unidos tomar sucos de frutas, mas eles não têm papel importante em um plano alimentar das *Blue Zones*. O problema é que sucos de frutas, inclusive aqueles sem açúcar adicionado, têm quase o mesmo efeito que os refrigerantes em relação ao açúcar no sangue. Portanto, opte pelas próprias frutas que, embora contenham açúcar, compensam isso com as fibras.

Torradas também não fazem parte do desjejum em muitas *Blue Zones*. A maioria dos pães disponíveis nos Estados Unidos fornece carboidratos simples em demasia. Uma boa alternativa, porém, é uma torrada de pão rústico de fermentação natural ou de pão integral com manteiga de nozes ou abacate amassado.

RECEITAS PARA DESJEJUM

Mingau de aveia (adventista), p. 239
Granola caseira (adventista), p. 240
Infusões ikarianos (Ikaria), p. 204

ALMOÇO NAS *BLUE ZONES*

Nas *Blue Zones*, o almoço geralmente é entre meio-dia e o meio da tarde, e a segunda maior refeição do dia, quando a família costuma se reunir. Nos Estados Unidos tudo é muito diferente. É comum levar o almoço em um recipiente de Tupperware e comer na escola, no trabalho ou até dirigindo o carro. Como poucos americanos conseguiriam encaixar uma refeição em família no meio do dia, as dicas de almoço neste livro adaptam as práticas alimentares nas *Blue Zones* ao estilo de vida apressado dos americanos. E, às vezes, nem é preciso cozinhar algo, pois há ótimos almoços à base das sobras do jantar da noite anterior. Quase tudo o que entra no jantar nas *Blue Zones* pode ser preparado com antecedência ou em porções maiores para comer, quentes ou frias, nos almoços ao longo da semana. As sopas que envolvem uma preparação demorada também podem ser feitas com antecedência e congeladas em porções unitárias para os almoços na semana.

SANDUÍCHE

Milhões de americanos acham que almoço é sinônimo de sanduíche, mas deveriam preferir um sanduíche aberto ou reforçado com ingredientes escolhidos por suas propriedades saudáveis.

PÃES E *WRAPS*

- Pão preto de centeio não peneirado;
- Pão rústico de fermentação natural;
- Pão de grãos germinados;
- Tortilha de grãos germinados;
- Tortilha de milho integral.

RECHEIOS SUBSTANCIOSOS

- *Homus;*
- Salmão defumado ou enlatado;
- *Tofu* marinado;
- *Tempeh;*
- Abacate;
- Manteiga de nozes.

ACRÉSCIMOS SAUDÁVEIS

- Cebola fatiada ou grelhada;
- Tomate fatiado;

- Alface picada ou outras folhas frescas;
- Abacate fatiado sem caroço;
- Tomates secos;
- Cogumelos fatiados;
- Pimentões vermelhos assados;
- *Jalapeños* frescos fatiados e temperados ou em conserva;
- Conservas;
- Azeitonas sem caroço fatiadas;
- Pepinos fatiados.

ACOMPANHAMENTOS

- Abacate amassado;
- Mostarda (leia o rótulo antes de comprar, para evitar açúcar adicionado);
- Maionese comum ou vegana;
- Molho de azeite e vinagre para salada.

RECEITAS DE ALMOÇO NAS *BLUE ZONES*

TAT com torrada (adventista), p. 241
Minestrone da família Melis (Sardenha), p. 225
Minestra di fagioli (Sardenha), p. 227
Sopa de lentilha, p. 191
Missoshiro com legumes (Okinawa), p. 215
Sopa cremosa de abóbora e feijão (Nicoya), p. 247
Molho fácil de tomate (adventista), p. 244
Salada tropical de repolho (Nicoya), p. 248
Gazpacho (Nicoya), p. 248
Molho de abacate (adventista), p. 244
Purê de feijão-branco (Sardenha), p. 230
Homus de grão-de-bico (Sardenha), p. 231

JANTAR NAS *BLUE ZONES*

Nas *Blue Zones*, a refeição do meio do dia é a principal e a noturna é a menor. A transformação alimentar mais completa no modelo *Blue Zones* envolveria fazer essa mudança no equilíbrio das refeições, mas a cultura americana dá muita ênfase ao jantar como a refeição maior e mais social do dia. Em vez de carne e batatas, por exemplo, poderiam entrar feijões e legumes. Há muitos pratos sem carne saborosos, satisfatórios e nutritivos, sobretudo quando há harmonizações proteicas — combinações de alimentos que fornecem todos os aminoácidos necessários, assim como fibras e nutrientes, para compor sua alimentação diária.

Eis aqui algumas das diversas combinações com harmonizações proteicas completas:
- 1⅓ xícara de pimentões vermelhos picados e 3 xícaras de couve-flor cozida;
- 2 xícaras de cenouras picadas e 1 xícara de lentilhas cozidas;
- 3 xícaras de mostarda cozida e 1 xícara de grão-de-bico cozido;
- 2 xícaras de cenouras cozidas e 1 xícara de feijão-manteiga cozido;
- 1 xícara de feijão-fradinho cozido e 1¼ xícara de milho cozido;
- 2 colheres de sopa de pasta de amendoim "natural" (só de amendoins e sem açúcares ou aditivos) e 1 fatia de pão de trigo 100% integral (de preferência, moído em pedra).

E a seguir estão algumas harmonizações proteicas que incluem mais carboidratos, assim proporcionando mais saciedade:

- 1¼ xícara de arroz integral cozido e 1 xícara de grão-de-bico cozido;
- 1½ xícara de brócolis cozido e 1⅓ xícara de arroz selvagem cozido;
- ⅔ de xícara de *tofu* extra firme e 1 xícara de arroz integral cozido;
- ½ xícara de *tofu* firme e 1¼ xícara de *sobá* cozido.

PREPARE LEGUMES DELICIOSOS

Após os feijões, os legumes são os itens mais importantes a serem adicionados à dieta americana, a fim de torná-la mais alinhada às tradições alimentares dos centenários das *Blue Zones*. Lamentavelmente, muitas crianças e adultos têm ojeriza por legumes. Portanto, para transformar sua casa em uma *Blue Zone*, será preciso descobrir maneiras de cozinhar legumes para que fiquem irresistivelmente deliciosos.

Um segredo para isso é finalizá-los com um fio de azeite, sal, ervas ou temperos a seu gosto, incluindo pimenta-do-reino, cominho, orégano, açafrão-da-índia, tomilho ou sálvia.

Há muitas outras maneiras de combinar, realçar e preparar legumes. Explore as possibilidades e descubra o que funciona melhor para você e sua família. Muitas receitas das *Blue Zones* com legumes requerem cocção lenta em fogo baixo por várias horas, o que é perfeito para pessoas calmas. A cocção lenta conserva melhor os nutrientes e também mescla e intensifica os sabores. Fritar alimentos a altas temperaturas decompõe os óleos e, em alguns casos, cria toxinas. Como regra, o óleo não deve esquentar a ponto de soltar fumaça. O azeite de oliva lança fumaça entre 162 e 190 graus Celsius; e o óleo de canola, entre 218 e 246 graus Celsius. Para agilizar o processo, é melhor fritar legumes em uma quantidade média de óleo em uma panela *wok*. Salteá-los em fogo médio demora um pouco mais, mas o resultado é bem mais saudável e saboroso.

RECEITAS DAS *BLUE ZONES* DE PRATOS COM VEGETAIS

Salada grega da Thea (Ikaria), p. 205
Horta – Verduras da Longevidade (Ikaria), p. 206
Horta com ovo frito (Ikaria), p. 206
Salada grega de batata (Ikaria), p. 207
Salada de fava e hortelã (Sardenha), p. 228
Salada de tomate, alcachofra e funcho (Sardenha), p. 229
Antepasto marinado (adventista), p. 242
Salada de quinoa, batata-doce e pera (adventista), p. 243
Molho sardo de tomate (Sardenha), p. 229
Molho fácil de tomate (adventista), p. 244
Salada tropical de repolho (Nicoya), p. 248
Gazpacho (Nicoya), p. 248
Molho de abacate (adventista), p. 244
Purê de feijão-branco (Sardenha), p. 230
Homus de grão-de-bico (Sardenha), p. 231
Moranga recheada (adventista), p. 245
Pimentões vegetarianos recheados (adventista), p. 246
Purê de batata-doce com coco (Okinawa), p. 216
Batatas-doces assadas em pedra (Okinawa), p. 217
Somen com legumes ao vapor (Okinawa), p. 217
Duas receitas com banana-de-são-tomé (Nicoya), p. 249
Grão-de-bico tostado e temperado (Sardenha), p. 231

APROVEITANDO AO MÁXIMO OS FEIJÕES

Repito sempre que o melhor suplemento do mundo para a longevidade é uma xícara de feijão por dia. Não se sabe a razão exata da longevidade nas *Blue Zones*, mas talvez seja porque as pessoas comem feijão diariamente em vez de carne. Aliás, as pessoas que conheci nas *Blue Zones* certamente preparam feijões bem gostosos. Lamentavelmente, porém, feijões têm má reputação devido a seu alto teor de oligossacarídeos. Como não são digeridos pelas enzimas nos intestinos, esses carboidratos muito complexos ficam ali se decompondo por meio da fermentação de bactérias. Em suma, os gases resultantes de comer feijões cozidos são produzidos por milhões de ventosidades de bactérias minúsculas. Quanto mais se come feijão, melhor o intestino o digere, mas eis aqui algumas dicas para reduzir a formação de bactérias:

- Prefira feijão-rajado, feijão-preto, feijão-fradinho, feijão-mungo, *azuki* e lentilhas, cuja digestão é mais fácil. Por serem mais pesados, o feijão-verde, as favas e os feijões-brancos causam mais gases intestinais;

- Adicione uma colher de chá de bicarbonato de sódio à água em que o feijão está de molho antes da cocção;
- Adicione açafrão-da-índia, gengibre ou funcho que, aparentemente, ajudam a processar os carboidratos complexos. Outras ervas e temperos também ajudam;
- Coma fatias de laranja como acompanhamento do feijão. Muitas pessoas acham que isso facilita a digestão;
- Coma mais feijão. A maioria dos especialistas concorda que os problemas diminuem ou desaparecem com o consumo regular.

Mas se você não gosta de feijões, não coma. A melhor maneira de conhecê-los é fazendo receitas de quem os conhece bem.

RECEITAS COM FEIJÃO DAS *BLUE ZONES*

Sopa de lentilha, p. 191
Sopa cremosa de abóbora e feijão (Nicoya), p. 247
Salada de fava e hortelã (Sardenha), p. 228
Purê de feijão-branco (Sardenha), p. 230
Homus de grão-de-bico (Sardenha), p. 231
Gallo pinto da Panchita (Nicoya), p. 251
Gallo pinto com salsa Lizano (Nicoya), p. 251
Tortilhas de feijão e abóbora ao molho de papaia (Nicoya), p. 252
Cozido tropical de lentilha (Nicoya), p. 254
Feijões cozidos, p. 193
Feijão-preto da Lia, p. 200
Sopa de feijão-preto, p. 194
Chili sem carne de Mark Bittman, p. 203
Feijão-vermelho ao bordo e gengibre da Brenda, p. 199
Hambúrgueres de feijão condimentados, p. 195
Ensopado vegetariano de feijão-preto e batata, p. 196
Feijão-gigante ao molho de tomate de Michele Scicolone, p. 201
Feijão-branco e legumes ao forno, p. 197
Lentilhas condimentadas, p. 192

LANCHES RÁPIDOS E FÁCEIS

Descobri que os centenários nas *Blue Zones* geralmente não lancham. Eles ficam satisfeitos com as refeições que preparam e se dedicam a outras atividades. Os americanos adoram lanchar, quando cedem à vontade de comer alimentos processados com excesso de açúcar ou sal e calorias, porém de baixo valor nutritivo. Adote algumas ideias da lista de alimentos das *Blue Zones* e mude os hábitos de sua família ao lanchar, oferecendo, por exemplo, nozes, frutas (exceto uvas, que têm muito açúcar) ou *edamame* (soja verde) cozido e borrifado com *shoyu*.

RECEITAS DAS *BLUE ZONES* PARA LANCHES

Molho fácil de tomate (adventista), p. 244
Molho de abacate (adventista), p. 244
Purê de feijão-branco (Sardenha), p. 230
Homus de grão-de-bico (Sardenha), p. 231
Patacones de banana-de-são-tomé (Nicoya), p. 250
Doce de banana-de-são-tomé (Nicoya), p. 250
Grão-de-bico tostado e temperado (Sardenha), p. 231

COMIDA COMEMORATIVA

Os centenários nas *Blue Zones* comem pratos com carne de porco ou galinha no máximo uma vez por semana. Para eles, a carne é um prato especial em comemorações, ao contrário do que ocorre nos Estados Unidos, onde a carne é corriqueira no jantar. Ao fazer a transição do cardápio de suas refeições para o plano alimentar das *Blue Zones*, você passará a comer carne em ocasiões especiais e em menor quantidade, apenas para dar sabor, não como um prato em si.

RECEITAS DAS *BLUE ZONES* PARA COMEMORAÇÕES

Goyá champuru (melão amargo frito) (Okinawa), p. 221
Carne de porco ao *shoyu* (Okinawa), p. 223
Yakisoba (Okinawa), p. 224
Carne de porco com feijão, p. 198
Rotelle com picada de carne de porco e tomate (Sardenha), p. 238
Favata (Sardenha), p. 235
Picadillo com manga e carne de porco (Nicoya), p. 255
Pane frattau (Sardenha), p. 236
Sardinhas assadas (Sardenha), p. 237
Pollo guisado (Nicoya), p. 256
Grão-de-bico com galinha de Mark Bittman, p. 202

Esses novos alimentos e regras alimentares podem parecer uma reviravolta muito grande, mas o importante é absorvê-los lentamente, passo a passo, até você e sua família incorporarem novos hábitos. É fundamental estar cientes do quanto nossos hábitos alimentares e estilo de vida são moldados pelo lar e pela comunidade. Para adotar comportamentos saudáveis duradouros, é preciso saber as coisas certas a fazer, ter conselhos práticos a esse respeito e montar um ambiente propício. O capítulo a seguir mostra como adaptar sua casa para torná-la uma *Blue Zone*.

CAPÍTULO 12

A VIDA NAS *BLUE ZONES*: É FÁCIL TER SAÚDE

Agora você já sabe o que as pessoas centenárias comem e seus rituais diários que ligam a comida a uma rede virtuosa de vida saudável. Este capítulo é sobre adaptar seu entorno para que as opções saudáveis das *Blue Zones* sejam sempre as mais fáceis. Se você for americano, no perímetro de 1,6 quilômetros em volta de sua casa há em média sete lojas de *fast-food* e ofertas incessantes de calorias vazias baratas. Como resistir a tanta tentação? Nossa sociedade eliminou grande parte do movimento diário de nossas vidas. TVs, computadores e dispositivos portáteis nos isolam do contato humano ao vivo. Como adaptar seu entorno para formar sua *Blue Zone* pessoal?

Lembre-se, os astros da longevidade nas *Blue Zones* não dependem de mudanças comportamentais no cotidiano. A longevidade é um fato simplesmente natural. Conforme vimos, eles vivem em lugares onde os alimentos mais saudáveis são os mais acessíveis. No entanto, também se movimentam o dia inteiro, ao contrário do que ocorre nos Estados Unidos. O americano comum fica sentado 9,6 horas por dia. Para cada hora que estamos sentados, perdemos 22 minutos de expectativa de vida. Após a primeira hora sentados, os hormônios que queimam gordura no sangue diminuem significativamente.

Examinar bem as vidas e os ambientes dos residentes nas *Blue Zones* dá uma boa noção de como adaptar nossos lares. Nas *Blue Zones*, as pessoas são naturalmente instigadas a alguma forma de atividade física — cuidar da horta, preparar a comida, limpar, caminhar ou apenas levantar-se do chão — a cada 10 a 15 minutos. Elas mantêm o metabolismo alto o dia inteiro. Em Nicoya as mulheres ainda moem milho e moldam tortilhas à mão. Em Ikaria sovam pão. Em Okinawa as casas têm pouquíssimos móveis, então as pessoas, mesmo com 90 ou 100 anos, se erguem e se abaixam no chão dezenas de vezes todos os dias.

Essa atividade física conta muito! Inclusive vale mais do que ir à academia por uma hora no final do dia. Por quê? Porque após 90 minutos sentado, seu corpo entra em uma espécie de estado de hibernação, no qual as calorias consumidas na refeição mais recente são mais propensas a virar gordura em sua cintura do que um combustível para aumentar seu nível de energia. Todavia, se sua casa o obriga a se manter em movimento, você queima mais calorias e também faz seu metabolismo trabalhar mais. Essa movimentação natural cria uma química saudável para o coração e queima gordura, o que faz você se sentir em forma e com mais energia.

A maioria dos centenários relata dormir cerca de oito horas diariamente. Pesquisas mostram que quando as pessoas dormem menos de sete horas por noite, a chance de pegar um resfriado triplica, há queda de até 30% na sensação de bem-estar, e o risco de obesidade aumenta, assim como a compulsão para comer descontroladamente. Portanto, montar um ambiente apropriado ao sono influi no restante do dia.

As pessoas nas *Blue Zones* estão sujeitas a muitas preocupações que nós também temos. Elas se preocupam com os filhos, as finanças e a saúde. No entanto, ao contrário de muitos americanos, existem rituais diários que as ajudam a espairecer e reverter o estresse da vida cotidiana. Isso é muito importante, pois o estresse desencadeia inflamação, e inflamação crônica está na raiz de todas as doenças ligadas ao envelhecimento, incluindo doenças cardíacas, certos cânceres e até doença de Alzheimer. É impossível escapar totalmente do estresse, mas atenuá-lo é viável quando você aperfeiçoa seu entorno.

Há um volume crescente de pesquisas mostrando a importância de fazer mudanças duradouras no ambiente pessoal que nos induzam a nos mexer mais, socializar mais e comer menos e melhor. Em outras palavras, você pode tomar algumas decisões imediatamente que se reverterão em um futuro mais saudável e feliz. Quando se trata de longevidade, não há solução no curto prazo. Sacudidas duradouras em seu ambiente trazem grandes mudanças no restante de sua vida.

Da cozinha ao quarto, do quintal até a comunidade, eis aqui algumas mudanças que você pode fazer a partir de agora para criar sua *Blue Zone*.

FAÇA UMA *BLUE ZONE* NA COZINHA

Há quatro providências simples para criar uma *Blue Zone* na cozinha. Primeiramente, mantenha os ingredientes mais saudáveis à mão e bem visíveis. A seguir, equipe a cozinha com panelas, formas e utensílios que facilitem e agilizem a preparação de alimentos deliciosos das *Blue Zones*. Terceiro, segurança deve ser uma prioridade. Por fim, desenvolva o hábito de usar apetrechos não mecanizados para se manter naturalmente em movimento enquanto cozinha.

As cozinhas nas *Blue Zones* pelo mundo têm equipamentos manuais que tornam a preparação e cocção um processo mais físico e meditativo. Muitos fatores pequenos e grandes na cozinha podem ser ajustados para estimulá-lo a preparar e servir uma comida ótima. Não é preciso ter equipamentos novos e caros nem apetrechos moderníssimos para cozinhar como nas *Blue Zones*. Aliás, você se lembra das panelas judiadas na cozinha de Athina Mazari em Ikaria?

Eis aqui as considerações mais importantes:

LAYOUT: As cozinhas mais eficientes têm a forma de um triângulo, com fogão, pia e geladeira em cada ponta do triângulo. Idealmente, a pia fica ao lado do fogão em um lado e a geladeira no outro. Esse *layout* aumenta a eficiência e torna o ato de cozinhar mais agradável. Se a cozinha não tiver profundidade suficiente para o triângulo, fogão, pia e geladeira devem ficar alinhados nessa ordem. O acesso ao lixo também deve ser fácil. Mesmo que sua cozinha não comporte esse triângulo de eficiência, reflita sobre seu fluxo de trabalho e padrões de acesso, posicionando coisas mais leves como talheres, tábuas de corte e equipamentos pendurados onde for mais conveniente.

A GELADEIRA CERTA: Uma geladeira mais nova e menor pode ser um bom investimento. Por que mais nova? Porque os modelos mais recentes mantêm frutas, legumes e outros itens frescos por mais tempo, já que eliminam melhor bactérias e gases, o que evita desperdício. Lamentavelmente, a qualidade nutricional de frutas e legumes começa a se degradar assim que são colhidos. E por que menor? Estudos recentes mostram que quanto mais comida há na geladeira, maior a probabilidade de você comê-la. Portanto, uma geladeira pequena também instiga a comer menos. Além disso, uma geladeira menor o obriga a sair mais de casa — talvez até diariamente como nas *Blue Zones* — para comprar alimentos frescos.

BANCADA ESPAÇOSA: Será mais agradável cozinhar se houver uma superfície grande e confortável para cortar e preparar os alimentos. (Coloque a TV e a correspondência em outro lugar.)

BOA ILUMINAÇÃO: Para desfrutar a preparação de alimentos, é preciso ter bastante luz. A maioria das pessoas prefere lâmpadas incandescentes do que as fluorescentes. A fadiga visual influi negativamente no ânimo para cozinhar.

DESPENSA PEQUENA: Nossas avós tinham despensas para armazenar conservas, picles e geleias de frutas caseiros; hoje em dia, as despensas abrigam sacos gigantescos de batatas fritas, *pretzels* e caixas com barras de granola e cereais — grandes quantidades de comida empacotada e compradas porque o preço estava barato. No entanto, um estudo descobriu que as pessoas preparam 23% mais comida quando os ingredientes estão em embalagens grandes — uma boa razão para não comprar um saco de arroz de 11 quilos no supermercado.

EQUIPAMENTO ADEQUADO: Certos apetrechos são essenciais durante a transição para deixar os aparelhos elétricos de lado.

- **Tábua sólida de corte:** A ideal é de bambu ou madeira, pois não racha nem empena. Compre a maior que puder, para ter bastante espaço para cortar legumes.
- **Facas:** Essas são as ferramentas mais úteis na cozinha, ou pelo menos as mais usadas. Uma faca de boa qualidade é mais segura e corta de maneira mais uniforme. Uma faca barata ou com lâmina cega aumenta o trabalho e pode desanimá-lo para aproveitar toda a variedade de frutas e legumes que poderia usufruir. Há três facas indispensáveis na cozinha: (1) uma faca de *chef* de 20 a 25,4 centímetros para cortar ervas e legumes e fatiar carne; (2) uma faca pontiaguda para cortes mais acurados, como fatiar morangos, descascar e tirar o miolo de maçãs, e eviscerar camarão; e (3) uma serra de pão.
- *Mandoline*: Uma ótima ferramenta manual para fatiar frutas e legumes sem esforço e fazer cortes uniformes de várias espessuras. Segure o cabo com firmeza para proteger os dedos ou use uma luva de proteção específica para *mandolines*.
- **Colheres de pau**: Onipresentes nas *Blue Zones*, essas colheres baratas e bonitas são resistentes a bactérias e facilitam cozinhar. Coloque-as em um pote bonito ou no alto da bancada bem à vista, junto com espátulas, escumadeiras e pinças.
- **Panelas de ferro fundido:** Elas duram para sempre quando bem cuidadas e são menos caras do que panelas sofisticadas. Depois de curadas, são naturalmente antiaderentes, podem ser superaquecidas para selar carne com o mínimo de óleo e ainda fornecem um toque de ferro a tudo que é cozido nelas.
- **Moedor:** Essa ferramenta é surpreendente para moer legumes e frutas cozidos para sopas e molhos. Ao contrário do liquidificador, o moedor passa a comida por uma peneira, separando as cascas e sementes, o que resulta em um purê liso e saboroso.
- **Espremedor de batata:** Muito usado por nossas avós, lamentavelmente saiu de moda! Ele ajuda a fazer um purê cremoso com muito menos sujeira do que um *mixer*, assim como um molho mexicano rápido com feijões cozidos ou enlatados.
- **Ralador:** Segure firmemente essa ferramenta de metal com quatro faces e esfregue frutas e legumes em alguma das várias superfícies para obter lascas grossas ou polpa fina.

- **Centrífuga de salada:** É muito prática para secar alface e outras folhas após lavá-las.
- **Processador de alimentos:** Essa ferramenta moderna ajuda a criar comidas saborosas. Ele corta legumes em um piscar de olhos e retém o sumo rico em nutrientes no bujão, evitando que esse sumo escorra na bancada ou se acumule na tábua de corte. Serve também para fazer massas em segundos.
- *Mixer* **manual:** Permite amassar ingredientes diretamente na panela, o que dispensa o uso de tigelas ou de um *mixer* grande. Prefira um *mixer* com lâmina destacável para facilitar a limpeza.
- **Peneira ou coador**: Deixe perto da pia para escorrer frutas e legumes. Coadores que se encaixam na pia são ótimos.
- **Panela de cocção lenta:** Cozinhar em casa economiza dinheiro, produz refeições mais saudáveis com menos calorias e fortalece os laços familiares. E por que não fazemos isso? Além da falta de tempo, receitas mais complexas requerem utensílios e habilidades que não temos. A solução para cozinhar em casa sem desgaste é a panela elétrica de cocção lenta. Muitas receitas neste livro permitem colocar de cinco a dez ingredientes na panela de cocção lenta pela manhã, ligá-la em baixa temperatura e se despreocupar. Na hora do jantar, uma refeição saudável das *Blue Zones* estará prontinha à sua espera.

CHECKLIST DA COZINHA

Sempre que estamos operando uma transformação no modelo *Blue Zones* em alguma cidade, passo aos residentes uma *checklist* de ações simples que deve ser mantida à mão. Cada uma delas representa mais um passo rumo à longevidade. E aqui está a *checklist* específica para a cozinha. Dê uma olhada e constate quantas coisas já estão feitas e quantas poderá fazer a partir de agora para entrar com sua família no rumo certo para a saúde e a longevidade.

1. Pregue um aviso sobre os alimentos "quatro para sempre" e "quatro a evitar" na geladeira.

Como fazer isso: Crie um aviso chamativo sobre os quatro para sempre e os quatro a evitar. Pregue-o na geladeira ou no quadro de avisos da cozinha.

2. Reserve a parte central da geladeira para frutas e legumes.

Como fazer isso: Habitue-se a manter os alimentos saudáveis bem à vista na geladeira. Colocar as melhores opções no nível dos olhos estimula o consumo consciente.

3. Use pratos de jantar com no máximo 25,4 centímetros.

Como fazer isso: Dispense os pratos maiores e use apenas os de 25,4 centímetros. Comer em pratos menores cria a sensação de porções maiores e faz o cérebro se sentir satisfeito com menos comida.

4. Sirva bebidas em copos altos e estreitos, com no máximo 6,3 centímetros de diâmetro.

Como fazer isso: Tenha apenas copos cilíndricos e estreitos na cozinha. Medimos as bebidas visualmente pela altura do copo, não pela largura. Copos mais estreitos dão a ilusão de estarmos bebendo mais do que de fato estamos.

5. Tire o que não presta da sua vista.

Como fazer isso: Deixe lanches e comidas insalubres fora de alcance no alto de uma prateleira ou dentro de uma gaveta ou armário que você não abra com frequência. Coloque uma etiqueta com a inscrição *"junk food"* nesse lugar. A maior parte das porcarias é consumida porque fica à vista e parece gostosa. Portanto, esconda tudo o que não for saudável para reduzir drasticamente o consumo.

6. Emprate a comida.

Como fazer isso: Emprate a refeição inteira e dispense as sobras antes de se sentar à mesa. Coloque um lembrete com a inscrição "emprate aqui, coma ali" na bancada ao lado do fogão. Pesquisas mostram que, ao empratar a comida, as pessoas comem menos do que quando se servem na mesa, o que estimula a repetir várias vezes.

7. Tire a TV, telefones celulares e o computador da cozinha e da sala de jantar.

Como fazer isso: Combine com a família que o ambiente de refeições é uma zona sem aparelhos eletrônicos. Ver TV, ouvir música agitada e usar eletrônicos na cozinha ou na sala de jantar promovem desatenção ao comer.

8. Coloque uma tigela com frutas frescas em lugar de destaque na cozinha.

Como fazer isso: Coloque suas frutas favoritas em uma tigela e deixe-a no primeiro lugar que você vê ao entrar na cozinha. Nunca deixe pacotes de batatas fritas e doces à vista. Colocar itens saudáveis em um lugar prático e bem iluminado aumenta a chance de eles se tornarem sua primeira opção.

9. Use ferramentas manuais na cozinha.

Como fazer isso: Livre-se do abridor de lata elétrico e use um manual. Em vez de liquidificador ou *mixer* elétrico, prefira um espremedor de batata, outro de alho e um batedor de ovos. Esprema frutas manualmente para sucos. Tarefas manuais na cozinha fortalecem as mãos e os braços.

FAÇA UMA *BLUE ZONE* NO QUARTO

A maioria dos centenários vai para a cama logo após o poente e acorda na alvorada, dormindo em média oito horas diariamente. Em pelo menos três *Blue Zones* uma soneca de meia hora é um ritual diário — algo fora da nossa realidade. Segundo o Gallup, atualmente os americanos mantêm em média 6,8 horas de sono por dia; 14% deles dormem menos de 6 horas, o que é insuficiente. É cientificamente comprovado que o sono é fundamental para a saúde e o bem-estar. A falta de sono aumenta o risco de problemas de saúde, incluindo obesidade, diabetes, doenças cardiovasculares e hipertensão, além de prejudicar o discernimento, a tomada de decisões e até a aparência física. Dormir oito horas por noite é ideal para melhorar a saúde e a longevidade.

As chaves para dormir bem são uma rotina relaxante nas horas anteriores e um ambiente que seja um santuário para o sono. Nos quartos nas *Blue Zones* não há computadores, TVs e outros aparelhos eletrônicos, inclusive telefones celulares, que lamentavelmente ficam ao lado da cama de tantos americanos. Aliás, a pesquisa de opinião pública Sleep in America, realizada em 2011 pela Fundação Nacional do Sono, constatou que telefones celulares perturbam o sono. Sendo que 20% da Geração Y e 18% da Geração Z disseram que pelo menos em algumas noites por semana são despertados por um telefonema, uma mensagem de texto ou um *e-mail* em seus celulares.

Os quartos nas *Blue Zones* são arejados, silenciosos, escuros e sem despertadores. Como dormem o suficiente, as pessoas acordam naturalmente.

E posso afirmar que há outra vantagem em se retirar para um quarto silencioso sem distrações. Na *Blue Zone* de Ikaria, mais de 80% das pessoas entre 65 e 100 anos ainda têm atividade sexual sem recorrer a drogas estimulantes. Aliás, sexo também é um fator comprovadamente ligado à longevidade. Um estudo publicado no British Journal of Medicine acompanhou 1.000 homens galeses na faixa etária 45-59 por dez anos. Os pesquisadores descobriram que homens com orgasmos frequentes tinham metade do risco de mortandade por doenças coronárias do que aqueles menos orgásticos. E um estudo longitudinal analisando 1.500 americanos descobriu que, para mulheres casadas na meia-idade, a frequência do orgasmo também protegia moderadamente contra o risco de mortandade. A lição: um quarto tranquilo faz uma grande diferença.

CHECKLIST DO QUARTO

Desenvolvida com a colaboração do Laboratório do Sono de Cornell, a *checklist* reúne dicas das *Blue Zones* e informações baseadas em evidências para melhorar seu quarto e hábitos ligados ao sono.

1. Tenha um colchão e travesseiros confortáveis.

Como fazer isso: Seu colchão não deve afundar, e sim apoiá-lo confortavelmente durante o sono. Todo colchão deve ser substituído a cada oito a dez anos. Ao escolher um colchão, faça o teste de passar pelo menos dez minutos deitado nele antes de comprá-lo. Escolha também travesseiros confortáveis que apoiem a cabeça sem retesar o pescoço.

2. O quarto deve estar com temperatura de 18°C à noite.

Como fazer isso: Regule o termostato para 18°C na hora de dormir. Se o termostato for programável, ajuste-o automaticamente para 18°C durante as horas de sono. Temperaturas abaixo de 12°C ou acima de 23°C podem acordá-lo à noite. Se você sentir frio com 18°C, pegue mais um cobertor.

3. Abaixe as luzes uma hora antes de ir para a cama.

Como fazer isso: Habitue-se a abaixar todas as luzes da casa uma hora antes de ir para a cama. Abaixar as luzes antes da hora de dormir prepara o corpo para dormir mais rapidamente e por mais tempo. Trata-se também de um passo para a escuridão necessária, explicada a seguir.

4. Remova despertadores digitais com telas iluminadas.

Como fazer isso: Se você faz questão de ter um despertador no quarto, vire a tela na direção contrária da cama na hora de dormir. Pesquisas demonstram que a exposição noturna à luz prejudica a produção de melatonina, o hormônio secretado pela glândula pineal que controla os ciclos de sono e vigília. Até a luz LED de despertadores digitais pode suprimir a melatonina. Tirar o relógio da linha de visão também impede conferir a hora obsessivamente durante a noite.

5. Use persianas, blecautes ou cortinas para impedir a entrada de luz externa no quarto enquanto está dormindo.

Como fazer isso: Luzes, incluindo de postes na rua ou de segurança externas, podem prejudicar o sono. Instale blecautes ou cortinas pesadas que bloqueiem todas as luzes externas para deixar o quarto o mais escuro possível e dormir melhor.

6. Tire a TV, o computador e telefones celulares do quarto.

Como fazer isso: O quarto deve ser uma zona sem eletrônicos. Ao tirar as fontes de luz e distração, você cria um ambiente propício para um sono mais calmo, profundo, repousante e saudável.

OUTRAS *BLUE ZONES* EM CASA

Muitas escolhas simples sobre o *design* da sua casa e sua rotina cotidiana impactam sua longevidade de maneiras surpreendentes. Por exemplo: você sabia que regar plantas queima o mesmo número de calorias que se alongar e caminhar? Cientistas da Clínica Mayo descobriram que fazer mais movimentos simples como erguer-se e caminhar ajudam a queimar 350 calorias a mais por dia. Outro estudo que examinou o estilo de vida dos trabalhadores nas docas em São Francisco descobriu que aqueles com explosões regulares de atividade física tinham menos risco de doenças cardíacas.

Ao modificar sua casa ou o ambiente em prol de uma vida mais ativa, é possível queimar calorias adicionais sem nem pensar nisso. Preparar a comida manualmente é um dos exemplos. Não use itens como controles remotos ou cortador elétrico de grama. Ao eliminá-los e aumentar sua movimentação física durante o dia, você só tem ganhos de saúde e longevidade.

Ajudar a reinserir a atividade física na vida cotidiana é uma das coisas mais importantes que fazemos nas 24 cidades americanas onde estamos implantando o novo estilo de vida baseado nas *Blue Zones*. Infelizmente, porém, não vamos conseguir dar fim à epidemia de obesidade no país só com exercícios. O americano comum queima apenas 100 calorias por dia com exercícios. A chave para perder peso e se manter jovem é reinserir na vida diária todas as maneiras de gastar calorias que foram eliminadas pelas praticidades modernas.

Aqui está uma lista de tarefas domésticas comuns e as calorias que elas queimam. Como você pode ver, elas são de grande valia. (As contagens de calorias supõem uma hora de trabalho de um homem com 86 quilos.)

- Instalar janelas à prova de tempestades: 272 calorias;
- Construir uma cerca: 340 calorias;
- Assentar azulejos: 238 calorias;
- Lixar o piso: 238 calorias;
- Recolher sujeira com uma pá: 272 calorias;
- Lavar uma cerca: 238 calorias;
- Consertar o telhado: 340 calorias;
- Consertar encanamento e fiação: 136 calorias;
- Tirar neve com uma pá: 576 calorias;

- Juntar folhas com um ancinho: 384 calorias;
- Cortar grama: 400 calorias.

Pense bem: nossos avós não precisavam correr em esteiras para se manter em forma. E nós também não. Basta fazer as tarefas usuais. Além de agradar ao cônjuge, você também se sentirá melhor e terá melhor aparência.

CHECKLIST DA CASA E DO QUINTAL

Eis aqui uma *checklist* de providências para modificar sua casa, criando um ambiente propício para você se movimentar o dia inteiro. A Clínica Mayo calcula que otimizar a residência pode queimar 150 calorias a mais por dia. Embora possa parecer pouco, essa monta calórica pode representar até 2,7 quilos a menos em um ano!

1. Tenha uma balança em casa para se pesar diariamente.

Como fazer isso: Coloque a balança no chão diante do espelho do banheiro ou em um lugar de passagem obrigatória na casa e crie o hábito de utilizá-la. Checar o peso diariamente leva apenas poucos segundos, e os resultados são um reforço poderoso. Estudos descobriram que pessoas que se pesam todo dia são menos gordas do que aquelas que nunca se pesam.

Um de nossos consultores, Robert Jeffery, passou mais de 30 anos estudando obesidade e como evitá-la. Ele diz que há poucas estratégias universais de longo prazo para combater o ganho de peso, mas que checar o próprio peso parece funcionar. A equipe de Jeffery acompanhou 63 indivíduos por seis meses e descobriu que as pessoas que subiam na balança semanalmente perderam 3,1 quilos a mais do que aquelas que se pesavam menos de uma vez por mês. E aquelas que pisavam na balança diariamente perderam 6,8 quilos durante o período em questão. Outro estudo acompanhou mais de 2.500 mulheres no noroeste do Pacífico por dois anos e descobriu que aquelas que conferiam seu peso diariamente perderam 7,7 quilos após dois anos, comparadas com as mulheres que nunca se pesavam. É possível que ver um peso mais baixo na balança sirva de reforço positivo, ao passo que ver um peso mais alto funcione como uma sacudida para prestar atenção no que a pessoa está comendo.

Pesquisas mostram que o simples ato de se pesar — seja subir em uma balança, fazer uma avaliação sobre os riscos à saúde ou usar um pedômetro — melhora a saúde. Talvez isso estabeleça uma linha de base que ajude a pessoa a observar e controlar melhor seus hábitos, e a admitir o quanto é doentia e precisa tomar providências.

Outro instrumento simples de medição *on-line* que pode fazer uma grande diferença é a Bússola da Vitalidade das *Blue Zones* (apps.bluezones.com/vitality), que desenvolvemos com o especialista em envelhecimento Robert L. Kane e pesquisadores da Faculdade de Saúde Pública da Universidade de Minnesota. Ele é grátis para o público e, com poucas perguntas curtas, calcula sua expectativa de vida saudável e indica como melhorá-la. Desde seu lançamento em 2008, a Bússola da Vitalidade foi consultada por mais de 1 milhão de pessoas. Nós descobrimos que aquelas que a consultaram duas vezes relataram mudanças comportamentais que renderam mais 1,6 ano de expectativa de vida. Ao conscientizar as pessoas sobre certos comportamentos que contribuem para a longevidade, a Bússola da Vitalidade ajuda na adoção de mudanças positivas.

2. Tenha apenas uma TV em casa.

Como fazer isso: Coloque a televisão em uma sala de uso comum, de preferência em uma estante atrás da porta. A meta é diminuir o tempo passado diante da tela comendo demais e negligenciando a atividade física. Afinal, pessoas que veem TV em demasia são mais propensas a estar acima do peso, inclusive porque o metabolismo fica mais lento. Além disso, ficamos menos ativos e conscientes, e mais inclinados a comer porcarias. Crianças com TV no quarto têm 18% mais propensão a ser (ou a se tornar) obesas e obter notas mais baixas na escola. Os centenários nas *Blue Zones* não ligam para televisão, e as pessoas mais felizes nos Estados Unidos só passam entre 30 e 60 minutos por dia vendo televisão.

3. Substitua ferramentas elétricas por outras manuais.

Como fazer isso: Corte a grama com um cortador não elétrico, tire a neve com uma pá manual e junte as folhas no gramado com um ancinho à moda antiga. Essas atividades ao ar livre são saudáveis e produtivas, e algumas queimam quase 400 calorias por hora. Aliás, cortar a grama e juntar as folhas queimam quase tantas calorias quanto levantar pesos, além de deixar seu terreno em ordem.

4. Plante e cuide do jardim ou da horta.

Como fazer isso: Se você tiver quintal em casa, reserve um pedaço para plantar um jardim ou uma horta e, nos próximos quatro a seis meses, você será induzido diariamente a regar, tirar ervas daninhas, podar, trabalhar com a enxada e colher. Com movimentos variados e fáceis para as articulações, a jardinagem e a horticultura são atividades físicas de baixa intensidade e sustentáveis no longo prazo. Você pode queimar 150 calorias cuidando do jardim ou da horta por 30 a 45 minutos. Pesquisas também mostram que essas duas atividades reduzem os hormônios do estresse.

Na maioria das *Blue Zones*, a horta é uma extensão da cozinha. Os nicoyanos costumam ter cozinhas ao ar livre entre árvores frutíferas, como de papaia, cítricas e outras frutas tropicais. Em Okinawa, as pessoas plantam cebolinha, açafrão-da-índia, artemísia e alho perto da porta dos fundos, de modo que esses alimentos estão sempre frescos e acessíveis. Nós esquecemos que frutas, legumes e ervas frescas começam a estragar assim que são colhidos. Portanto, tê-los sempre à mão é uma garantia de qualidade do que comemos.

5. Tenha um cachorro.

Como fazer isso: Vá a um abrigo de animais e adote um cachorro ou compre em uma *pet shop*. Animais de estimação são excelentes companheiros e cães o estimulam a caminhar e correr regularmente. Pesquisadores descobriram que quem tem um cachorro faz mais de cinco horas de exercício por semana sem muito esforço.

6. Insira o ciclismo em sua rotina.

Como fazer isso: Compre uma bicicleta e um capacete ou conserte sua *bike* atual para ter vontade de usá-la. Pedalar a uma velocidade moderada por meia hora queima aproximadamente 235 calorias. E o capacete também é importante para a longevidade, pois seu uso reduz em 85% o risco de ferimentos graves na cabeça e em 88% o risco de lesões cerebrais.

7. Retome seu esporte favorito, incluindo correr e acampar.

Como fazer isso: Eu estimulo os residentes nas cidades sob transformação no modelo *Blue Zones* a praticarem e se divertirem com pelo menos quatro dos seguintes esportes: basquete, beisebol, futebol, golfe, patinação, *camping* e corrida. Você sabia que andar de patins queima mais calorias do que corridas, e que jogar bola por apenas 30 minutos queima mais de 100 calorias? Mantenha seus equipamentos esportivos em boas condições, em um lugar fácil de achar e utilize-o constantemente.

8. Cultive plantas dentro de casa.

Como fazer isso: Pegue alguns vasos e terra para cultivar suas plantas favoritas dentro de casa. O filodendro e o clorofito são exemplos de plantas de fácil manutenção. Regar as plantas pela casa queima a mesma quantidade de calorias que se alongar e caminhar. Além de limpar o ar, plantas internas comprovadamente trazem benefícios para a saúde de quem interage com elas. E, se ficarem bem visíveis em sua casa, você terá o impulso de cuidar delas regularmente.

9. Crie um espaço especial para a família.

Como fazer isso: Reserve um espaço especial para a família em sua casa. Ponha uma mesa grande para projetos, prateleiras repletas de livros e bastante luz. Exclua relógio, TV, computador e outras coisas que distraem a atenção. A ideia é que qualquer membro da família possa se concentrar plenamente no que estiver fazendo — seja um passatempo, a leitura de um livro ou uma atividade em família. Para quem mora em um sobrado, seria ideal ter esse espaço no andar de cima para que todos usassem mais a escada e aumentassem a atividade física cotidianamente. Você queima dez calorias por minuto subindo uma escada e quatro calorias por minuto na descida.

10. Desligue o controle remoto da garagem.

Como fazer isso: Pare de usar o controle remoto da porta da garagem. Desça do carro, abra a porta manualmente e volte para botar o carro na garagem, pois isso queima sete calorias por minuto. Fazer isso duas vezes por dia leva dez minutos e queima 70 calorias a mais!

11. Crie uma área interna para exercícios.

Como fazer isso: Reserve uma parte da casa para equipamentos de exercício, uma bola de estabilidade, um colchonete de ioga ou um conjunto de pesos. Se houver mais praticidade para exercitar-se, você terá mais propensão a fazer isso. Um estudo da Universidade da Flórida descobriu que mulheres que se exercitavam em casa perderam 11,3 quilos em 15 meses e mantiveram o peso.

12. Livre-se do controle remoto da TV.

Como fazer isso: Em vez de usar o controle remoto para mudar de canal ou ligar e desligar o aparelho de DVD, ande até o equipamento e faça as operações manualmente. Cada vez que você se levanta para mudar de canal queima dez calorias.

13. Otimize os móveis.

Como fazer isso: Em vez de ficar o tempo todo sentado em cadeiras e sofás, sente-se em almofadas no chão. Você exercitará as coxas, os glúteos e a coluna toda vez que se sentar e se levantar, e também se apoiará sem o espaldar de uma cadeira, o que melhora a postura e pode queimar até 130 calorias por hora. Instale também um suporte em casa para trabalhar em pé no computador ou com papelada. Isso pode queimar 300 calorias a mais por dia.

MOAI – CRIE SUA *BLUE ZONE* COM UM CÍRCULO DE AMIGOS

Conforme descobri por meio de minhas estadas nas *Blue Zones* mundo afora, um dos meios universais mais certeiros para ter saúde e felicidade é simplesmente aumentar as interações sociais. De fato, segundo a Fundação Robert Wood Johnson, a solidão pode fazer tão mal quanto o tabagismo, ceifando anos de sua expectativa de vida. Dados de pesquisas de opinião do Gallup-Healthways sobre bem-estar mostram que as pessoas mais felizes socializam pelo menos oito horas por dia — sobretudo com os pais e outros membros da família. Uma análise de Nicholas Christakis, cientista social em Harvard e um dos conselheiros do Projeto *Blue Zones*, mostrou que em meio a mais de 5 mil residentes em uma cidadezinha em Massachusetts, as pessoas mais felizes também eram as mais conectadas. À medida que seu círculo social ficava mais feliz, isso também ocorria com elas. Estudos mostram que até os introvertidos ficam mais felizes rodeados de pessoas do que quando estão sozinhos. Para a vasta maioria de nós, ajustar a vida para facilitar a socialização aumenta a saúde e a felicidade.

A quantidade de interação social importa tanto quanto a qualidade. O tipo de pessoas com quem nos relacionamos tem uma influência enorme e mensurável não só em nosso grau de felicidade, como também em nosso peso e nível de solidão. Em qualquer terça-feira à noite, podemos nos sentar em um bar e ouvir os problemas de um velho conhecido ou ir ao teatro com um amigo animado. Segundo uma análise estatística, cada amigo feliz a mais em nosso círculo social aumenta em 9% nossa animação, ao passo que cada amigo infeliz a mais piora em 7% nosso estado de espírito. Da mesma forma, se três de seus melhores amigos são obesos, há 55% mais chance de você também estar acima do peso. Já que amizades são empreendimentos de longo prazo, cercar-se das pessoas certas e passar mais tempo com elas têm um impacto profundo e duradouro sobre nossa felicidade e longevidade.

De fato, estar perto de pessoas felizes impacta positivamente nosso bem-estar. Comportamentos se disseminam parcialmente por meio de sinais sociais subconscientes — os chamados "neurônios-espelho" — que captamos daqueles no entorno. Por exemplo, tendemos automaticamente a imitar o que vemos nos rostos das pessoas ao redor, sendo por isso que olhar uma foto de pessoas sorridentes melhora o humor. Portanto, ir a um café com pessoas animadas dá um toque de alegria ao nosso dia.

Nas *Blue Zones*, as pessoas não fazem regime, não malham em academias nem tomam suplementos, porém se cercam do tipo certo de amigos. Em Okinawa as pessoas mantêm um *moai*, um grupo de amigos, pela vida inteira. Quando tudo vai bem — a colheita foi boa ou o salário aumentou —, elas partilham os benefícios. Quando algo ruim acontece — uma morte ou um divórcio na família, ou um momento de fragilidade inevitável —, elas sempre podem contar com o apoio material e psicológico do *moai*. (Talvez seja por isso que as mulheres de Okinawa formem a população mais longeva do mundo.) Já se sabe que comportamentos saudáveis são tão contagiosos quanto um resfriado. Portanto, aqui estão algumas ideias para participar de um círculo social que traga grandes benefícios para a longevidade.

1. *Checklist* do círculo social

Avalie seu círculo atual de amizades.

Como fazer isso: Com base nas ideias neste livro sobre os estilos de vida saudáveis dos centenários das *Blue Zones*, analise as pessoas de seu círculo social. A lista de perguntas que criamos com a colaboração da Faculdade de Saúde Pública da Universidade de Minnesota ajuda a determinar se seus amigos estão tendo uma influência positiva ou negativa sobre sua saúde. A ideia não é abandonar os velhos amigos, e sim passar mais tempo com os amigos positivos ou aumentar seu círculo para incluir mais influências positivas.

- Eles fumam?
- Eles estão acima do peso devido ao comportamento nocivo para a saúde?
- Eles bebem mais de dois drinques por dia?
- Eles comem principalmente alimentos de origem vegetal?
- Eles cozinham em casa?
- Eles preferem alimentos integrais ou porcarias?
- Eles geralmente são animados ou vivem se queixando?
- Eles acham que recreação é ver TV ou atividades ao ar livre?
- Eles têm curiosidade sobre o mundo?
- Eles ouvem na mesma proporção em que falam?
- Eles são ligados a causas nobres e estimulam seu engajamento?
- Eles são presos à rotina ou se interessam por novas atividades?
- Você se sente melhor ou pior quando está com eles?

Você captou a ideia, certo? Pesquisas mostram que começamos a imitar o comportamento e até os sentimentos dos amigos mais próximos. Portanto, fica a seu critério dispensar velhos amigos nocivos, mas meu conselho é que você cultive criteriosamente seu círculo social mais íntimo para melhorar os comportamentos favoráveis à saúde no longo prazo.

2. Entre para um clube.

Como fazer isso: Reflita sobre seus interesses e talentos e ache uma organização que os acalente. A ideia é participar de algum clube, grupos de voluntários ou entidade social — uma esfera de pessoas com interesses em comum que o impulsione a ir até lá regularmente, seja por causa das regras organizacionais ou da ausência de pressão por parte dos pares ou simplesmente pelo prazer obtido com as associações. Segundo um estudo, entrar em um grupo que se reúne uma vez por mês gera o mesmo ganho de felicidade que ter o salário dobrado.

3. Crie seu *moai*.

Como fazer isso: Seja o aglutinador que forma um grupo de amigos mutuamente comprometidos, a exemplo dos *moais* de Okinawa. Os okinawanos, as pessoas mais longevas do mundo, passam a vida toda junto com grupos de cinco amigos, conforme descrito no capítulo 2. Eles se reúnem regularmente, partilham as benesses no caso de uma sorte inesperada e se apoiam em momentos de crise ou pesar. Nós também criamos *moais* nas cidades que recebem o Projeto *Blue Zones*. Para dar certo, os participantes do *moai* precisam estar dispostos a mudar, viver perto uns dos outros e refletir sobre as iniciativas de cada um em prol da saúde — três regras implícitas que derivam de teorias sociais amplamente aceitas.

Então, sempre que entramos em uma comunidade que quer se transformar, formamos *moais* convidando pessoas dispostas a fazer três coisas: mudar seus hábitos, conhecer pessoas com quem tenham afinidades e disseminar a epidemia da saúde. Na reunião inicial para organizar *moais*, primeiramente dividimos o grupo em círculos de 20 a 50 pessoas. Um facilitador faz perguntas para que reflitam sobre o que gostam: "Levante a mão se você viu um filme da Disney nos últimos três meses" ou "levante a mão se você foi à igreja no mês passado", ou "levante a mão se você foi a um bar na semana passada". Os participantes são instruídos a reparar em outros que possam querer conhecer.

Após umas 20 perguntas, pedimos que eles se organizem em grupos de cinco ou seis pessoas com interesses em comum, como mães de primeira viagem, amantes de esportes ou interessados em trabalhos voluntários. Então, nas dez semanas seguintes esses grupos se reúnem para caminhar por um número de vezes suficiente para que realmente conheçam os membros do *moai*. Eles também podem organizar jantares em que todos levam alguma coisa com base nas diretrizes alimentares das *Blue Zones*. Nós descobrimos que em Albert Lea, Minnesota, 60% das pessoas que entraram em *moais* continuavam firmes nesses grupos três anos depois!

4. Frequente uma igreja.

Como fazer isso: Praticamente todos os estudos sobre a ligação entre religião e longevidade mostram que ambas são interdependentes. Não se sabe se ir à igreja faz a pessoa viver mais ou se viver mais desperta a vontade de ir à igreja, mas pesquisas mostram que pessoas que pertencem a uma comunidade baseada na fé e a frequentam pelo menos quatro vezes por mês vivem quatro a catorze anos mais do que quem não faz isso, e não importa se elas são cristãs, muçulmanas, budistas, hindus ou judias. Quem frequenta uma igreja tem menos probabilidade de apresentar comportamentos temerários, fica satisfeito com menos dinheiro, sente menos estresse e tem círculos sociais sólidos. E pesquisas mostram a ampliação dos benefícios para a longevidade por pertencer a uma comunidade religiosa quando a pessoa se torna ativa: entra no coro, se oferece para dar as boas-vindas ou se compromete a fazer leituras para a congregação. Se você não pertence ou se afastou da religião de sua família, tente achar outra que combine com seus valores e visão de mundo atuais. Comece pedindo sugestões aos amigos ou a pessoas que você admira. Se estiver em dúvida, vá a cultos de igrejas diferentes uma vez por semana durante as oito semanas seguintes.

O QUADRO GERAL

A maioria de nós passa 80% da vida em um raio de 32 quilômetros das nossas casas. Temos controle direto sobre como montamos nossa cozinha, quarto, quintal e até o círculo social, mas é mais difícil administrar esse raio existencial maior. Você vive em uma comunidade na qual refrigerantes, salgadinhos e *fast-food* são as opções mais baratas e disponíveis, ou em uma na qual subsídios e a política fiscal favorecem frutas e legumes? Os parques são bem cuidados? Dá para ir de ônibus para o trabalho? Dá para as crianças irem a pé para a escola? Ou tudo tem que ser feito de carro? O zoneamento urbano estimula que a cidade se espalhe ou favorece um centro vibrante e ativo? Ao trabalhar com comunidades ansiosas por grandes mudanças em prol da saúde e longevidade, descobri que todos esses aspectos fazem uma diferença maior do que iniciativas individuais acerca de dieta ou de um programa de exercícios.

Embora talvez não perceba, você tem o poder de melhorar alguns aspectos de seu raio existencial. Nas comunidades que receberam o Projeto *Blue Zones*, vi pessoas entrando em comitês de ações alimentares para batalhar por hortas públicas ou propor decretos para limitar o número de lojas de *fast-food* por quarteirão. Vi pessoas pressionando a Câmara dos Vereadores para impedir a abertura de uma loja de conveniência ao lado de uma escola. Isso pode parecer um clichê, mas telefonemas e *e-mails* para o gabinete do prefeito realmente funcionam. Seu voto ajuda a definir os líderes comunitários. Eles são do tipo que almejam uma cidade só para carros e o comércio ou dão prioridade aos seres humanos e à qualidade de vida? Eles perpetuam a armadilha de mais *shopping centers* e rodovias ou batalham por mais parques e lugares onde as pessoas se encontrem? O segredo para a longevidade de indivíduos e comunidades não depende do governo federal nem da comunidade médica. Os médicos não vão resolver os maiores problemas de saúde do nosso país. Eles são mais eficientes para tornar pessoas doentes menos doentes do que para prevenir doenças. E empresas farmacêuticas tampouco são de grande valia, pois seu negócio é vender medicamentos para pessoas doentes.

Pelo menos por ora, a resposta reside nas pessoas de uma comunidade: os funcionários da prefeitura, os donos dos lugares onde você come e compra comida, os diretores de escolas, os grandes empregadores e as mães e pais no comando de suas famílias que tomam decisões diárias ligadas a seu estilo de vida. São essas as pessoas que controlam nosso meio ambiente desde a hora em que acordamos até a hora de dormir. Se as armarmos com estratégias que nos incitem a comer melhor, a nos movimentar mais naturalmente e a aumentar as interações sociais, a saúde irá melhorar e a longevidade será o bônus resultante. Não se trata de uma bala de prata, e sim de um enxame saudável de pequenas coisas que acaba tendo um impacto enorme.

A chave para a longevidade é implantar *Blue Zones* em nossas vidas.

ESTÁ DANDO CERTO?

Telefonei recentemente para Bob Fagen em Spencer, Iowa. Talvez vocês se lembrem de que Bob é o administrador municipal que encarou um problema renal alarmante e fez a diferença adotando os comportamentos das *Blue Zones*. Bem, essa conversa telefônica foi em uma noite quente de julho, e Bob mal havia chegado em casa vindo da prefeitura, um percurso de 1,6 quilômetro por bairros arborizados e trilhas ao longo do rio Sioux.

Ele me contou que, desde que o Projeto *Blue Zones* fora para sua cidade, houve uma queda de 60% no número de pessoas com doenças crônicas graves. Os custos com tratamentos médicos de trabalhadores locais estavam diminuindo a cada ano e, em alguns casos, com queda de 50% em um só ano. Ele também comentou que emagrecera mais de 22,6 quilos e que seus rins estavam saudáveis. Perguntei, então, se ele achava que isso tudo iria durar.

"Bem", disse ele após uma pausa, "há todas essas hortas comunitárias que antes não tínhamos. O pessoal fica plantando e regando com a maior disposição. Eu dou uma parada e converso com eles, algo que anteriormente também não me permitia". Após outra pausa, recomeçou: "Vejo também muito mais gente caminhando nas calçadas e comendo em restaurantes ao ar livre. Há muito mais conexões pessoais do que há três anos."

"Esse projeto das *Blue Zones* é uma verdadeira jornada", prosseguiu ele. "Por aqui, nossos hábitos se consolidavam na infância. Estávamos acostumados a enfiar comida na boca sem realmente pensar nisso. Então a ideia de que deveríamos comer legumes pareceu um desafio até experimentarmos e descobrirmos que na realidade gostávamos deles. Agora, meus netos estão aprendendo desde cedo os hábitos saudáveis com minha filha — não só comer legumes, porém à mesa, em vez de comer sempre com pressa como eu fazia."

"Mas quanto a você especificamente, Bob?", pressionei. "O que foi que mudou?"

"Para resumir, eu moro no 'Estado dos Porcos', mas agora acho que couve frisada é uma delícia", respondeu ele em tom brincalhão.

Parte 4

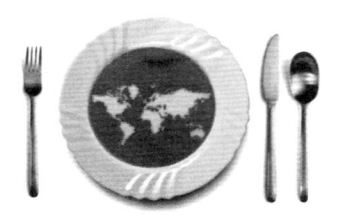

Receitas
Blue Zone

77 RECEITAS FÁCEIS E DELICIOSAS

Agora vamos à parte divertida! Aqui estão algumas das receitas que mais aprecio, as quais recolhi com amigos que moram nas *Blue Zones* e também nos Estados Unidos. Todas se encaixam bem em um plano alimentar no modelo das *Blue Zones*. Algumas são tradicionais e outras foram adaptadas à realidade americana, com ingredientes fáceis de achar em supermercados.

Vale lembrar que, quando se trata de longevidade, não há solução no curto prazo. Experimente, então, esses alimentos e receitas até descobrir os que mais lhe agradam, para que continue comendo-os até chegar aos 100 anos.

RECEITAS À BASE DE FEIJÃO

SOPA DE LENTILHA

Rende 6 porções

Devido à sua preparação simples, lentilhas são apreciadas em todas as culturas que consomem feijões. Elas não precisam ficar de molho e cozinham rapidamente, além de serem baratas e estarem disponíveis o ano todo. Embora haja variedades verdes, marrons, vermelhas e pretas, não use lentilhas vermelhas nesta sopa fácil, pois elas empapam. Prefira as verdes (também chamadas de lentilhas francesas ou lentilhas du Puy), marrons ou pretas; as verdes e as pretas têm formato e textura melhores para uma refeição mais leve; as marrons se fragmentam um pouco e dão uma consistência mais rica à sopa. Mas faça como preferir.

1¼ xícara de lentilhas verdes, pretas ou marrons
7 xícaras de caldo de legumes
2 tomates picados (cerca de 1½ xícara)
1 cebola amarela ou branca média picada (cerca de 1 xícara)
2 cenouras médias descascadas e picadas (cerca de $2/3$ de xícara)
2 batatas médias descascadas e picadas (cerca de $2/3$ de xícara)
2 folhas de louro
½ colher de chá de sal
Cebolinha verde picada e azeite de oliva extra virgem para enfeitar.

1. Espalhe as lentilhas em uma assadeira grande para retirar as impurezas.
2. Ponha as lentilhas, o caldo, os tomates, a cebola, as cenouras, as batatas, as folhas de louro e o sal em uma caçarola grande para ferver em fogo médio-alto. Abaixe o fogo, ponha a tampa enviesada na caçarola e deixe cozinhando por 45 minutos até as lentilhas ficarem no ponto desejado.
3. Tire as folhas de louro e ponha a sopa em tigelas. Enfeite-as com cebolinha verde e 1 colher de chá de azeite de oliva.

Dica: Para dar mais sabor, cozinhe a cebola e as cenouras picadas em 1 colher de sopa de azeite de oliva por 5 a 7 minutos na caçarola em fogo médio, e depois adicione o restante dos ingredientes conforme o passo 1.

Dica: Mude um pouco a receita adicionando até 1 xícara de mini-espinafre, minicouve frisada, minirrúcula, agrião sem os talos ou uma mistura de alguns deles na sopa após 35 minutos de cocção. Continue cozinhando com a tampa enviesada por 10 minutos, até as lentilhas ficarem tenras, e as verduras, reduzidas.

Dica: Para facilitar a preparação, use cebola picada congelada (não é preciso descongelar).

LENTILHAS CONDIMENTADAS

Rende 4 porções

Essa receita é uma espécie de salada quente de lentilha que pode ser um ótimo prato principal.

1½ xícara de lentilhas verdes ou pretas beluga
2 colheres de sopa de azeite de oliva extra virgem ou óleo de canola
1 cebola grande picada (cerca de 1½ xícara)
1½ colher de sopa de suco fresco de limão
1 colher de sopa de gengibre fresco descascado e picado
½ colher de chá de chili em pó
½ colher de chá de páprica
½ colher de chá de sal

1. Espalhe as lentilhas em uma assadeira grande para retirar as impurezas.
2. Coloque as lentilhas em uma caçarola média, cubra-as com água e deixe ferver em fogo alto. Abaixe então o fogo e cozinhe sem tampa por uns 25 minutos até as lentilhas ficarem tenras. Escorra em um coador sobre uma tigela e reserve a água da cocção.
3. Aqueça o óleo em uma frigideira grande em fogo médio. Adicione a cebola e cozinhe, mexendo constantemente, por uns 5 minutos até ela ficar macia.

Adicione as lentilhas, o suco de limão, o gengibre, o chili em pó, a páprica e o sal. Cozinhe por 1 minuto até o aroma exalar. Adicione então a água da cocção em levas de 2 colheres de sopa até obter uma consistência de molho. Sirva quente.

Dica: Se desejar, tampe a receita completa na frigideira e guarde no forno a 120°C por até 1 hora, até o momento da refeição. Dê uma olhada ocasionalmente e, se o prato parecer ressecado, adicione mais água da cocção.

FEIJÕES COZIDOS

Rende 6 xícaras

Como feijões são uma grande fonte proteica nas Blue Zones, há várias receitas com eles neste livro. Feijões enlatados agilizam a preparação, mas feijões in natura *têm mais sódio, conservam os nutrientes intactos e são mais baratos. É fácil preparar feijão com antecedência em uma panela elétrica de cocção lenta. Faça uma quantidade grande, divida-a em porções adequadas para uma refeição, congele-as e use posteriormente.*

450 g de feijão-branco, preto ou rajado
1 cebola amarela ou branca grande picada (cerca de 1½ xícara)
1 colher de sopa de alho picado
1 colher de chá de tomilho desidratado
½ colher de chá de sal

1. Espalhe os feijões em uma assadeira grande para retirar carunchos e impurezas. Coloque-os, então, de molho em uma tigela grande com água e em temperatura ambiente por pelo menos 8 horas e no máximo por 16 horas.
2. Escorra os feijões em um coador na pia. Despeje-os na panela elétrica de cocção lenta e adicione a cebola, o alho, o tomilho e 5 xícaras de água.
3. Tampe e deixe cozinhando por 5 horas em fogo alto ou por 9 a 10 horas em fogo baixo até os feijões ficarem tenros.
4. Ponha sal, tampe e cozinhe por mais 10 minutos. Destampe e deixe os feijões esfriarem no líquido da cocção. Depois coloque-os em pequenos recipientes vedados na geladeira por até 4 dias ou no *freezer* por até 4 meses.

Dica: O feijão comum causa um desconforto estomacal em uma pequena porcentagem da população. Para resolver isso, deixe os feijões de molho, escorra bem e ponha para ferver com água por 5 minutos em uma caçarola grande. Escorra novamente e coloque na panela elétrica de cocção lenta. Jamais cozinhe feijão comum na água em que ficou de molho, pois isso aumenta a chance de causar um leve problema estomacal.

Dica: Caso não queira deixar os feijões de molho até o dia seguinte, coloque-os em uma caçarola grande e adicione água fria suficiente para cobri-los. Coloque depois para ferver em fogo alto, mexendo ocasionalmente. Tire do fogo, tampe e deixe de lado por 1 hora. Siga a receita a partir do passo 2.

SOPA DE FEIJÃO-PRETO

Rende 4 porções

Esta variação de uma sopa comum em muitas Blue Zones *adiciona casca de laranja e temperos para intensificar o sabor. Não desanime com a lista longa de ingredientes, pois em sua maioria são temperos e a receita é fácil e rápida! Uma salada verde, tortilhas de milho ou pãezinhos de fermentação natural completam a refeição.*

- 2 colheres de sopa de azeite de oliva extra virgem
- 1 cebola média em cubinhos (cerca de 1 xícara)
- 4 talos médios de aipo em cubinhos (cerca de 1 xícara)
- ½ pimentão médio vermelho, sem miolo nem sementes, em cubinhos (cerca de 1/3 de xícara)
- 1 tomate grande picado (cerca de ¾ de xícara)
- 1 colher de sopa de alho picado
- 3½ xícaras de feijão-preto cozido e 2 xícaras do líquido da cocção
- 2 xícaras de caldo de legumes
- 1 colher de sopa de raspas de casca de laranja
- 1 colher de chá de cominho em pó
- 1 colher de chá de orégano desidratado
- 1½ colher de chá de sementes de aipo
- ½ colher de chá de pimenta-da-jamaica em pó
- ½ colher de chá de cravos moídos
- ½ colher de chá de canela em pó
- ½ colher de chá de sal
- 1 abacaxi médio descascado, sem o miolo e em fatias de 2,5 cm de espessura (opcional)

1. Aqueça o óleo em uma panela grande ou multiuso de ferro em fogo médio. Adicione a cebola, o aipo e o pimentão; cozinhe por uns 8 minutos, mexendo constantemente, até tudo amaciar.
2. Adicione o tomate e o alho; cozinhe por uns 5 minutos, mexendo ocasionalmente, até os tomates começarem a se dissolver.
3. Adicione os feijões com seu líquido ou água, o caldo, as raspas de laranja, todos os temperos e o sal. Deixe em fogo alto até o ponto de ebulição, mexendo ocasionalmente. Tampe, abaixe o fogo e deixe fervendo lentamente por 30 minutos até engrossar e fixar os sabores.

4. Se desejado, grelhe as fatias de abacaxi em uma grelha antiaderente em fogo médio a alto por uns 6 minutos, virando de lado, até que fiquem tenras; ou asse as fatias por 4 minutos em uma assadeira grande (10 x 15 cm), virando de lado. Corte em nacos. Sirva a sopa com o abacaxi por cima ou de lado.

Dica: Se não tiver feijão-preto pré-cozido, use 2 latas (425 g) desse feijão escorrido e enxaguado (cerca de 3½ xícaras) e aumente o caldo de legumes para 4 xícaras.

Dica: Quando a sopa estiver pronta, bata parcialmente em um *mixer* manual para que ela fique mais espessa e com alguns nacos.

HAMBÚRGUERES DE FEIJÃO CONDIMENTADOS

Rende 4 hambúrgueres

Eu adoro hambúrgueres vegetarianos, mas aqueles congelados disponíveis no supermercado não me empolgam e é preciso usar muitos legumes para disfarçar o gosto esquisito! É por isso que gosto desta receita. Os hambúrgueres são de fato saborosos e os legumes só entram para realçá-los. Se preferir hambúrgueres mais suaves, use menos molho de pimenta vermelha.

4 xícaras de feijão-rajado cozido e escorrido (ou de lata, escorrido e enxaguado)
¾ de xícara de migalhas de pão integral fresco
Até 1 colher de sopa de molho de pimenta, como Tabasco
2 colheres de chá de alho picado
½ colher de sopa de Salsa Lizano (p. 251) ou molho inglês
½ colher de chá de cominho em pó
½ colher de chá de sal
spray antiaderente
4 discos de hambúrguer de grãos integrais
½ xícara de molho de abacate (p. 244) ou *pico de gallo*
4 folhas pequenas de alface romana
4 fatias de pimentão verde (opcional)
4 anéis finos de cebola roxa (opcional)

1. Coloque os feijões, as migalhas de pão, o molho de pimenta, o alho, a Salsa Lizano ou molho inglês, o cominho e o sal em uma tigela grande. Misture tudo em um espremedor de batata até obter uma pasta uniforme. Tampe e ponha na geladeira por 30 minutos.
2. Borrife uma grelha com *spray* antiaderente, tampe e aqueça em fogo alto. Ou faça o mesmo procedimento em uma panela grande própria para grelhar.

3. Nesse ínterim, com as mãos limpas e úmidas, modele a mistura em quatro discos uniformes, cada um com 12,7 cm de diâmetro e 1,27 cm de espessura. Grelhe os discos por uns 6 minutos até ficarem quentes e um pouco tenros, virando de lado.
4. Coloque os discos nos pães abertos e cubra com 2 colheres de sopa de molho de abacate ou *pico de gallo* e alface. Enfeite com fatias de pimentão e anéis de cebola.

Dica: Você também pode fazer esses hambúrgueres com uma mescla de feijões-pretos e rajados.

Dica: Aproveite a grelha quente para tostar os pães por menos de 1 minuto até dourarem levemente.

ENSOPADO VEGETARIANO DE FEIJÃO-PRETO E BANANA

Rende 6 porções

Se você gosta de sabores picantes, use algum tipo de pimenta em pó. Caso prefira uma sopa mais suave, substitua a pimenta por páprica normal ou defumada.

1 lata (793 g) de tomates, de preferência tostados (cerca de 3½ xícaras)
3 xícaras de feijão-preto cozido sem o líquido da cocção (ou de lata, escorrido e enxaguado)
2 xícaras de caldo de legumes
2 batatas-doces médias (peso total de 110 g) descascadas e em cubos
1 xícara de feijão comum cozido e escorrido (ou de lata, escorrido e enxaguado)
1 cebola amarela ou branca média picada (cerca de 1 xícara)
Batatas vermelhas médias (peso total de 340 g) em cubos
2 colheres de sopa de alho picado
2 colheres de chá de chili em pó
1 colher de chá de cominho em pó
½ colher de chá de sal
Pimentão vermelho sem o miolo e em cubinhos, cebolinha verde e folhas frescas de coentro picadinhas para enfeitar

1. Coloque os tomates, os feijões, o caldo, as batatas-doces, a cebola, as batatas, o alho, o chili em pó, o cominho e o sal em uma panela elétrica de cocção lenta. Tampe e cozinhe em fogo alto por 4 horas ou em fogo baixo por 8 horas.
2. Coloque em tigelas e enfeite-as com pimentão, cebolinha verde e coentro.

FEIJÃO-BRANCO E LEGUMES AO FORNO

Rende 6 porções

Esse prato principal vegetariano é uma autêntica comfort food *para uma noite fria de inverno. Guarde as sobras em um recipiente vedado na geladeira por até 2 dias ou no* freezer *por até 4 meses.*

2 colheres de sopa de azeite de oliva extra virgem
1 cebola amarela ou branca média picada (cerca de 1 xícara)
1 colher de sopa de alho picado
1 lata (793 g) de tomates em cubinhos, de preferência tostados (cerca de 3½ xícaras)
2 xícaras de feijão-branco cozido e escorrido (ou de lata, escorrido e enxaguado)
2 xícaras de feijão *cannellini* cozido e escorrido (ou de lata, escorrido e enxaguado)
2 cenouras grandes descascadas e em nacos de 1,27 cm
1 nabo grande (cerca de 170 g) descascado e em cubos de 1,27 cm
1 pastinaca grande (cerca de 113 g) descascada e em nacos de 1,27 cm
½ xícara de caldo de legumes
1 colher de chá de orégano desidratado
Até 1 colher de pimenta caiena em pó
½ colher de chá de sal
1 xícara de migalhas de pão integral fresco
3 colheres de sopa de folhas frescas de salsa picadas

1. Posicione a grade na parte mais baixa do forno e aqueça-o a 200°C.
2. Aqueça 1 colher de sopa do azeite em um pirex grande ou em uma panela multiuso de ferro, ou em uma caçarola oval de ferro fundido em fogo médio. Adicione a cebola e cozinhe por uns 5 minutos, mexendo constantemente, até amaciar. Adicione o alho e cozinhe por uns 20 segundos até o aroma exalar.
3. Adicione os tomates, os feijões, as cenouras, o nabo, a pastinaca, o caldo, o orégano, a pimenta caiena e o sal. Ponha em fogo alto até o ponto de ebulição. Tampe e coloque no forno. Deixe assando por 40 minutos.
4. Nesse ínterim, aqueça mais 1 colher de sopa de azeite em uma frigideira pequena em fogo médio. Adicione as migalhas de pão e a salsa, e mexa bem. Tire do fogo.
5. Tire a tampa da panela e espalhe as migalhas de pão uniformemente sobre os legumes. Cozinhe sem tampa por mais 20 minutos ou até as migalhas ficarem tostadas, e os legumes, tenros. Deixe esfriar por 5 minutos e depois sirva em tigelas.

Dica: Se você não aprecia pastinaca, use uma batata-doce pequena descascada e em cubinhos.

CARNE DE PORCO COM FEIJÃO

Rende 6 porções

Carne de porco com feijão entra na dieta no modelo Blue Zones *como uma comida festiva devido à pequena quantidade de carne usada só para dar sabor. Eu gosto de colocar cerveja preta na receita e outros tipos dessa bebida combinam bem, exceto* stouts *com chocolate e as de trigo com framboesa.*

1 colher de sopa de azeite de oliva extra virgem
2 cebolas médias picadas (cerca de 2 xícaras)
Até 1 pimenta pequena *jalapeño* sem o miolo e picada
1 colher de sopa de alho picado
340 g de costeletas de lombo suíno sem osso, cortadas ao meio e em cubinhos
2½ xícaras de feijão-rajado cozido e escorrido (ou de lata, escorrido e enxaguado)
1 lata (396 g) de tomates em cubinhos, de preferência tostados (cerca de 1¾ xícara)
1 garrafa (336 g) de cerveja preta (cerca de 1½ xícara)
½ colher de chá de sal
½ colher de chá de pimenta-do-reino moída na hora
Folhas frescas de coentro picadinhas e fatias de limão para enfeitar

1. Aqueça o óleo em uma caçarola grande ou em uma panela multiuso de ferro em fogo médio. Adicione as cebolas e cozinhe por uns 7 minutos, mexendo constantemente, até elas amaciarem. Adicione a *jalapeño* e o alho; cozinhe por 1 minuto até o aroma exalar.
2. Adicione a carne de porco e cozinhe por uns 7 minutos, mexendo ocasionalmente, até ela escurecer. Adicione os feijões, os tomates, a cerveja, o sal e a pimenta. Deixe em fogo médio-alto até o ponto de ebulição.
3. Abaixe o fogo e deixe cozinhando sem tampa por uns 10 minutos até a mistura ficar espessa. Sirva em tigelas e polvilhe coentro para enfeitar. Ofereça também fatias de limão para espremer nas porções e avivar os sabores.

GRÃO-DE-BICO INDIANO

Rende 6 porções

Inspirado na culinária indiana, esse prato saudável de grão-de-bico tem especiarias apreciadas nas Blue Zones.

1½ xícara de grão-de-bico
¼ de xícara de azeite de oliva extra virgem ou óleo de canola
Cebolas partidas ao meio e cortadas em meias-luas finas
1 colher de sopa de gengibre fresco descascado e picado
½ colher de sopa de açafrão-da-índia em pó
½ colher de chá de chili em pó
Tomates grandes picados (cerca de 1½ xícara)
Folhas frescas de hortelã
½ colher de chá de sal
½ colher de chá de pimenta-do-reino moída na hora
Caldo de legumes, conforme o necessário
3 colheres de sopa de suco fresco de limão

1. Deixe os grãos-de-bico de molho em uma tigela grande com água por pelo menos 8 horas ou no máximo por 16 horas. Escorra em um coador na pia e verta em uma caçarola grande. Adicione água suficiente para encobri-los e deixe em fogo alto. Tampe e deixe em fogo médio-baixo por 15 minutos até os grãos ficarem tenros. Escorra-os novamente no coador.
2. Aqueça o óleo em uma panela grande ou multiuso de ferro em fogo médio. Adicione as cebolas e cozinhe por uns 5 minutos, mexendo constantemente, até elas amolecerem um pouco. Adicione o gengibre, o açafrão-da-índia e o chili em pó, e cozinhe por uns 20 segundos até o aroma exalar. Adicione o grão-de-bico, os tomates, as folhas de menta, o sal e a pimenta.
3. Coloque para ferver, então deixe em fogo baixo-médio por uns 12 minutos, mexendo constantemente, até os tomates se dissolverem em um molho. Se for preciso, adicione o caldo de legumes em levas de 2 colheres de sopa para manter a mistura úmida. Adicione o suco de limão e sirva.

Dica: Em vez de deixar o grão-de-bico de molho e cozinhá-lo, adicione 2 latas de grão-de-bico escorrido e enxaguado no final do passo 2.

FEIJÃO-VERMELHO AO BORDO E GENGIBRE DA BRENDA

Rende 4 a 6 porções

Brenda Langton já cozinhava alimentos das Blue Zones *30 anos antes de eu descobrir que elas existiam. Seu restaurante Spoonriver, em Minneapolis, é meu favorito para almoço por lá, por ser um dos raros estabelecimentos onde tudo tem um gosto fantástico! A receita a seguir está em* The Spoonriver Cookbook, *mas trocamos os feijões originais pelo adocicado e saboroso feijão-vermelho.*

1 xícara de feijões-vermelhos miúdos
½ xícara de caldo de legumes
2 colheres de sopa de xarope de bordo
2 colheres de sopa de gengibre fresco ralado
1 colher de sopa de *shoyu*
½ colher de chá de sal

1. Deixe os feijões de molho em uma tigela grande com água em temperatura ambiente por pelo menos 8 horas ou no máximo por 12 horas. Escorra e enxague os feijões em um coador na pia.
2. Ponha os feijões e 3 xícaras de água em uma panela grande. Tampe e deixe em fogo alto até ferver. Abaixe o fogo e cozinhe por 1 hora até os feijões ficarem tenros. Escorra no coador.
3. Devolva os feijões à panela e deixe em fogo médio. Adicione o caldo, o xarope de bordo, o gengibre, o *shoyu* e o sal. Ponha para ferver e cozinhe por mais uns 2 minutos, mexendo constantemente, até a mistura engrossar um pouco. Então sirva.

Dica: Use feijões-vermelhos miúdos nessa receita.

Dica: Se quiser usar também pedaços de cenouras, cebolas e aipo, cozinhe ½ xícara de cada em 1 colher de sopa de azeite de oliva em uma frigideira grande em fogo médio por 5 minutos, mexendo bastante, então adicione os feijões com o caldo.

Dica: Você também pode usar 2½ xícaras de feijões enlatados escorridos e enxaguados ou feijões pré-cozidos; pule os passos 1 e 2 e adicione-os no passo 3 com os outros ingredientes.

FEIJÃO-PRETO DA LIA

Rende 4 porções

Às vezes não dá tempo de cozinhar feijão partindo do zero. Minha amiga Lia Miller, que pesquisa as melhores receitas para o New York Times, *sabe o segredo para que feijão-preto enlatado pareça caseiro. Teste a dica da Lia.*

¼ de xícara de cebola em cubinhos
2 dentes de alho bem picados
1 colher de sopa de azeite de oliva extra virgem ou mais se necessário
1 lata de feijão-preto escorrido e enxaguado
½ colher de chá de cominho em pó
½ colher de chá de orégano
¼ colher de chá de folhas de louro picadas
Sal e pimenta

2 colheres de sopa de salsa *casera* Herdez (marca mexicana de molho de tomate) ou outro molho condimentado

1. Cozinhe a cebola e o alho em azeite de oliva em uma caçarola média em fogo médio por uns 4 minutos, mexendo constantemente, até eles amaciarem um pouco. Adicione os feijões.
2. Cozinhe por 3 a 5 minutos até tudo ficar bem quente. Não deixe os feijões grudarem; adicione 1 colher de sopa de água ou um pouco mais de azeite de oliva se necessário.
3. Esprema os feijões em um espremedor ou com o verso de uma colher.
4. Adicione o cominho, o orégano, as folhas de louro, e sal e pimenta a gosto.
5. Por fim, adicione o molho de tomate ou outro condimentado.

FEIJÃO-GIGANTE AO MOLHO DE TOMATE DE MICHELE SCICOLONE

Rende 8 porções

Michele Scicolone escreve sobre culinária italiana e mediterrânea, e já lançou muitos livros de culinária. Esta receita saborosa está em seu livro The Mediterranean Slow Cooker, *de 2013.*

450 g de feijões-gigantes ou feijões-manteiga branco grandes, enxaguados e escorridos
2 colheres de sopa de azeite de oliva extra virgem
2 cebolas grandes picadas (cerca de 3 xícaras)
2 talos médios de aipo picados (cerca de ½ xícara)
2 cenouras médias descascadas e picadas (cerca de ⅔ de xícara)
3 dentes grandes de alho picadinhos
¼ de xícara de concentrado de tomate
Sal e pimenta moída na hora
7 xícaras de água
1 pitada de lascas de pimenta vermelha
1 folha de louro
1 colher de chá de orégano
½ colher de chá de tomilho em pó
1 xícara de queijo *feta* esfarelado (cerca de 226 g)
¼ de xícara de folhas de salsa frescas picadinhas

1. Cubra os feijões com água fria e deixe de molho em uma tigela grande em temperatura ambiente por 6 horas ou na geladeira até o dia seguinte.
2. Em uma frigideira grande, aqueça o azeite em fogo médio. Adicione as cebolas, o aipo e as cenouras. Cozinhe por uns 10 minutos, mexendo ocasionalmente,

até tudo ficar tenro. Adicione o alho e cozinhe por 1 minuto. Adicione o concentrado de tomate, 1 colher de chá de sal e pimenta a gosto.
3. Adicione a água, as lascas de pimenta, as folhas de louro, o orégano e o tomilho. Deixe a mistura ferver e a transfira para uma panela elétrica de cocção lenta.
4. Escorra os feijões e coloque-os na panela de cocção lenta. Tampe e cozinhe em fogo baixo por 6 a 8 horas, ou até os feijões ficarem bem tenros. Ajuste os temperos.
5. Tire as folhas de louro e, se houver excesso de líquido, amasse alguns feijões para engrossar. Adicione o queijo. Polvilhe com a salsa e sirva quente.

GRÃO-DE-BICO COM GALINHA DE MARK BITTMAN

Rende 6 porções

Este prato de Mark Bittman apresenta um dos grãos favoritos na Sardenha e em Ikaria — grão-de-bico —, mas os temperos são do norte da África. A receita foi levemente adaptada para reduzir a quantidade de carne, conforme os padrões alimentares dos centenários das Blue Zones.

1 xícara de grão-de-bico cozido (ou de lata, escorrido e enxaguado)
2 xícaras do líquido da cocção do feijão ou de caldo de legumes, ou de água
Sal e pimenta-do-reino moída na hora
1 colher de sopa de óleo neutro, como de sementes de uva ou canola
6 coxas de galinha sem a pele
1 cebola amarela ou branca grande picada (cerca de 1½ xícara)
1 talo médio de aipo picado (cerca de ¼ de xícara)
1 cenoura média descascada e picada (cerca de ⅓ de xícara)
1 colher de sopa de alho picado
1 colher de chá de gengibre fresco picado
1 colher de chá de coentro moído
2 colheres de chá de cominho em pó
1 xícara de tomates picados sem pele nem sementes (pode ser de lata com os sumos)
Coentro fresco picado ou folhas de salsa para enfeitar

1. Aqueça o forno a 200°C.
2. Aqueça os feijões em uma panela grande com o líquido; adicione sal e pimenta. Ajuste o fogo para que a mistura borbulhe lentamente.
3. Aqueça o óleo em uma frigideira grande e funda em fogo médio-alto. Doure bem todos os lados da galinha por uns 15 minutos; tempere com sal e pimenta, transfira para uma assadeira e ponha no forno.

4. Verta 3 colheres de sopa da gordura restante na frigideira. Deixe em fogo médio e adicione a cebola, o aipo e a cenoura. Cozinhe por uns 10 minutos, mexendo ocasionalmente, até os legumes ficarem macios.
5. Adicione o alho, o gengibre, o coentro, o cominho e o tomate, e cozinhe por mais 5 minutos, mexendo esporadicamente e raspando o fundo da panela para soltar pedacinhos dourados que grudaram. Adicione a mistura aos feijões ferventes.
6. Após a galinha cozinhar por uns 15 minutos, faça um pequeno corte na carne perto do osso. Se ela estiver uniformemente cozida, sumos claros irão escorrer. Quando estiver pronta, tire-a do forno.
7. Quando os legumes estiverem tenros, ponha-os junto com o grão-de-bico em uma travessa grande e funda. Coloque a galinha por cima, enfeite e sirva.

CHILI SEM CARNE DE MARK BITTMAN

Rende 6 a 8 porções

Essa receita é adaptada do livro How to Cook Everything, *de Mark Bittman, jornalista americano especializado em culinária. Em sua opinião, o chili combina mais com "feijão-vermelho cozido lentamente e temperado com cominho" do que com pratos à base de carne. Você pode variar esse prato com outros tipos ou combinações de feijões. Mark recomenda feijões-vermelhos, rosados, brancos, rajados e* cannellini. *Sirva com arroz, tortilhas de milho ou bolachas integrais, além de um molho de pimenta, para uma refeição completa.*

450g de feijões-rajados lavados, após serem selecionados e ficarem de molho
1 cebola com a casca e 1 cebola pequena picada
Sal e pimenta-do-reino moída na hora
1 xícara de caldo de legumes ou de água
1 pimenta fresca, como serrano ou *jalapeño*, sem sementes e picada (opcional ou a gosto)
1 colher de chá de cominho em pó (opcional ou a gosto)
1 colher de chá de folhas frescas de orégano picadas ou ½ colher de chá de orégano desidratado (opcional)
1 colher de sopa de alho picado
Coentro fresco picado para enfeitar

1. Coloque os feijões em uma panela grande com água e deixe ferver em fogo alto, escumando a espuma se necessário. Adicione a cebola inteira.
2. Ajuste o fogo para que os feijões borbulhem constantemente e tampe parcialmente. Fique de olho para não deixar todo o líquido secar.

3. Quando os feijões começarem a amolecer (entre 30 minutos e 1 hora, conforme o tipo de feijão), tempere com sal e pimenta.
4. Continue cozinhando, mexendo ocasionalmente e adicionando água se necessário, até os feijões ficarem bem tenros, porém ainda intactos.
5. Escorra os feijões e reserve o líquido da cocção para uso posterior. Tire a cebola e adicione todos os ingredientes restantes, exceto o coentro. Deixe em fogo médio até ferver. Tampe e abaixe o fogo.
6. Cozinhe por uns 15 minutos, mexendo ocasionalmente e adicionando mais líquido se necessário, até os feijões ficarem bem tenros e os sabores, bem fundidos. Prove e ajuste o tempero se necessário.
7. Coloque nos pratos e enfeite com coentro.

Dica: Para variar o sabor picante na receita, experimente essa mistura: 2 colheres de chá de páprica, 1 colher de chá de chili moído, 1 colher de chá de cominho, 1 colher de chá de coentro em pó e 1 colher de chá de orégano mexicano moído.

RECEITAS DE IKARIA

INFUSÕES IKARIANOS

Rende 1 xícara

Eu acredito que as infusões de ervas explicam as taxas baixas de demência em Ikaria. Conforme a época do ano, as pessoas por lá vão colher ervas frescas nos campos, mas você também pode fazer infusões em casa com ervas desidratadas.

 1 colher de chá de folhas frescas de manjerona, sálvia e menta frescas ou desidratadas
 1 colher de sopa de mel, de preferência o mel escuro de Ikaria
 1 rodela de limão (opcional)
 Até 2 colheres de chá de creme de leite de soja (opcional)

1. Coloque 2 xícaras de água para esquentar em uma chaleira em fogo alto até borbulhas subirem à superfície ou pequenas borbulhas se formarem no fundo da chaleira. Não deixe a água ferver. Despeje-a em uma xícara.
2. Ponha as ervas em um infusor de chá ou em um sachê individual mergulhado na caneca por 5 a 10 minutos até o aroma firmar. Se desejar, adoce com mel, enfeite com a rodela de limão e/ou adicione um pouco do creme de leite de soja.

SALADA GREGA DA THEA

Rende 4 porções

Essa salada vegetariana vale por uma refeição. Sirva com pão rústico de fermentação natural para molhar no azeite de oliva.

2 colheres de sopa de vinagre de vinho tinto
1 colher de chá de mostarda Dijon
¼ de xícara de azeite de oliva extra virgem
½ colher de chá de alecrim moído
½ colher de chá de sal
½ colher de chá de pimenta-do-reino moída na hora
8 xícaras de diversas verduras, como minirrúcula, minicouve frisada e folhas de alface
3 tomates médios em rodelas
1 lata de corações de alcachofra em água, escorridos e cortados em quatro pedaços
8 batatas cozidas cortadas ao meio (opcional)
1 xícara de grão-de-bico cozido (ou de lata, escorrido e enxaguado)
1 pimentão vermelho grande, sem talo nem miolo, em tiras de 0,63 cm
1 pepino pequeno em rodelas de 0,63 cm
1 cebola vermelha pequena em anéis bem finos
¼ de xícara de folhas frescas de menta
1 colher de chá de orégano desidratado
Azeitonas *kalamata* e queijo *feta* esfarelado para enfeitar
4 ovos duros descascados e divididos em quatro pedaços (opcional)

1. Bata o vinagre e a mostarda em uma tigela grande para salada até a mistura ficar cremosa. Bata, então, o azeite, o alecrim, o sal e a pimenta até tudo ficar uniforme.
2. Adicione as verduras, os tomates, os corações de alcachofra, batatas (se usar), o grão-de-bico, o pimentão, o pepino, a cebola, as folhas de menta e o orégano. Agite suavemente para o molho revestir tudo.
3. Divida a salada em quatro pratos e enfeite-os com 3 ou 4 azeitonas e 1 colher de sopa de *feta* esfarelado. Se desejar, ponha fatias de ovo cozido em torno da salada.

Dica: Esfrie os pratos na geladeira por 8 horas para dar um toque mais intenso de frescor.

Dica: Para fazer ovos duros, coloque-os em uma caçarola grande e encha três quartos dela com água fria da torneira. Ponha para ferver em fogo alto e deixe em ebulição por 1 minuto. Tampe e tire do fogo por 5 minutos. Escorra, enxague em água fria e descasque rapidamente enquanto os ovos ainda estão quentes.

🍴 HORTA – VERDURAS DA LONGEVIDADE

Rende 3 a 4 porções

Chortofágos *significa "vegetariano" em grego e, em uma tradução aproximada, "aquele que come ervas". Em Ikaria, verduras cozidas são sinônimo de ervas, ou seja, verduras silvestres. E como a ilha tem mais de 150 variedades de verduras comestíveis, não surpreende que os ikarianos as comam quase todos os dias. Eles costumam reservar a água da cocção para fazer infusão com limão. (Você também pode congelar a água da cocção e usá-la como caldo de legumes.) Para fazer o prato-horta, escolha as opções em supermercados e mercados hortifrutigranjeiros. Essas verduras estão entre os alimentos mais saudáveis do mundo.*

8 xícaras de verduras variadas, como espinafre, dente-de-leão, acelga, mostarda, folhas de nabo, couves, couve frisada, escarola ou beterraba. Deixe folhas pequenas intactas e pique grosseiramente as grandes
⅓ de xícara de azeite de oliva extra virgem
3 colheres de sopa de suco fresco de limão
¼ de colher de chá de sal
¼ de colher de chá de pimenta-do-reino moída na hora

1. Mergulhe as verduras em uma tigela grande com água fria e agite-as. Deixe de lado por alguns minutos, então tire as verduras com pinças ou com as mãos limpas, deixando a água e sedimentos para trás. Repita até não restarem impurezas na tigela.
2. Ponha água para ferver em uma panela grande em fogo alto. Adicione as verduras, empurre-as para o fundo com uma colher de pau e cozinhe-as sem tampa por 1 ou 2 minutos até murcharem.
3. Escorra em um coador grande na pia e, se desejar, reserve parte da água da cocção para fazer infusão. Transfira para uma travessa ou tigela. Regue com azeite de oliva e limão, depois tempere com sal e pimenta para servir.

Dica: Retire os talos de folhas de couves, de mostarda e nabo antes da cocção.

🍴 HORTA COM OVO FRITO

Rende 4 porções

Verduras cozidas (como exemplificado nas receitas anteriores)
1 colher de sopa de azeite de oliva
3 ovos grandes

1. Faça a horta segundo a receita anterior.
2. Aqueça o azeite em uma frigideira antiaderente grande em fogo médio. Quebre um ovo em uma tigelinha ou potinho de cerâmica e coloque-o na frigideira. Repita com os ovos restantes. Cozinhe por 2 a 3 minutos até as claras firmarem e dourarem um pouco nas beiradas. Se desejar, vire com uma espátula antiaderente e cozinhe por 1 a 2 minutos, conforme sua preferência por gema mole ou dura.
3. Divida as verduras cozidas entre quatro pratos e encime com 1 ovo cozido.

Dica: Para ovos *poché*, ponha água em uma caçarola média para ferver em fogo alto. Desligue o fogo, então quebre os ovos na caçarola, usando o método com potinho de cerâmica acima. Tire do fogo por 5 minutos. Use a escumadeira para escorrer e transfira os ovos para a horta.

SALADA GREGA DE BATATA

Rende 6 porções

Essa salada substanciosa com batatas, verduras frescas e ervas bem temperadas me faz lembrar do verão em Ikaria. É um almoço ideal!

700 g de batatas médias descascadas e cortadas em quatro pedaços
½ colher de chá de sementes de aipo
½ xícara de azeite de oliva extra virgem
2 colheres de sopa de vinagre de vinho tinto
1 colher de sopa de folhas frescas de orégano picadas
½ colher de chá de sal
¼ de colher de chá de pimenta-do-reino
1 cabeça pequena de alface sem o miolo e picada (cerca de 3 xícaras)
2 xícaras de rúcula picada
½ xícara de folhas frescas de menta, cebolinha verde picadinha e lascas tostadas de amêndoa, para enfeitar
3 ovos cozidos descascados e cortados longitudinalmente (opcional)

1. Coloque as batatas em uma caçarola grande e cubra-as com 5 cm de água. Deixe ferver em fogo alto, depois deixe em fogo médio por 15 minutos até elas ficarem firmes, mas podendo ser furadas com um garfo. Escorra em um coador na pia e transfira para uma tigela grande para salada; polvilhe as sementes de aipo sobre as batatas quentes. Deixe esfriar por pelo menos 15 minutos ou até 1 hora.
2. Bata o azeite, o vinagre, o orégano, o sal e a pimenta em uma tigelinha até a mistura ficar uniforme. Despeje um terço desse molho sobre as batatas

e misture bem. A receita pode ser completada até essa fase com 3 horas de antecedência. Tampe e ponha as batatas na geladeira até você fazer a salada; tampe e deixe o molho à parte em temperatura ambiente.

3. Adicione a alface, a rúcula e as folhas de menta às batatas. Cubra com o molho restante. Misture bem, porém suavemente. Divida em seis pratos e enfeite cada um com cebolinha verde picada e 1 colher de sopa de lascas tostadas de amêndoa. Se desejar, coloque fatias de ovo cozido nas laterais de cada prato.

COZIDO IKARIANO

Rende 4 porções

Essa é minha receita favorita de longevidade, pois funde os sabores icônicos de Ikaria com o sutil toque adocicado do funcho. O costume em Ikaria é usar um pouco de azeite de oliva para saltear os legumes, depois dar uma regada generosa com o azeite para finalizar o prato. Tal prática é instintivamente brilhante, pois o fogo decompõe o azeite, então usar a maior parte dele para uma regada final assegura seu sabor complexo e o máximo de benefícios para a saúde. Esse cozido rico em proteínas pode ser congelado, embora a couve frisada perca um pouco de sua pungência. Para reavivá-la, adicione mais algumas folhas em lascas quando reaquecer.

2 xícaras de feijão-fradinho
½ xícara de azeite de oliva extra virgem
1 cebola grande em cubinhos (cerca de 1½ xícara)
1 funcho médio aparado, partido ao meio e cortado em tiras finas
2 colheres de chá de alho picado
3 cenouras grandes descascadas e picadas (cerca de 1 xícara)
1 tomate grande em cubinhos (cerca de ¾ de xícara)
2 colheres de sopa de extrato de tomate
Folhas de louro
1 colher de chá de sal
4 folhas grandes de couve frisada em lascas
½ xícara de endro fresco picado

1. Espalhe o feijão-fradinho em uma assadeira grande e retire todas as impurezas. Ponha os feijões em uma panela grande, cubra-os 5 cm com água fria e bote para ferver em fogo alto. Ferva por 1 minuto, então tire do fogo e deixe de molho por 1 hora. Escorra em um coador na pia.
2. Aqueça ¼ de xícara de azeite em uma panela grande ou multiuso de ferro em fogo médio. Adicione a cebola e o funcho; cozinhe por uns 20 segundos,

mexendo constantemente, até tudo amaciar. Adicione o alho e cozinhe por uns 20 segundos até o aroma exalar. Adicione o feijão-fradinho, as cenouras, o tomate, o concentrado de tomate, as folhas de louro e o sal até o concentrado se dissolver. Adicione água suficiente para cobrir os legumes. Deixe em fogo médio-alto até ferver.
3. Tampe, abaixe o fogo e cozinhe por uns 50 minutos até o feijão-fradinho ficar tenro.
4. Adicione as folhas de couve frisada e o endro. Tampe e cozinhe por 5 a 10 minutos até a couve frisada ficar tenra. Tire as folhas de louro. Divida o cozido em 4 tigelas e regue cada uma com 1 colher de sopa de azeite de oliva.

Dica: Para uma refeição mais rápida, substitua 4 xícaras de feijão-fradinho congelado pelo produto enlatado escorrido e enxaguado, e pule o passo 1. Reduza a cocção no passo 3 para apenas 25 minutos, para mesclar os sabores e cozinhar o funcho. Complete o passo 4.

Dica: Ao trabalhar com alimentos muito ácidos, como tomate e vinagre, use sempre panelas, frigideiras e assadeiras de aço inoxidável, de alumínio anodizado ou de ferro fundido esmaltado.

SOUFIKO (*RATATOUILLE* IKARIANO)

Rende 4 porções como prato principal ou 6 a 8 como acompanhamento

O apreço dos ikarianos por azeite de oliva é bem exemplificado nesse prato preparado praticamente em todos os lares na ilha, sobretudo no verão quando esses legumes são abundantes. O soufiko é parecido com o ratatouille francês, porém inclui batatas e algumas ervas favoritas de Ikaria, e serve tanto como acompanhamento quanto como uma refeição vegetariana. O segredo para fundir os sabores é mantê-lo fervendo em fogo baixo por bastante tempo para que os legumes cozinhem em seus sumos e no azeite de oliva. Os sabores se intensificam no dia seguinte, e é possível mantê-lo na geladeira por um dois ou dias, então reaquecê-lo ou servi-lo frio.

10 colheres de sopa de azeite de oliva extra virgem e mais para a finalização
2 berinjelas médias (cerca de 340 g cada) com casca, sem miolo e em nacos de 2,5 cm
2 batatas grandes (cerca de 170 g cada) com casca e em nacos de 2,5 cm
2 cebolas médias partidas ao meio e cortadas em meias-luas finas
2 colheres de sopa de alho picado
2 pimentões médios vermelhos (ou 1 vermelho e outro verde) sem miolo e em quadrados de 2,5 cm
2 abobrinhas médias (cerca de 141 g cada) em rodelas de 0,60 cm de espessura
Tomates grandes grosseiramente picados (cerca de 2¼ xícaras)
¼ de xícara de folhas frescas de orégano grosseiramente picadas

2 colheres de sopa de folhas frescas de sálvia grosseiramente picadas
1 colher de chá de sal
3 colheres de sopa de suco fresco de limão

1. Despeje 2 colheres de sopa de azeite de oliva no fundo de uma panela grande ou multiuso de ferro. Faça camadas de berinjela, batata, cebola, alho, pimentão, abobrinha e tomate nessa ordem. Polvilhe por cima com metade do orégano toda a sálvia e o sal. Verta o azeite de oliva restante (½ xícara) uniformemente sobre tudo.
2. Deixe a panela em fogo médio até os legumes começarem a chiar no azeite. Tampe, abaixe o fogo e deixe cozinhando por 15 minutos. Mexa bem e deixe cozinhando por mais 15 minutos com a tampa até os legumes ficarem tenros.
3. Polvilhe com o orégano restante e o suco de limão. Regue com um pouco de azeite de oliva extra virgem para servir.

Dica: Para um prato mais refinado, tire as sementes dos tomates. Corte-os em quatro pedaços e esprema levemente na pia para eliminar as sementes restantes. Então, corte mais esses pedaços.

Dica: Para uma guarnição extravagante, ponha pitadas de flocos de sal marinho sobre cada porção.

MAGEIRIO – COZIDO COM NACOS DE LEGUMES

Rende 6 porções

Faça essa mescla de legumes ikarianos para um almoço no verão ou para um jantar fácil em qualquer época do ano. Você nem sentirá falta da carne.

2 colheres de sopa de azeite de oliva extra virgem e mais como guarnição
2 cebolas amarelas ou brancas grandes picadas (cerca de 2 xícaras)
450 g de vagens frescas aparadas
3 batatas médias com as cascas (cerca de 113 g cada) e cortadas em quatro pedaços
3 abobrinhas médias (cerca de 141 g cada) partidas ao meio em cruz e depois longitudinalmente
3 tomates médios grosseiramente picados (cerca de 2 xícaras)
3 espigas de milho sem as palhas e barbas, e partidas ao meio
1 berinjela média (cerca de 340 g) sem miolo e em seis pedaços iguais
½ colher de chá de sal
3 pimentões longos, como *cubanel* ou pimentões italianos, sem miolo nem talo e em quatro pedaços longitudinais

1. Aqueça o óleo em uma panela grande ou multiuso de ferro em fogo médio. Adicione as cebolas e cozinhe por uns 8 minutos, mexendo constantemente, até amaciarem, mas sem dourar.
2. Adicione as vagens, as batatas, a abobrinha, os tomates, o milho, a berinjela e o sal. Ponha os pimentões em cima. Verta 1 xícara de água sobre os legumes.
3. Coloque para ferver, então abaixe o fogo, tampe e cozinhe por uns 45 minutos, mexendo frequentemente, até os legumes ficarem tenros. Regue com azeite de oliva e sirva.

GRÃO-DE-BICO IKARIANO AO FORNO

Rende 6 porções como acompanhamento

A versão ikariana da dieta mediterrânea inclui muitas frutas, legumes, grãos integrais, feijões, batatas e azeite de oliva, que contêm gorduras não saturadas que abaixam o colesterol. Experimente esse delicioso grão-de-bico ao forno. E não esqueça o azeite de oliva!

450 g de grão-de-bico
1 abobrinha média (cerca de 141 g) em cubinhos
2 cenouras médias descascadas e em cubinhos (cerca de ½ xícara)
1 cebola pequena cortada em cubinhos (cerca de ½ xícara)
½ xícara de azeite de oliva extra virgem
2 colheres de sopa de folhas frescas de menta picadas
½ colher de chá de sal
¼ de colher de chá de pimenta-do-reino

1. Deixe os grãos-de-bico de molho em uma tigela grande com água em temperatura ambiente por pelo menos 8 horas ou no máximo 12 horas. Escorra e enxague os grãos-de-bico em um coador na pia.
2. Coloque-os em uma caçarola grande, cubra-os com água fria e cozinhe em fogo alto. Deixe ferver por 5 minutos, então escorra em um coador na pia.
3. Bote os grãos-de-bico novamente na caçarola com a mesma quantidade de água fria, tampe e cozinhe em fogo alto até ferver. Abaixe o fogo e cozinhe por uns 45 minutos até os grãos ficarem tenros. Recolha 1 xícara do líquido da cocção e deixe de lado. Escorra o restante em um coador na pia.
4. Posicione a grade no meio do forno e aqueça-o a 180°C.
5. Coloque a abobrinha, as cenouras, a cebola, o azeite de oliva e a menta em uma assadeira grande. Verta o grão-de-bico escorrido uniformemente sobre os legumes; despeje a xícara reservada com o líquido da cocção.

6. Asse por uns 15 minutos até os legumes ficarem tenros, e os grãos-de-bico, levemente dourados. Adicione o sal e a pimenta. Deixe de lado em temperatura ambiente por 5 minutos para fundir os sabores, então sirva.

REPOLHO COM ARROZ

Rende 4 porções

A taverna na Thea's Inn é o epicentro social no leste de Ikaria e meu lugar favorito para relaxar quanto estou por lá. Athina Mazari, chef da taverna, sempre prepara esse prato para mim, o qual é por si só uma refeição.

2 colheres de sopa de azeite de oliva extra virgem
1 repolho verde pequeno (cerca de 340 g) sem o miolo e em nacos de 3,8 cm de espessura
2 cebolas médias grosseiramente picadas (cerca de 2 xícaras)
Cenouras grandes descascadas e esfregadas nos orifícios grandes do ralador
1 xícara de folhas frescas de endro picadas
2 xícaras de caldo de legumes
1 xícara de arroz branco cru de grão longo, como *basmati*
½ colher de chá de sal
¼ de colher de chá de pimenta-do-reino moída na hora
Rodelas de limão para enfeitar

1. Aqueça o óleo em uma caçarola grande ou em uma panela multiuso de ferro em fogo médio. Adicione o repolho, as cebolas, as cenouras e o endro; cozinhe por uns 20 minutos, mexendo constantemente, até os legumes começarem a amaciar.
2. Adicione o caldo e o arroz, e ponha para ferver. Tampe, abaixe o fogo e deixe cozinhando por uns 20 minutos até o arroz e os legumes ficarem tenros. Se o arroz ainda não estiver no ponto, adicione um pouco de água e deixe cozinhando com tampa por mais 5 minutos.
3. Adicione o sal e a pimenta. Divida entre quatro pratos e sirva com rodelas de limão para espremer por cima e avivar os sabores.

Dica: Você pode fazer esse prato com arroz branco de grão médio, como o arborio ou com arroz integral *basmati* de grão longo; nesse caso, aumente o caldo para 2½ xícaras e o tempo de cocção para 45 minutos.

PEIXE ASSADO IKARIANO

Rende 6 porções

Saint peter, bronzino, *dourado*, goraz e savel *estão entre os peixes variados à venda nos mercados em Ikaria. Qualquer um deles pode ser usado nesse prato, assim como peixe blanquillo (uma grande fonte de ômega 3), solha ou pargo, que é costumeiramente servido com horta.*

2 batatas grandes (cerca de 170 g cada) com casca e em rodelas de 0,63 cm de espessura
6 filés (140 a 170 g) de peixe de carne branca, como os supracitados, sem pele
½ colher de chá de sal
½ colher de chá de pimenta-do-reino moída na hora
2 cebolas grandes cortadas em anéis de 0,63 cm de espessura
Tomates grandes em rodelas de 0,63 cm de espessura
3 dentes de alho descascados e finamente fatiados
2 cenouras grandes descascadas, partidas ao meio em cruz e cortadas em tiras longitudinais de 0,63 cm de espessura
1 xícara de vinho branco seco, como *begleri* Afianes, Ktima Pavlidis Thema ou um *chardonnay* da Califórnia sem passagem por tonéis de carvalho
½ xícara de azeite de oliva extra virgem
½ xícara de folhas frescas de salsa picadas
1 colher de sopa de orégano desidratado
6 colheres de sopa de suco fresco de limão

1. Posicione a grade no meio do forno e aqueça-o a 190°C.
2. Faça uma camada uniforme com as rodelas de batata em uma assadeira (22,5 x 32,5 cm). Cubra com os filés e tempere com sal e pimenta. Faça a terceira camada uniforme com os anéis de cebola, então cubra com as rodelas de tomate. Polvilhe o alho por cima. Ponha as cenouras em volta das laterais do prato. Verta o vinho e o azeite de oliva sobre tudo; polvilhe com a salsa e o orégano.
3. Asse por uns 30 minutos até o peixe ficar bem cozido, e os legumes, tenros.
4. Despeje o suco de limão por cima e deixe de lado por 5 minutos em uma grade aramada em temperatura ambiente para fundir os sabores antes de servir. Coloque em tigelas ou pratos com o auxílio de uma colher grande ou uma espátula para manter os filés intactos.

PÃO DE *LEVAIN* DE IKARIA

Rende massa-mãe e 1 pão

Em minhas várias visitas a Ikaria, provei o pão mais maravilhoso à base de massa-mãe com bactérias locais, em vez de levedura convencional. Mas não é preciso ter bactérias ikarianas para fazer pão rústico de fermentação natural. Comece pela massa-mãe, que é mais uma arte do que uma ciência. Como temperatura, umidade, altitude e localidade podem afetá-la, talvez seja preciso fazer alguns ajustes na receita a seguir. A experiência também conta, então se você não tiver êxito na primeira vez, tente novamente até pegar o jeito.

Para a massa-mãe:
Levain desidratado – no Brasil é possível encontrar de marcas italianas como CAPUTO em loja de produtos importados ou lojas especializadas em panificação.
2 xícaras de farinha de trigo ou mais se necessário
Para o pão:
4 a 6 xícaras de farinha de trigo
Óleo de canola ou outro vegetal para untar a assadeira

1. Faça a massa-mãe seguindo as instruções do pacote. Em geral, você mistura uma pequena quantidade de água sem cloro (como água de nascente engarrafada) com a massa-mãe, então a alimenta com quantidades pequenas de farinha ao longo de vários dias até ela borbulhar com um aroma fermentado.
2. Coloque 2 xícaras da massa-mãe preparada em uma tigela grande, adicione 2 xícaras de água sem cloro e misture bem. Adicione 4 xícaras de farinha até formar uma massa macia, adicionando mais farinha em levas de ¼ de xícara até poder formar uma bola uniforme e não viscosa. (Ponha a massa-mãe restante em uma tigela separada e continue alimentando-a com água sem cloro e quantidades pequenas de farinha em dias alternados conforme explicado no pacote, a fim de guardá-la para outra fornada.)
3. Polvilhe farinha levemente em uma superfície limpa e seca. Ponha a bola de massa sobre ela e sove-a por uns 20 minutos até ficar elástica e bem uniforme, adicionando mais farinha em levas de 1 colher de sopa apenas se a massa parecer viscosa. Faça novamente uma bola, coloque em uma tigela grande, cubra com um pano de prato limpo e deixe de lado por 6 a 12 horas em um lugar quente e sem correntes de ar até ela dobrar de volume.
4. Achate bem a massa com seu punho limpo. Coloque-a em uma superfície limpa, seca e levemente enfarinhada e sove-a levemente por 1 minuto. Modele a massa em forma oval ou redonda com cerca de 25,4 cm de diâmetro.

5. Unte levemente uma assadeira grande e coloque o pão nela. Cubra com um pano de prato limpo e deixe de lado por 4 a 8 horas em um lugar quente e sem correntes de ar até ele dobrar de volume. Nesse ínterim, posicione a grade no meio do forno e aqueça-o a 180°C.
6. Deixe o pão assando por cerca de 1 hora até dourar bem e emitir um som seco quando você der uma pancadinha. Transfira para uma grade aramada e deixe esfriar por pelo menos 10 minutos ou até por 2 horas antes de fatiar para servir.

Dica: Para facilitar a preparação, sove a massa na tigela de um *mixer* ligado em baixa velocidade no passo 3.

Dica: O segundo passo rende um pão excepcionalmente amargo, mas você pode pular essa etapa. Nesse caso, sove o pão conforme o passo 3, pule a primeira leva e o passo 4, então modele a massa como desejar e deixe-a crescendo conforme o passo 5.

RECEITAS DE OKINAWA

MISSOSHIRO COM LEGUMES

Rende 4 porções

Embora o caldo de missô geralmente seja um antepasto no almoço ou jantar em restaurantes japoneses fora da Ásia, a centenária Kamada Nakazato, de Okinawa, preferia tomá-lo no desjejum, com legumes que colhia em sua horta. No Brasil, missô e cogumelos shiitake *frescos são achados facilmente em todas as cidades com comunidades japonesas. O missô escuro tem sabor mais forte e é mais salgado do que aqueles de cores mais claras.*

- 3 colheres de sopa de pasta de missô, como *shiro miso* (branco), *miso* (vermelho) ou *shinshu miso* (amarelo)
- 1½ colher de sopa de vinagre de vinho de arroz sem tempero
- 1 dente grande de alho descascado
- 1 pedaço de 3,8 cm de gengibre fresco descascado
- 226 g de *tofu* firme em cubos de 1,27 cm
- 113 g de cogumelos *shiitake* frescos sem talo e finamente fatiados
- 2 xícaras de brotos de ervilha (cerca de 85 g) grosseiramente picados
- 6 cebolinhas verdes médias, aparadas e finamente picadas
- 2 colheres de chá de óleo de gergelim tostado
- 1 colher de chá de *shoyu*

1. Coloque o missô, o vinagre de arroz, o alho, o gengibre e 1 xícara de água em um processador de alimentos ou em um liquidificador. Tampe e processe ou bata até tudo ficar uniforme e raspe o interior do bujão pelo menos uma vez.
2. Coloque a mistura acima e 4 xícaras de água em uma caçarola média. Adicione o *tofu*, os cogumelos, os brotos de ervilha e a cebolinha verde; ponha para ferver em fogo médio, mexendo constantemente. Abaixe o fogo e deixe cozinhando sem tampa por 5 minutos. Desligue o fogo e adicione o óleo de gergelim e o *shoyu* antes de servir.

Dica: Se você gosta de mais textura, pique o alho e o gengibre, mas não coloque-os no processador nem no liquidificador. Em vez disso, adicione-os ao *tofu* no passo 2.

Dica: Caso não ache *shiitakes* frescos, deixe 4 *shiitakes* grandes desidratados de molho por 20 minutos em água quente em uma tigela pequena. Escorra, mas guarde o líquido do molho e esprema-o em um pano limpo para remover impurezas. Então use o líquido, reduzindo a quantidade de água na caçarola pela sua quantia equivalente.

Dica: Substitua o miniespinafre e o agrião sem talos pelos brotos de ervilha.

PURÊ DE BATATA-DOCE COM COCO

Rende 6 porções como acompanhamento

Imo significa batata-doce em japonês, e em Okinawa se refere à batata-doce roxa que foi um pilar na dieta local no início do século XX e após a Segunda Guerra Mundial. As batatas-doces de polpa alaranjada são boas substitutas para as roxas.

5 batatas-doces médias (cerca de 1,350 kg) descascadas e em cubos de 2,5 cm
Até ¾ de xícara de leite de coco com pouca gordura (ou de lata)
1 colher de chá de canela em pó ou mais se necessário
½ colher de chá de sal (opcional)

1. Coloque as batatas-doces em uma panela grande e adicione água suficiente para cobri-las. Deixe em fogo alto até ferver, então deixe cozinhando por uns 25 minutos em fogo médio até as batatas amaciarem.
2. Escorra em um coador na pia, então transfira as batatas-doces para uma tigela grande. Adicione ½ xícara de leite de coco e amasse em um espremedor de batata ou em um *mixer* elétrico em velocidade média até elas ficarem cremosas, adicionando mais leite de coco para obter um purê uniforme. Adicione a canela e o sal a gosto.

Dica: Para um sabor diferente e menos gordura, substitua metade do leite de coco por suco fresco de laranja na hora de amassar. E não se esqueça de adicionar a canela em pó!

BATATA-DOCE ASSADA EM PEDRA

Rende 4 porções

Assar as batatas-doces roxas de Okinawa ou as de polpa alaranjada gera um gosto complexo e uma textura uniforme que derrete na boca. Muitos okinawanos ainda gostam das batatas assadas em pedra por vendedores com pequenos caminhões. Você pode ter esse prazer assando batatas-doces no forno. Usar uma forma de pedra para pizza ou uma frigideira de ferro fundido dará o toque certo.

Batatas-doces médias (cerca de 283 g cada)
Papel-alumínio
Sal para finalizar
Canela em pó para enfeitar

1. Posicione a grade no meio do forno e aqueça-o a 180°C.
2. Forre uma frigideira de ferro fundido, uma forma de pizza ou uma assadeira com papel-alumínio e o estenda por 2,5 cm em todos os lados para aparar os sumos.
3. Asse por 25 minutos, então vire as batatas-doces cuidadosamente usando uma luva ou um pano grosso apropriados. Continue assando por mais 20 minutos até as batatas-doces ficarem macias. Quanto maior o tempo de cocção, mais os sumos caramelizam junto às cascas, o que é muito apreciado pelos okinawanos. Deixe esfriando por alguns minutos, então corte as cascas longitudinalmente. Se quiser, finalize com uma pitada de sal ou canela em pó.

SOMEN COM LEGUMES AO VAPOR

Rende 4 porções

Somen *é um fino e delicado macarrão japonês que cozinha rapidamente. (Não o confunda com o* sobá.*) O* somen *é costumeiramente servido frio.*

¼ de xícara de *shoyu*, de preferência japonês
¼ de xícara de *mirin*
2 colheres de chá de óleo de gergelim tostado
1 colher de chá de pasta asiática de pimenta, como *sambal oelek*
1 colher de chá de alho picado
½ colher de chá de gengibre fresco descascado e picado

396 g de *somen*
1 xícara de legumes à *julienne*
1 xícara de cenoura à *julienne*
1 xícara de lascas de repolho verde
Cebolinha verde picadinha para enfeitar

1. Bata o *shoyu*, o *mirin*, o óleo de gergelim, a pasta de pimenta, o alho e o gengibre em uma tigela grande.
2. Cozinhe somente o talharim em uma caçarola grande com água, segundo as instruções do pacote. Escorra em um coador na pia e enxague com água fria para interromper a cocção. Escorra bem, adicione a mistura com *shoyu* e agite suavemente.
3. Coloque cerca de ¼ de xícara de água para ferver na mesma caçarola. Adicione os pimentões verdes, as cenouras e o repolho; tampe, abaixe o fogo e cozinhe por uns 3 minutos até tudo amaciar. Escorra no coador; enxague com água fria da torneira para esfriar. Escorra bem, sacudindo o coador algumas vezes na pia.
4. Adicione os legumes ao talharim e ao molho; misture bem. Sirva imediatamente ou tampe e ponha na geladeira por até 4 horas. Enfeite com cebolinha verde picada antes de servir.

Dica: Mirin é um saquê japonês adocicado muito usado na culinária e encontrado em todas as cidades brasileiras com comunidades japonesas. De qualquer maneira, ele pode ser substituído nessa receita por ¼ de xícara de vinho branco seco e 2 colheres de chá de açúcar ou, para eliminar o álcool, por suco de uva puro sem açúcar.

COGUMELOS ENSOPADOS

Rende 4 porções

Mercados asiáticos tem uma enorme variedade de cogumelos, sendo que no Brasil, onde a culinária japonesa é altamente difundida, os mais conhecidos são shimeji e shiitake.

1,1 kg de cogumelos japoneses sortidos sem talos, como *shiitake*, *maitake* e *enoki*
1 xícara de saquê ou de vinho branco seco, como *pinot gris*
1 xícara de caldo de legumes
2 colheres de sopa de *shoyu*, de preferência japonês
1 colher de sopa de molho de ostra
1 colher de chá de concentrado de tomate
1 colher de chá de pasta asiática de pimenta, como *sambal oelek*
Colheres de sopa de óleo de amendoim ou de gergelim, ou de azeite de oliva extra virgem
4 cebolinhas médias e em cubinhos

2 colheres de sopa de alho picado
1 colher de chá de tomilho desidratado (opcional)
1 folha de louro
2 xícaras de arroz integral de grão longo ou médio

1. Limpe os cogumelos com um papel-toalha úmido, corte-os em pedaços de 2,5 cm e deixe de lado. Bata o vinho, o caldo, o *shoyu*, o molho de ostra, o concentrado de tomate e a pasta de pimenta em uma tigelinha e deixe de lado.
2. Aqueça o óleo em uma panela grande ou em uma frigideira funda em fogo médio. Adicione as cebolinhas e o alho; cozinhe por uns 2 minutos, mexendo constantemente, até eles dourarem levemente. Adicione os cogumelos e fique mexendo até eles absorverem todo o óleo. Despeje a mistura com vinho; adicione o tomilho e as folhas de louro.
3. Deixe em fogo médio-alto e coloque até ferver. Abaixe o fogo e deixe cozinhando sem tampa por 15 a 20 minutos até o líquido na panela estar reduzido à metade da quantidade inicial.
4. Ponha o arroz em uma travessa grande e cubra-o com os cogumelos ensopados, usando os sumos na panela como molho.

Dica: Se quiser eliminar o saquê ou o vinho, aumente o caldo para 2 xícaras.

Dica: Um pouco de tomilho desidratado não é tradicional, mas dá um leve sabor de ervas às notas adocicadas do ensopado.

Dica: Você também pode servir esse ensopado com "arroz amarelo" adicionando até 1 colher de chá de açafrão-da-índia em pó à água de cocção do arroz.

TOFU E BOK CHOY FRITOS

Rende 4 porções

Esse prato é feito tradicionalmente com mizuna, *uma verdura apimentada japonesa, mas ela pode ser substituída por rúcula. Eu também substituo azeite de oliva por óleo de amendoim. Se quiser, sirva essa fritura fácil sobre arroz integral cozido.*

1 (336 g) bloco de *tofu* extra firme
¼ de xícara de *shoyu*, de preferência japonês
1 colher de sopa de óleo de gergelim tostado
1 colher de sopa de vinagre de arroz
3 colheres de sopa de óleo de amendoim ou de azeite de oliva extra virgem
1 cebolinha verde média picadinha
1½ colher de sopa de alho picado
1 colher de sopa de gengibre fresco descascado e picado

4 repolhos do tipo chinês pequenos (peso total de cerca de 226 g) enxaguados para remover impurezas e com as folhas separadas

4 xícaras de *mizuna* ou minirrúcula

1. Envolva o bloco de *tofu* em papéis-toalha e esprema suavemente para eliminar o excesso de umidade. Ou ponha o bloco de *tofu* enrolado em papel-toalha em um prato raso, cubra o *tofu* com outro prato e um peso, como uma lata de legumes, e deixe de lado por 5 a 10 minutos para remover a umidade.
2. Desembrulhe o *tofu* e corte-o em cruz em fatias de 1,27 cm, então corte cada fatia na metade em cruz e reserve. Bata o *shoyu*, o óleo de gergelim e o vinagre em uma tigelinha, reserve.
3. Ponha uma *wok* antiaderente grande ou uma frigideira antiaderente em fogo médio-alto por uns 2 minutos, então adicione 2 colheres de sopa do óleo. Adicione o *tofu* e cozinhe por uns 4 minutos até ele dourar, virando de lado. Transfira para um prato forrado com papel-toalha para drenar.
4. Verta a colher de sopa de óleo restante na *wok* ou frigideira. Adicione a cebolinha verde, o alho e o gengibre; frite por uns 30 segundos até o aroma exalar. Adicione as folhas de *bok choy* e metade da mistura com *shoyu*. Frite por uns 2 minutos até o *bok choy* murchar. Adicione a *mizuna* ou a rúcula e agite apor 1 minuto até murchar. Coloque o *tofu* novamente na *wok* e adicione o restante da mistura com *shoyu*. Agite por menos de 1 minuto até aquecer bem.

Dica: Quem tem alergia a amendoim pode usar óleo de soja ou de canola.

TOFU GRELHADO COM *SHIITAKE*

Rende 4 porções

Embora os okinawanos adorem carne de porco, ela é tradicionalmente servida apenas em ocasiões especiais. A dieta deles é sobretudo vegetariana e com bastante tofu. Veja este exemplo de uma refeição cotidiana.

2 blocos (336 g) de *tofu* extra firme
¼ de xícara de farinha multiuso
½ colher de chá de sal
¼ de colher de chá de pimenta-do-reino moída
2 colheres de sopa de óleo de amendoim ou de azeite de oliva extra virgem
2 cebolinhas médias descascadas e picadas
226 g de cogumelos *shiitake* finamente fatiados
1 colher de sopa de *shoyu*
1 colher de sopa de saquê seco ou de vinho branco moderadamente seco, como *pinot gris*

1. Esprema suavemente o excesso de umidade dos blocos de *tofu*, seguindo as instruções da receita anterior. Corte o *tofu* em cruz em fatias de 2,5 cm de espessura.
2. Bata a farinha, o sal e a pimenta em um prato grande. Passe os pedaços de *tofu* na farinha temperada e sacuda levemente para remover o excesso. Deixe de lado em uma tábua de corte.
3. Aqueça 1 colher de sopa do óleo em uma frigideira antiaderente grande em fogo médio. Adicione as fatias de *tofu* e cozinhe por uns 4 minutos até dourarem, virando de lado. Transfira para uma travessa.
4. Adicione a colher de sopa de óleo restante na frigideira. Adicione as cebolinhas e cozinhe por 1 minuto, mexendo constantemente, até amaciarem. Adicione os cogumelos e mexa por uns 2 minutos até murcharem, então misture no *shoyu* e no saquê ou vinho. Mexa até os legumes ficarem cobertos de molho, então verta sobre o *tofu* para servir.

GOYÁ CHAMPURU (MELÃO AMARGO FRITO)

Rende 4 porções

No prato icônico da ilha, goyá champuru, *a estrela é o crocante e úmido melão amargo, que lembra a abobrinha, exceto pelo amargor. Você pode achar melão amargo em mercados asiáticos e em muitos mercados hortifrutigranjeiros, mas também pode substituí-lo por pepinos para obter um sabor mais adocicado. O melão amargo é combinado com* tofu, *ovo, carne de porco e cebolas em um molho à base de soja. Cada cozinheiro dá seu toque especial. O ideal é fazer esse prato em uma frigideira de ferro fundido.*

2 melões amargos pequenos (cerca de 20 cm de diâmetro cada)
2 colheres de chá de sal
226 g de *tofu* extra firme
2 colheres de sopa de óleo de amendoim ou de canola, ou mais se necessário
85 g de filé de lombo de porco em fatias de 0,63 cm de espessura
1 cebola branca ou amarela média partida ao meio e cortada em meias-luas finas
2 ovos grandes bem batidos
2 colheres de sopa de *shoyu*, de preferência japonês
2 colheres de sopa de saquê (opcional)

1. Fatie os melões amargos longitudinalmente; use uma colher pequena para retirar o miolo branco duro e as sementes, deixando intacta a camada de polpa verde-clara. Corte em meias-luas de 0,63 cm de espessura. Ponha com o sal em uma tigela média e deixe de lado por 10 minutos. Enxague em

um coador na pia, então esprema cada punhado suavemente para remover o líquido em excesso e também o amargor. Seque bem em papéis-toalha.
2. Enrole o *tofu* em papel-toalha e ponha no micro-ondas por 1 minuto. Tire o *tofu* do papel-toalha e o enrole em outro papel-toalha limpo por uns 10 minutos para absorver mais líquido. Corte em fatias de 1,27 cm de espessura.
3. Aqueça 1 colher de sopa do óleo em uma panela de ferro fundido. Adicione a carne de porco e doure bem cada lado por uns 3 minutos. Transfira para uma tigela. Adicione um pouco de óleo se a panela estiver seca, então adicione o *tofu* e doure por uns 4 minutos, virando de lado. Transfira para a tigela com a carne de porco.
4. Verta a colher de sopa de óleo restante na frigideira. Quando esquentar, adicione o melão amargo e frite por 1 minuto. Adicione a cebola e frite por uns 2 minutos até dourar levemente. Ponha a carne de porco e o *tofu* na panela.
5. Verta os ovos batidos e deixe cozinhando sem mexer por 10 segundos, então mexa suavemente até misturar bem. Despeje o *shoyu* e o saquê. Mexa por alguns segundos para esquentar, então sirva.

Dica: O *tofu* extra firme também é vendido em bolinhos de cerca de 113 g cada, e cada pacote vem com três a cinco. Dois desses bolinhos seriam ideais para essa receita.

FRITURA DA LONGEVIDADE (MEXIDO DE *GOYÁ*)

Rende 4 porções

Chample, ou champuru, *significa "misturado" no dialeto de Okinawa, o que é um nome apropriado para a fritura que é o prato emblemático da culinária de lá. O favorito nacional*, goyá champuru *(acima), é mais para comemorações e inclui ovos, carne de porco e melão amargo. Já esta receita simples, fornecida por Craig Willcox, é mais para o cotidiano e uma boa introdução à cozinha de Okinawa. Sirva com arroz integral ou branco.*

170 g de *tofu* extra firme
2 colheres de sopa de óleo de canola
3 xícaras de repolho verde rasgado e sem o miolo (cerca de 1 repolho pequeno)
170 g de vagens (cerca de 1½ xícara) aparadas e em pedaços de 5 cm de comprimento
½ xícara de brotos de soja ou de feijão-mungo
2 colheres de chá de *shoyu* com pouco sódio, de preferência japonês
¼ de colher de chá de pimenta-do-reino moída na hora

1. Esprema suavemente o excesso de umidade do bloco de *tofu* (veja a técnica com micro-ondas no passo 2 da p. 222). Corte o *tofu* em cubos de 2,5 cm.

2. Aqueça 1 colher de sopa do óleo em uma frigideira antiaderente grande em fogo médio. Adicione os cubos de *tofu* e cozinhe por uns 4 minutos até dourarem. Transfira para um prato grande.
3. Adicione a colher de sopa de óleo restante na frigideira. Adicione o repolho e as vagens; cozinhe por uns 3 minutos, mexendo constantemente, até o repolho começar a murchar.
4. Adicione os brotos de feijão e cozinhe, mexendo frequentemente, por apenas 1 minuto. Coloque o *tofu* na frigideira e agite suavemente por 1 minuto até esquentar. Adicione o *shoyu*, o sal e a pimenta antes de servir.

Dica: Você pode fazer essa receita simples substituindo os brotos de feijão por abobrinha, moranga ou pimentão vermelho ou verde sem o miolo e em bastonetes de 5 cm de comprimento. Ou substitua napa ou *bok choy* asiáticos por repolho verde.

Dica: Se você gosta de comida mais condimentada, adicione uma pitada de molho de pimenta okinawana, *koregusu*, que é feito com pimentões vermelhos e saquê. Ou use o molho de pimenta de sua preferência.

CARNE DE PORCO AO *SHOYU*

Rende 6 porções

Barriga de porco cozida lentamente é uma atração em Okinawa e um dos melhores pratos que já comi na vida. A carne de porco é inicialmente fervida em água e sua gordura é retirada. Os okinawanos a fervem em katsuo dashi, *um caldo agridoce de peixe que vai despregando a gordura de hora em hora até restar apenas um colágeno incrivelmente tenro e delicioso. O acompanhamento tradicional é arroz branco. Fazer esse prato sem o caldo de peixe só altera levemente o sabor.*

680 g de barriga de porco
Papel-manteiga
½ xícara de *katsuo dashi* (Caldo de Peixe Japonês)
½ xícara de *mirin* (condimento japonês ver dica, p. 218)
½ xícara de *shoyu*, de preferência japonês
½ xícara de açúcar mascavo
1 colher de sopa de gengibre fresco descascado e picado
1 colher de sopa de alho picado

1. Coloque a barriga de porco em uma panela grande ou multiuso de ferro e adicione água suficiente para cobri-la. Ponha para ferver em fogo alto. Deixe em fogo médio e cozinhe por 5 minutos. Transfira a carne para uma tábua de corte e retire a água para eliminar as impurezas decorrentes da cocção.

2. Ponha a carne de volta na panela; adicione mais água fria até cobri-la. Ponha para ferver em fogo alto. Abaixe o fogo, tampe e cozinhe por cerca de 1 hora, retirando a espuma e a gordura que sobem à superfície até a carne começar a ficar tenra.
3. Tire a carne, coloque-a em uma tábua de corte e deixe esfriando por 10 minutos. Retire eventuais peles e gorduras, e corte a carne em cubos de 2,5 cm.
4. Lave a panela e corte um pedaço de papel manteiga que se encaixe bem nela. Tire o papel manteiga e adicione o *katsuo dashi*, o *mirin*, o *shoyu*, o açúcar mascavo, o gengibre e o alho. Deixe a panela em fogo alto até ferver e continue mexendo até o açúcar mascavo se dissolver.
5. Adicione os pedaços da carne e deixe ferverem. Abaixe o fogo, ponha o papel manteiga na superfície do cozido e deixe cozinhando por uns 45 minutos. Espete com um garfo para verificar se está tenra. Erga o papel-manteiga ocasionalmente com pinças e vire os pedaços de carne para revesti-los uniformemente no molho. Sirva a barriga de porco com o molho sobre arroz branco.

Dica: Caso não queira fazer o *katsuo dashi*, você pode substituir por água, mas o sabor do prato será menos complexo.

KATSUO DASHI (CALDO DE PEIXE JAPONÊS)

Coloque ½ xícara de água para ferver em uma caçarola pequena em fogo alto. Adicione ½ xícara de flocos de peice bonito (*katsuboshi*). Abaixe o fogo, tampe e deixe cozinhando por 5 minutos. Passe o caldo por uma peneira fina ou um coador revestido com um pano limpo ou um coador grande de papel para café. Adicione água suficiente para obter um volume total de ½ xícara.

YAKISOBA

Rende 4 porções

A maioria dos sobás (macarrão japonês) no Japão é de trigo sarraceno, mas o sobá de Okinawa é fresco e de trigo integral, além de mais firme do que a variedade tradicional. No Brasil, é fácil achar esses tipos de talharim em cidades com comunidades japonesas. Esse prato é feito tradicionalmente com barriga de porco, mas é possível fazer uma versão menos gordurosa com filé de lombo de porco.

- 226 g de filé de lombo de porco
- 3 colheres de sopa de óleo de amendoim ou de canola

1 cebola amarela ou branca média partida ao meio e cortada em meias-luas finas
4 xícaras de repolho verde sem o miolo e picado (cerca da metade de um repolho grande)
1 cenoura grande descascada e ralada grosso
56,6 g de *shiitake* em fatias fininhas (cerca de 1 xícara)
3 colheres de sopa de molho para *yakisoba* ou molho inglês
1 pacote (396 g) de *sobá* (macarrão japonês)
Gengibre em conserva para enfeitar

1. Corte o filé de lombo suíno ao meio e em cruz, então faça tiras longitudinais de 1,27 cm de espessura. Corte cada tira em bastões de 1,27 cm de largura.
2. Aqueça 2 colheres de sopa do óleo em uma *wok* antiaderente grande ou em uma frigideira em fogo médio-alto. Adicione o filé e a cebola. Frite por uns 5 minutos até as cebolas ficarem translúcidas e o filé dourar em todos os lados. Adicione o repolho, a cenoura, os *shiitakes* e o molho de *yakisoba* ou molho inglês. Continue fritando por uns 2 minutos até o repolho começar a murchar.
3. Ponha o filé e os legumes nas laterais da *wok* abrindo um espaço no meio. Verta a colher de sopa de óleo restante no meio da *wok*, adicione o *sobá* e mexa para cobrir com o óleo. Empurre o filé e os legumes sobre o *sobá*, despeje ½ xícara de água por cima, tampe e deixe cozinhando por 2 minutos. Tire a tampa, agite bem e enfeite com gengibre em conserva.

Dica: O molho para *yakisoba* é espesso, agridoce e facilmente encontrado no Brasil, em cidades com comunidades japonesas e em supermercados grandes com produtos importados.

Dica: Descarte os temperos que vêm em pacotes de talharins japoneses.

RECEITAS DA SARDENHA

MINESTRONE DA FAMÍLIA MELIS

Rende 4 porções

Esse prato generoso é servido diariamente no almoço da família mais longeva do mundo, os Melis. Tradicionalmente, é feito com qualquer coisa cultivada na horta, mas sempre inclui feijões e fregula, uma massa de semolina tostada muito popular na Sardenha. É possível comprar fregula *em mercados italianos ou on-line. Caso não a encontre, use cuscuz árabe ou acini di pepe (tipo de massa). Minha versão também requer pouco tempo de cocção. Conforme Gianni Pes salienta, cozinhar por mais tempo funde os sabores e aumenta a biodisponibilidade de mais nutrientes, como o licopeno em tomates, carotenoides e outros antioxidantes. Um tempo menor de cocção também resulta em um prato saboroso, porém menos nutritivo. Tradicionalmente, o* minestrone *é acompanhado de fatias de* pane carasau *(pizza seca) ou de pão sardo chato.*

½ xícara de favas descascadas
½ xícara de feijão *borlotto* (feijão-branco)
⅓ de xícara de grão-de-bico
7 colheres de sopa de azeite de oliva extra virgem
1 cebola média picada (cerca de 1 xícara)
2 cenouras médias descascadas e picadas (cerca de ⅔ de xícara)
2 talos médios de aipo picados (cerca de ½ xícara)
2 colheres de chá de alho picado
1 lata (793 g) de *passata* de tomate (cerca de 3½ xícaras)
3 batatas médias descascadas e em cubinhos (cerca de 1½ xícara)
1½ xícara de funcho picado
¼ de xícara de folhas frescas de salsa picadas
2 colheres de sopa de folhas frescas de manjericão picadas
⅔ de xícara de *fregula* ou de cuscuz, ou de *acini di pepe* (tipo de massa)
½ colher de chá de sal
½ colher de chá de pimenta-do-reino moída na hora
¼ de xícara de *pecorino* romano ralado (56 g)

1. Deixe as favas, o feijão *borlotto* e o grão-de-bico de molho em uma tigela grande com água por pelo menos 8 horas ou até 16 horas (ou seja, até o dia seguinte). Escorra em um coador na pia e enxague bem.
2. Aqueça 3 colheres de sopa do azeite de oliva em uma panela grande ou multiuso de ferro em fogo médio-alto. Adicione a cebola, as cenouras e o aipo; cozinhe por uns 5 minutos, mexendo constantemente, até tudo amaciar, mas sem dourar. Adicione o alho e cozinhe por uns 20 segundos até o aroma exalar.
3. Adicione os tomates, as batatas, o funcho, a salsa, o manjericão, os feijões e os grãos-de-bico escorridos. Cubra tudo com 6 a 8 xícaras de água.
4. Coloque em fogo alto e deixe ferver. Abaixe o fogo e deixe cozinhando por cerca de 1½ hora sem tampa até os feijões ficarem tenros, adicionando mais água se a mistura ficar demasiado espessa.
5. Adicione a massa, o sal e a pimenta. Adicione até 2 xícaras de água se a sopa parecer muito seca. Deixe cozinhando sem tampa por uns 10 minutos até a massa ficar tenra.
6. Coloque 1 colher de sopa de azeite de oliva em cada um dos quatro pratos fundos. Divida a sopa entre eles e polvilhe com 1 colher de sopa de queijo ralado.

Dica: Você pode variar os feijões no *minestrone*: o feijão-rajado substitui bem o *borlotto*; em vez de favas, use feijão-branco ou *cannellini*.

Dica: Use os talos e folhas do funcho para intensificar o sabor. Caso o funcho não tenha folhas, adicione 1 colher de chá de sementes de funcho aos legumes aromáticos que você salteou para começar o prato.

Dica: Adicione outros legumes frescos da horta ou do mercado, como abobrinha, repolho, vagens, couve-flor ou brócolis.

Dica: Quer um gosto mais pronunciado de tomate? Basta adicionar 1 ou 2 colheres de sopa de concentrado de tomate.

MINESTRONE DI FAGIOLI

Rende 6 porções

Essa sopa de feijão e cevada integral é frequentemente preterida em favor do minestrone, *que é de feijões e massa. A cevada, porém, enriquece a sopa com um sabor de nozes e mais fibras.*

1 xícara de feijões-brancos
½ xícara de grãos de cevada integral
6 xícaras de caldo de legumes
2 batatas médias descascadas e em cubos de 1,27 cm (cerca de 1 xícara)
1 cebola média picada (cerca de 1 xícara)
2 talos médios de aipo fatiados (cerca de ½ xícara)
1 cenoura média descascada e grosseiramente picada (cerca de ¼ de xícara)
2 colheres de chá de alho picado
1 colher de chá de manjericão desidratado
½ colher de chá de sálvia em pó
1 ramo fresco de alecrim
1 folha de louro
½ xícara de folhas frescas de salsa picadas
2 colheres de sopa de azeite de oliva extra virgem
½ colher de chá de sal
¼ de colher de chá de pimenta-do-reino moída na hora

1. Deixe os feijões e a cevada de molho em uma tigela grande com água em temperatura ambiente por 8 horas ou até por 12 horas (ou seja, até o dia seguinte). Escorra em um coador na pia e enxague bem.
2. Coloque os feijões e a cevada em uma panela grande ou multiuso de ferro. Adicione o caldo, as batatas, a cebola, o aipo, a cenoura, o alho, o manjericão, a sálvia, o alecrim e as folhas de louro. Deixe em fogo alto até ferver, mexendo ocasionalmente.

3. Abaixe o fogo, tampe e deixe cozinhando por 1 hora até os feijões e a cevada ficarem tenros. Tire o ramo de alecrim e as folhas de louro; adicione a salsa, o azeite, o sal e a pimenta antes de servir.

Dica: Para intensificar os sabores, salteie a cebola, o alho, o manjericão e a sálvia em 1 colher de sopa de azeite de oliva até a cebola ficar translúcida, então adicione os outros ingredientes antes da cocção.

Dica: A sopa pode ser congelada. Coloque porções individuais em recipientes vedados no *freezer* por até 4 meses.

SALADA DE FAVA E HORTELÃ

Rende 4 porções

Favas são sinônimo da Sardenha, onde são comidas até com a mão. Quando surgem no início da primavera, as favas são cozidas rapidamente em panelas grandes no fogão e depois suas películas externas são retiradas. Favas e menta são uma ótima dupla.

2,2 kg de favas frescas nas vagens ou 450 g de favas frescas sem as vagens
1 colher de sopa e ¼ de colher de chá de sal
2 colheres de sopa de azeite de oliva extra virgem
1 cebola média amarela ou branca em cubinhos (cerca de 1 xícara)
1 xícara de folhas frescas de hortelã
4 folhas de *pane carasau* (pão sardo chato) ou pedacinhos de pão integral chato (opcional)
¼ de xícara de *pecorino* romano ralado (56 g)

1. Para preparar as favas, ponha 1 colher de sopa de sal em uma panela grande, encha três quartos dela com água e ponha para ferver em fogo alto. Nesse ínterim, encha uma tigela grande com água gelada. Ponha as favas na água fervente e cozinhe por 2 minutos. Escorra em um coador na pia e transfira imediatamente para a água fria, para interromper a cocção. Deixe esfriar por vários minutos, então escorra no coador.
2. Se quiser tirar a película externa das favas, abra-a com a unha do dedo polegar no ponto em que a fava estava presa à vagem e esprema suavemente a fava. Muitos sardos não descascam favas frescas, pois gostam do sabor extra. Teste e descubra o que você prefere.
3. Aqueça o óleo em uma frigideira grande em fogo médio-alto. Adicione a cebola e cozinhe por uns 2 minutos, mexendo constantemente, até ela começar a amaciar. Adicione as favas e ¼ de colher de chá de sal; cozinhe por mais 2 minutos até tudo aquecer, mexendo constantemente.
4. Tire a frigideira do fogo. Adicione a menta e mexa bem. Ponha um pedaço de *pane carasau* em cada prato, um quarto da mistura e 1 colher de sopa queijo ralado.

Dica: Substitua por 450 g de favas congeladas cuja textura é diferente e tire as películas após elas ferverem.

🍴 SALADA DE TOMATE, ALCACHOFRA E FUNCHO

Rende 4 porções

Pilares da dieta sarda, esses três legumes são combinados em diversos pratos, a exemplo deste.

- 2 colheres de sopa de azeite de oliva extra virgem
- 2 colheres de sopa de suco fresco de laranja
- 1 colher de sopa de raspas de casca de laranja
- 1 colher de sopa de vinagre de vinho tinto
- ½ colher de chá de sal, de preferência sal marinho
- ½ colher de chá de pimenta-do-reino moída na hora
- 2 tomates médios (cerca de 226 g cada) sem o miolo e em pequenas rodelas
- 2 funchos pequenos (cerca de 113 g cada) aparados, sem a camada externa e cortados grosseiramente em quatro pedaços
- 1 lata (396 g) de corações de alcachofra conservados em água, escorridos e picados grosseiramente
- 2 colheres de sopa de folhas frescas de menta picadas

1. Bata o azeite de oliva, o suco de laranja, a casca de laranja, o vinagre, o sal e a pimenta em uma tigela grande até ficar uniforme.
2. Adicione os tomates, o funcho, as alcachofras e as folhas de menta. Agite suavemente para misturar.

Dica: Para tirar o miolo do tomate, use uma pequena faca pontiaguda e corte o pedaço mais duro onde o talo fica preso ao fruto.

Dica: Use folhas e talos de funcho no *minestrone* (p. 226) ou em outras sopas, cozidos e saladas verdes.

🍴 MOLHO SARDO DE TOMATE

Rende 7 xícaras

Os centenários cozinham com base em receitas transmitidas de geração em geração, no próprio instinto e, naturalmente, em tudo o que estiver maduro na horta. Praticamente toda família sarda tem seu molho de tomate "secreto". Conforme me contaram, o melhor ingrediente é o tomate-chucha sem pele nem sementes. Este é um autêntico molho sardo de tomate, mas com uma pequena alteração: eu uso tomates-chucha italianos enlatados já sem pele nem sementes, o que poupa uns 10 minutos na preparação. Essa receita pode ser dobrada ou triplicada, pois congela bem em recipientes vedados por até 4 meses.

¼ de xícara de azeite de oliva extra virgem
1 cebola grande em cubinhos (cerca de 1 xícara)
1 colher de sopa de alho picado
2 colheres de chá de sementes de funcho
2 latas (793 g) de tomates-chucha sem sementes
1 cenoura grande descascada e partida ao meio
1 talo médio de aipo partido ao meio
½ xícara de folhas frescas de manjericão picadas
2 folhas de louro
1 colher de chá de sal

1. Aqueça o azeite em uma panela grade ou multiuso de ferro em fogo médio. Adicione a cebola e cozinhe por 5 minutos, mexendo constantemente, até ela amaciar, mas sem dourar. Adicione o alho e as sementes de funcho; cozinhe por uns 20 segundos até o aroma exalar.
2. Adicione os tomates, a cenoura, o aipo, o manjericão, as folhas de louro e o sal. Mexa bem e deixe ferver. Deixe em fogo bem baixo cozinhando por 1 hora. Tire do fogo e deixe esfriar por 20 minutos.
3. Tire a cenoura, o aipo e as folhas de louro. Use um *mixer* manual para amassar o molho na panela até ele ficar uniforme e aveludado.

Dica: Você também pode amassar o molho em um processador de alimentos com lâmina de corte, mas faça isso em duas rodadas para evitar que o molho transborde.

PURÊ DE FEIJÃO-BRANCO

Rende cerca de 3 xícaras

Esse purê em estilo italiano é servido como um condimento cuja consistência é semelhante à do homus *de grão-de-bico. Eu o sirvo em pratinhos individuais com pão rústico grelhado ou tortilhas de milho em jantares, em vez de pão e manteiga. No almoço, pode servir de recheio para tortilha de milho, junto com lascas de alface e tomate picadinho, ou ser misturado com vinagrete. Posto na geladeira em um recipiente vedado, ele dura até 5 dias.*

1½ colher de sopa de alho picado
½ colher de chá de sal grosso ou *kosher*

3 xícaras de algum tipo de feijão-branco enlatado, escorrido enxaguado
¼ de xícara de azeite de oliva extra virgem
2 colheres de sopa de suco fresco de limão
Alecrim e sálvia moídos para enfeitar

1. Coloque o alho e o sal em um pilão e soque até obter uma pasta granulada. Ponha a pasta em uma tigela grande.
2. Adicione os feijões, o azeite de oliva e o suco de limão. Use um espremedor de batata para obter uma consistência espessa e uniforme.
3. Coloque em um pote ou em pratos pequenos e polvilhe com alecrim e sálvia antes de servir.

Dica: Se não tiver um pilão, ponha o alho, o sal, os feijões e o suco de limão em um processador de alimentos com a lâmina de corte até tudo ficar uniforme. Raspe o tubo, então adicione o azeite no tubo enquanto o processador cria uma rica pasta.

Dica: Se o purê estiver guardado na geladeira, antes de servir deixe-o na bancada por até 1 hora em temperatura ambiente para avivar o sabor.

HOMUS DE GRÃO-DE-BICO

Faça *homus* de grão-de-bico usando o mesmo processo descrito anteriormente, mas substitua o feijão por 3 xícaras de grão-de-bico. Adicione também ¼ de xícara de *tahini* (pasta de sementes de gergelim) e aumente o suco fresco de limão para 3 colheres de sopa.

GRÃO-DE-BICO TOSTADO E TEMPERADO

Rende 1½ xícara

Grão-de-bico é um petisco delicioso que sempre sirvo aos amigos no happy hour *ou em refeições nas quais cada um traz um prato.*

1 lata (425 g) de grão-de-bico escorrido e enxaguado (cerca de 1¾ xícara)
3 colheres de sopa de azeite de oliva extra virgem
2 colheres de chá de cominho em pó
½ colher de chá de sal com alho
½ colher de chá de chili em pó
¼ de colher de chá de pimenta-do-reino moída na hora

1. Posicione a grade no meio do forno e aqueça-o a 180°C.
2. Misture o grão-de-bico, o azeite, o cominho, o sal com alho, o chili em pó e a pimenta-do-reino em uma tigela grande até ficar uniforme. Faça uma camada dessa mistura em uma assadeira grande.
3. Asse por 45 a 60 minutos até os grãos ficarem dourados e crocantes, mexendo ocasionalmente. Ponha a assadeira em uma grade aramada e deixe esfriar por 10 minutos. Transfira os grãos-de-bico com uma escumadeira para uma travessa. Sirva quente ou em temperatura ambiente com muitos guardanapos.

PIZZA SARDA COM BERINJELA

Rende 1 porção (a receita pode ser multiplicada à vontade)

Berinjela é uma cobertura usual de pizzas na Sardenha, e o *pane carasau* (pizza seca) bem fininho cria uma crosta saudável. Aliás, esse tipo de pão sardo chato pode ser substituído por um *muffin* integral em um almoço ou desjejum rápido. Ao fazer alguma das receitas com berinjela das *Blue Zones*, corte uns pedaços a mais para fazer esta pizza e comê-la no dia seguinte.

2 colheres de chá de azeite de oliva
2 fatias de 0,63 cm de espessura de berinjela italiana
½ *pane carasau* (pizza seca) partido ao meio ou 1 *muffin* integral levemente tostado
3 colheres de sopa de molho sardo de tomate (p. 229)
2 colheres de sopa de *pecorino* romano ralado
¼ de colher de chá de orégano desidratado

1. Posicione a grade no meio do forno e aqueça-o a 200°C.
2. Aqueça o azeite em uma frigideira pequena em fogo médio. Adicione a berinjela e cozinhe por uns 4 minutos, virando de lado, até amaciar.
3. Coloque o *pane carasau* ou o *muffin* com o lado cortado para cima em uma assadeira. Sobre cada metade coloque uma fatia de berinjela, 1½ colher de sopa do molho de tomate, 1 colher de sopa do queijo ralado e uma pitada de orégano desidratado. Asse até ficar quente e borbulhar por 5 minutos.

BERINJELA E ABOBRINHA AO FORNO

Deixe esfriar por 1 ou 2 minutos, então sirva.**Rende 2 porções**
Esse prato principal vegetariano tem legumes de verão apreciados na Sardenha e lembra a berinjela sarda com parmesão. Você também pode servi-lo com uma massa de trigo integral e um pouco de azeite de oliva e alho picado.

1 berinjela italiana média (cerca de 340 g) sem miolo, descascada e em rodelas de 0,63 cm de espessura
1 Abobrinha média (cerca de 141 g) em tiras longitudinais de 0,63 cm de espessura
1 moranga média (cerca de 113 g) em tiras longitudinais de 0,63 cm de espessura
1 colher de sopa de sal
2 colheres de sopa de azeite de oliva extra virgem e mais para a assadeira
1 cebola média picada (cerca de 1 xícara)
1 pimentão vermelho pequeno, sem talo nem miolo, picado (cerca de ½ xícara)
1 colher de sopa de alho picado
1 lata (396 g) de tomates em cubinhos (cerca de 1¾ xícara)
½ xícara de folhas frescas de manjericão picadas
1 colher de sopa de folhas frescas de alecrim picadas ou ½ colher de sopa de alecrim moído
½ xícara de *pecorino* romano ralado (cerca de 113 g)

1. Espalhe as tiras de berinjela, a abobrinha e a moranga em papéis-toalha sobre uma superfície; polvilhe com metade do sal. Vire os legumes e polvilhe com o sal restante. Deixe de lado por 30 minutos, então enxague os legumes e seque-os com papéis-toalha novos.
2. Posicione a grade no meio do forno e aqueça-o a 200°C. Unte levemente uma assadeira quadrada de 22,5 cm.
3. Aqueça o azeite em uma frigideira grande em fogo médio. Adicione a cebola e o pimentão; cozinhe por uns 7 minutos, mexendo constantemente, até amaciarem, mas sem dourar. Adicione o alho e cozinhe por uns 20 segundos até o aroma exalar.
4. Adicione os tomates, o manjericão e o alecrim. Ponha para ferver, então abaixe o fogo e cozinhe sem tampa por uns 15 minutos, mexendo constantemente, até obter um molho espesso.
5. Espalhe a metade do molho de tomate na assadeira preparada. Faça camadas uniformes das rodelas de berinjela, tiras de abobrinha e de moranga nessa ordem. Espalhe o resto do molho de tomate por cima e polvilhe com o queijo ralado.
6. Asse por cerca de 45 minutos até borbulhar e dourar levemente. Deixe esfriando por 10 minutos em uma grade aramada, então sirva.

MACARRÃO AO MOLHO DE TOMATE E MANJERICÃO

Rende 4 porções

Essa refeição rápida e saborosa é servida no verão na Sardenha e em Ikaria.

2 colheres de sopa de azeite de oliva extra virgem
4 tomates grandes picados (cerca de 3 xícaras)

2 colheres de sopa de folhas frescas de manjericão picadas
1 colher de sopa de alho picado
½ colher de chá de sal
¼ de colher de chá de pimenta-do-reino moída na hora
226 g de macarrão de semolina de trigo integral duro cozido e escorrido, segundo as instruções do pacote
½ xícara de *pecorino* romano ralado (cerca de 113 g)

1. Aqueça o azeite em uma caçarola grande em fogo médio. Adicione os tomates, o manjericão, o alho, sal e pimenta. Cozinhe por 15 minutos, mexendo constantemente e esmagando os tomates na lateral da caçarola com o verso de uma colher de pau, até obter um molho espesso.
2. Adicione o macarrão e o queijo. Sirva quente.

Dica: Para uma apresentação mais elegante, coloque a massa pronta em uma travessa e cubra-a com o molho e o queijo.

CABELO DE ANJO COM *PESTO* DE NOZES E FUNHO

Rende 6 porções como primeiro prato ou 4 como prato principal

Você pode usar de massa de qualquer formato, mas é fundamental que seja de trigo 100% integral. Quem tem intolerância a glúten deve optar por massa de arroz ou quinoa integral.

2 funchos pequenos com talos e folhas
¼ de xícara de nozes picadas
1 colher de sopa de alho picado
½ colher de chá de sal
⅓ de xícara e 1 colher de sopa de azeite de oliva extra virgem
450 g de massa cabelo de anjo de semolina de trigo duro integral cozida e escorrida, segundo as instruções do pacote
¼ de xícara da água da cocção reservada
3 colheres de sopa de lascas de *pecorino* romano

1. Corte grosseiramente os talos e folhas dos funchos e ponha em um processador de alimentos com a lâmina de corte. Adicione as nozes, o alho e o sal. Tampe, pulse e insira ⅓ de xícara de azeite de oliva pelo tubo de alimentação, até obter um molho pastoso.
2. Tire manchas e defeitos nos bulbos dos funchos e corte-os em quatro pedaços e depois em tiras finas, que devem preencher 1 xícara. Reserve o

restante em um recipiente plástico vedado na geladeira para outra utilização, como em uma salada.

3. Aqueça a colher de sopa de azeite de oliva restante em uma frigideira grande em fogo médio-alto. Adicione as tiras de funcho e cozinhe por 1 minuto, mexendo frequentemente, até começarem a murchar. Adicione a massa e misture bem com o molho de nozes preparado. Aqueça bem por 1 minuto, adicionando um pouco do líquido da cocção reservado da massa se necessário. Divida em seis pratos, ponha ½ colher de sopa de queijo ralado por cima e sirva.

Dica: Procure funchos pequenos com talos e folhas em mercados hortifrutigranjeiros ou perto dos alfaces em supermercados.

FAVATA

Rende 6 porções

Essa receita de cozido com carne de porco e funcho é feita tradicionalmente com costelas de porco e salsicha, mas eu substituo por filé de lombo de porco para reduzir a gordura e as calorias.

680 g de favas descascadas
2 colheres de sopa de azeite de oliva extra virgem
450 g filé de lombo de porco em cubos de 1,27 cm
4 xícaras de caldo de legumes
1 repolho verde pequeno sem o miolo e grosseiramente picado (cerca de 3 xícaras)
3 tomates grandes grosseiramente picados (cerca de 2¼ xícaras)
3 funchos pequenos aparados e picados (cerca de 2 xícaras)
2 cebolas médias grosseiramente picadas (cerca de 2 xícaras)
2 colheres de sopa de folhas frescas de salsa picadinhas
2 colheres de sopa de folhas frescas de menta picadinhas
½ colher de chá de sal
½ colher de chá de pimenta-do-reino moída na hora
6 colheres de sopa de *pecorino* romano ralado (cerca de 85 g)

1. Deixe as favas de molho em uma tigela grande com água em temperatura ambiente por 10 horas ou até 16 horas (ou seja, até o dia seguinte). Escorra em um coador na pia e enxague bem.
2. Aqueça o azeite em uma panela grande ou multiuso de ferro em fogo médio. Adicione a carne de porco e doure bem por uns 5 minutos, virando ocasionalmente.

3. Despeje o caldo; adicione as favas, o repolho, os tomates, o funcho, as cebolas, a salsa, amenta, o sal e a pimenta. Deixe em fogo médio-alto até ferver. Abaixe o fogo, tampe e deixe cozinhando por 45 minutos, mexendo constantemente, até as favas ficarem tenras.
4. Para servir, divida em seis tigelas e borrife 1 colher de sopa queijo ralado em cada uma.

Dica: Faça esse prato em uma panela elétrica de cocção lenta. Doure a carne de porco em óleo quente em uma frigideira grande em fogo médio por uns 5 minutos. Transfira para a panela elétrica. Adicione todos os ingredientes restantes, exceto o queijo. Mexa constantemente e deixe em fogo baixo por 8 horas. Polvilhe com queijo ao servir.

Dica: Favas estão disponíveis com ou sem pele. Você também pode deixá-las de molho e depois retirar as peles.

PANE FRATTAU

Rende 4 porções

Essa receita clássica tem quatro ingredientes sempre presentes nos lares sardos: ovos, molho de tomate, pecorino romano *e* pane carasau, *o pão emblemático da Sardenha. Fininho e crocante, o* pane carasau *(pizza seca) é introduzido no caldo dando-lhe uma textura que lembra massa cozida. E, para finalizar, você pode inserir ovos no caldo, o que resulta em uma espécie de ovos beneditinos, porém bem mais saudável!*

2 xícaras de caldo de legumes
1¼ xícara de molho sardo de tomate (p. 229)
4 folhas de pane *carasau* ou pães chatos grandes de trigo integral partidos em quatro pedaços (para um total de 16 pedaços)
¾ de xícara de *pecorino* romano ralado (cerca de 170 g)
4 ovos grandes
1 colher de chá de sal
1 colher de chá de pimenta-do-reino moída na hora
½ xícara de folhas frescas de manjericão picadas (opcional)

1. Despeje o caldo em uma panela rasa que comporte um pedaço de *pane carasau (pizza* seca) ou de pão chato; aqueça em fogo baixo-médio. Ao mesmo tempo, ponha o molho de tomate para ferver em uma caçarola pequena em fogo médio. Encha também uma panela multiuso de ferro com 10 cm de água e ponha para ferver em fogo alto. Deixe quatro pratos alinhados em sua bancada.

2. Pegue um pedaço de *pane carasau* (*pizza* seca) ou um quarto do pão chato com pinças, coloque no caldo quente e depois em um dos pratos. Repita a operação em cada prato. Sobre cada pedaço de pão ponha 1½ colher de sopa molho de tomate e 1 colher de sopa de queijo ralado. Continue fazendo camadas de pão, molho e queijo, e cubra com uma fatia de pão chato amolecido.
3. Deixe a panela multiuso de ferro em fogo bem baixo. Quebre um ovo em um potinho de cerâmica e junte-o ao líquido. Repita com os ovos restantes, separando-os ao máximo possível na panela. Desligue o fogo, tampe e deixe de lado por 3 minutos até as claras firmarem, mas com as gemas ainda gotejantes. (Aumente o tempo de imersão para 5 minutos para obter gemas mais firmes.) Pegue cada ovo com uma escumadeira e escorra-o antes de colocá-lo em cima de cada pedaço de pão. Polvilhe ¼ de colher de chá de sal e pimenta-do-reino sobre cada ovo e, se desejar, manjericão também, antes de servir.

Dica: Para eliminar ao máximo a água dos ovos *poché*, coloque papéis-toalha na base da escumadeira antes de transferi-los para os pedaços de pão.

SARDINHAS ASSADAS

Rende 4 porções

Ainda há polêmica sobre o que surgiu primeiro: o nome da ilha ou as sardinhas que habitam suas águas. Seja como for, há sardinhas em abundância na Sardenha e os residentes as consomem às centenas, o que protege o coração devido aos ácidos graxos do ômega 3. Apenas o arenque tem mais ácidos graxos do que a sardinha. É fácil achar sardinhas frescas em mercados e peixarias no Brasil e você pode pedir aos atendentes para tirarem as vísceras e as escamas. Para um almoço caprichado no fim de semana, sirva esse prato com o minestrone *da família Melis (p. 225) e* horta *(p. 206).*

½ xícara de azeite de oliva extra virgem
450 g de sardinhas frescas sem vísceras nem escamas
½ xícara de folhas frescas de salsa picadas
4 dentes de alho descascados e em lascas
¼ de colher de chá de sal, de preferência sal marinho
¼ de xícara de vinho branco seco como *pinot gris*

1. Posicione a grade no meio do forno e aqueça-o a 200°C
2. Verta ¼ de xícara de azeite de oliva e esparrame-o uniformemente em uma assadeira (22,5 x 32,5 cm). Faça uma camada com as sardinhas de modo que elas não se toquem. Polvilhe com a salsa, o alho e o sal. Regue as sardinhas com o ¼ de xícara de azeite de oliva restante.

3. Asse por 5 minutos. Verta o vinho sobre as sardinhas e deixa assando por mais 5 minutos até a carne ceder ao ser perfurada com um garfo. Deixe a assadeira esfriando em uma grade aramada por 5 minutos antes de servir. Ofereça rodelas de limão para espremer sobre os peixes.

Dica: Em geral, as sardinhas são vendidas já sem vísceras nem escamas. Caso contrário, peça à peixaria para fazer isso e também para remover as cabeças.

ROTELLE COM PICADA DE CARNE DE PORCO E TOMATE

Rende 4 porções

Após os camponeses abaterem um porco, destrincharem a carne e fazerem salsichas, há sempre sobras da carne. Como nada é desperdiçado, essas sobras entram em um molho de tomate servido sobre massas. Nesta receita usamos carne suína magra e moída para reduzir um pouco a gordura. Você também pode obter carne suína magra seguindo a dica a seguir.

226 g de carne de porco magra e moída
1 colher de sopa de alho picado
1 colher de chá de vinagre de vinho tinto
3 colheres de sopa de azeite de oliva extra virgem
1 cebola média amarela ou branca picada (cerca de 1 xícara)
1½ xícara de molho sardo de tomate (p. 229) ou de molho *marinara*
1 tomate maduro grande picado (cerca de ¾ de xícara)
226 g de *rotelle* ou outra massa em forma espiralada cozida e escorrida, segundo as instruções do pacote
¼ de xícara da água da cocção reservada
½ xícara de *pecorino* romano ralado (cerca de 113 g)

1. Coloque a carne de porco em uma tigela grande; adicione o alho e o vinagre e espalhe bem. Tampe e ponha na geladeira por 2 horas.
2. Aqueça 1 colher de sopa do azeite em uma frigideira grande em fogo médio. Adicione a cebola e deixe cozinhando por uns 5 minutos, mexendo constantemente, até ela ficar translúcida. Adicione a carne e doure bem, mexendo por uns 5 minutos até ela se desfazer.
3. Adicione o molho de tomate ou o *marinara* e o tomate. Deixe cozinhando por uns 5 minutos, mexendo ocasionalmente e desfazendo os nacos do tomate com o verso de uma colher de pau, até a mistura ficar espessa e borbulhante.

4. Adicione o *rotelle* e um pouco da água da cocção reservada para ajudar a separar a massa. Adicione mais água na frigideira se necessário. Cozinhe por 1 minuto até tudo esquentar, mexendo constantemente. Ponha em uma travessa grande ou em pratos individuais; despeje as 2 colheres de sopa de azeite restantes e o queijo ralado por cima.

Dica: Para obter carne suína magra e moída, compre 226 g de lombo de porco sem osso e cortado ao meio ou costeletas de lombo suíno desossadas e partidas ao meio. Corte em rodelas de 1,27 cm de espessura e depois em nacos com a mesma espessura. Coloque em um processador de alimentos com a lâmina de corte e bata até a carne ficar grosseiramente moída.

RECEITAS ADVENTISTAS

MINGAU DE AVEIA

Rende 4 porções

O mingau de aveia é o item favorito no desjejum dos adventistas do sétimo dia, assim como no meu. Veja aqui como tornar seu mingau de aveia matinal um sucesso imbatível. Use sempre aveia moída de boa procedência. Coloque os ingredientes na panela elétrica de cocção lenta na véspera e o mingau estará pronto quando você acordar na manhã seguinte. Guarde as sobras em um recipiente vedado na geladeira por até 4 dias. Adicione um pouco de leite de soja antes de reaquecer o mingau no micro-ondas.

1½ xícara de aveia moída
½ colher de chá de sal

1. Misture a aveia, o sal e 6 xícaras de água em uma panela elétrica de cocção lenta. Tampe e cozinhe por 6 horas em fogo baixo. A mistura pode ser mantida tampada e aquecida por até 2 horas.

Dica: Para dar mais sabor, cozinhe a aveia com 3 xícaras de água e 3 xícaras de leite de soja.

Dica: Incremente o mingau adicionando um ou mais dos seguintes itens na tigela: canela em pó, noz-moscada ralada, nozes tostadas picadas, gengibre fresco descascado e picado, xarope de bordo, mel, néctar de agave, lascas de coco, passas, maçãs desidratadas picadas, tâmaras sem caroço picadas, rodelas de banana, mirtilos ou amoras-pretas.

GRANOLA CASEIRA

Rende 6 xícaras ou 12 porções

Para os adventistas do sétimo dia, o desjejum é a refeição mais importante do dia, e a tigela de granola sempre inclui aveia que reduz o colesterol. Para um desjejum no modelo Blue Zones, *sirva a granola com leite de soja ou de cabra. Essa granola caseira pode ser mantida em um recipiente vedado a vácuo por cerca de 2 meses.*

3 xícaras de aveia moída ou em flocos
½ xícara de nozes picadas sem sal, como nozes comuns, pecãs e/ou amêndoas
⅓ de xícara de mel
¼ de xícara de óleo de nozes ou de pecã, ou azeite de oliva
2 colheres de chá de extrato de baunilha
½ colher de chá de canela em pó
½ colher de chá de noz-moscada ralada
¼ de colher de chá de sal
½ xícara de frutas silvestres desidratadas picadas ou de maçã, pera e tâmara sem caroço nem sementes

1. Posicione a grade no meio do forno e aqueça-o a 180°C.
2. Misture bem a aveia, as nozes, o mel, o óleo, a baunilha, a canela, a noz-moscada e o sal em uma tigela grande. Espalhe a mistura em uma assadeira grande.
3. Asse por 10 minutos. Mexa e deixe assando por mais 10 minutos até dourar. Ponha a assadeira em uma grade aramada. Espalhe as frutas desidratadas por cima, mexa bem e deixe esfriar em temperatura ambiente por cerca de 1 hora.

Dica: Para um sabor mais intenso, use óleo do mesmo tipo de noz utilizado: óleo de pecã com pecãs e óleo de amêndoa com amêndoas. Óleos de nozes devem ser mantidos na geladeira depois de abertos e se mantêm frescos por cerca de 2 meses. Outra alternativa é usar óleo de canola.

Dica: Varie a granola diminuindo a quantidade de aveia para 2 xícaras e adicionando 1 xícara de flocos de cevada.

VITAMINA *BLUE ZONES*

Rende 2 porções (a receita pode ser dobrada)

Eu inventei essa vitamina quando trabalhava no projeto em Albert Lea e a servi para 300 pessoas durante um desjejum no feriado de Quatro de Julho. Todos a aprovaram.

1 xícara de mirtilos congelados (não descongele)
1 xícara de leite de amêndoa não adoçado
½ colher de sopa de mel
¼ de colher de chá de extrato de baunilha
⅛ de colher de chá de canela em pó
⅛ de colher de chá de sal (opcional)

1. Coloque todos os ingredientes em um liquidificador. Tampe e bata até obter uma vitamina uniforme e cremosa. Divida em dois copos e sirva.

Dica: Substitua o leite de amêndoa por 1 xícara de leite de coco ou de soja não adoçado.

TAT COM TORRADA

Rende 4 porções

TAT (tofu, alface e tomate) é uma receita vegetariana inspirada no livro de culinária An Apple A Day, *da Associação Alumni da Faculdade de Medicina da Universidade de Loma Linda.*

340 g de *tofu* firme
1 colher de sopa de óleo de gergelim ou amendoim, ou azeite de oliva extra virgem
1 colher de sopa de *shoyu*
4 fatias tostadas de pão rústico ou integral
4 fatias de tomate
1 xícara de folhas de alface despedaçadas

1. Envolva o bloco de *tofu* em um papel-toalha e esprema suavemente o excesso de umidade na pia. Ou coloque o bloco de *tofu* em um prato raso, cubra-o com outro prato e um peso, como uma lata grande de legumes, e deixe de lado por 10 minutos. Corte, então, o *tofu* longitudinalmente em quatro pedaços iguais.
2. Aqueça o óleo em uma frigideira média em fogo médio. Adicione os pedaços de *tofu* e cozinhe por 2 minutos. Regue com metade do *shoyu* e vire. Deixe cozinhando por mais 2 minutos até eles dourarem levemente. Regue com o *shoyu* restante.
3. Transfira cada pedaço de *tofu* para uma torrada, coloque uma fatia de tomate e ¼ de xícara de alface picada por cima, e sirva.

Dica: Em vez da maionese tradicional, experimente amassar um abacate maduro descascado e sem caroço com um pouco de suco de limão. É uma delícia!
Dica: Deixe a frigideira de lado e substitua o *tofu* por abacate fatiado para fazer um AAT (abacate, alface e tomate).

ANTEPASTO MARINADO

Rende 10 porções

Essa travessa só com crudités (legumes crus) é servida em eventos sociais da igreja Adventista do Sétimo Dia. Eu gosto de servi-la no happy hour, mas esse antepasto também pode ser incluído no almoço ou no jantar.

¾ de xícara de azeite de oliva extra virgem
¼ de xícara de vinagre balsâmico
1 colher de chá de alho picado
1 colher de chá de folhas frescas de manjerona picadinhas
½ colher de chá de sal
4 pimentões grandes vermelhos, amarelos, verdes e/ou alaranjados sem talo nem miolo, em fatias de 2,5 cm
226 g de brócolis (cerca de 2 xícaras)
226 g de couve-flor (cerca de 2 xícaras)
226 g de cogumelos brancos ou *cremini* partidos ao meio (cerca de 2 xícaras)
1 lata (425 g) de minimilho no sabugo, escorrido e enxaguado (cerca de 2 xícaras)
15 cebolinhas verdes médias aparadas e em tiras de 7,5 cm de tomates cereja ou *sweet grape* (cerca de 3 xícaras)
2 vidros (170 g) de corações marinados de alcachofra, escorridos e partidos ao meio (cerca de 2 xícaras)
340 g de nozes sem casca (cerca de 2 xícaras)
226 g de azeitonas pretas sem caroço (cerca de 1 xícara)
2 colheres de sopa de folhas frescas de orégano ou manjericão picadinhas

1. Bata o azeite de oliva, o vinagre, o alho, a manjerona e o sal em uma tigela ou recipiente grande até misturar bem. Adicione os pimentões, o brócolis, a couve-flor, os cogumelos, o minimilho e a cebolinha verde. Agite bem até legumes ficarem totalmente envoltos no molho. Cubra com uma tampa firmemente encaixada ou com um envoltório plástico e ponha na geladeira por pelos menos 8 horas ou até 24 horas, agitando os legumes algumas vezes enquanto eles marinam.
2. Arrume os legumes marinados em uma travessa. Espalhe os tomates, corações de alcachofra, nozes e azeitonas sobre os legumes e ao redor da travessa. Polvilhe com orégano ou manjericão e sirva.

Dica: Corte pedaços maiores de brócolis e couve-flor em nacos que possam ser comidos em uma só mordida.

SALADA DE QUINOA, BATATA-DOCE E PERA

Rende 4 porções

Essa salada é uma refeição completa e contém muitos alimentos usados pelos adventistas e em outras Blue Zones. Sirva-a no almoço ou no jantar.

¼ de xícara de azeite de oliva extra virgem
¾ de xícara de quinoa branca ou vermelha crua
1 batata-doce grande (cerca de 340 g) descascada e em cubos de 1,27 cm
2 colheres de sopa de vinagre balsâmico
½ colher de chá de sal
¼ de colher de chá de pimenta-do-reino moída
6 xícaras de rúcula, de preferência minirrúcula
2 peras médias de casca vermelha sem o miolo e finamente fatiadas
½ cebola vermelha média cortada em meias-luas finas
½ xícara de folhas frescas de salsa grosseiramente picadas
¼ de xícara de folhas frescas de menta grosseiramente picadas

1. Posicione a grade no meio do forno e aqueça-o a 200°C.
2. Aqueça 1 colher de sopa do azeite em uma caçarola média em fogo médio. Adicione a quinoa e deixe cozinhando por 2 minutos, mexendo constantemente, até ela ficar levemente tostada. Despeje 1½ xícara de água, ponha em fogo alto e deixe ferver. Tampe, abaixe o fogo e cozinhe por 15 minutos até a água ser absorvida. Tire do fogo e deixe de lado coberta por 10 minutos. Afofe com um garfo, espalhe em uma travessa grande e ponha na geladeira por pelo menos 30 minutos ou até por 4 horas.
3. Ponha os cubos de batata-doce com 1 colher de sopa do azeite em uma assadeira grande. Asse por uns 30 minutos até dourar bem, mexendo uma vez. Deixe esfriando na assadeira por 20 a 30 minutos.
4. Bata as 2 colheres de sopa de azeite restantes com o vinagre, o sal e a pimenta em uma tigela grande para salada. Adicione a rúcula, as peras, a cebola, a salsa e a menta, assim como a quinoa e as batatas-doces. Misture bem e sirva.

🍴 MOLHO FÁCIL DE TOMATE

Rende 2 xícaras

Conforme o caso, faça metade da receita, mas deixe esse molho descansar por 1 hora em temperatura ambiente para intensificar os sabores. Aliás, sabia que a geladeira tira o sabor dos tomates? Se os tomates estiverem na geladeira, espere eles retomarem o sabor em temperatura ambiente. O molho serve para ser embebido com pão integral chato ou despejado sobre filés de peixe grelhados, ovos mexidos ou batatas assadas.

- 2 tomates médios (cerca de 226 g cada) picados
- 1 cebola roxa pequena picadinha (cerca de ½ xícara)
- ¼ de xícara de folhas frescas de coentro picadinhas
- 2 colheres de sopa de vinagre de vinho tinto
- 1 colher de sopa de suco fresco de limão
- 1 colher de chá de alho picado
- ½ colher de chá de sal
- ¼ de colher de chá de pimenta-do-reino moída na hora

1. Misture os tomates, a cebola, o coentro, o vinagre, o suco de limão e o alho em uma tigela média e deixe de lado por 1 hora em temperatura ambiente.
2. Adicione o sal e a pimenta apenas antes de servir.

🍴 MOLHO DE ABACATE

Rende 4 xícaras

Os alimentos vegetarianos feitos pelos adventistas do sétimo dia são divinamente influenciados pela culinária mexicana. Como os abacates são abundantes no sul da Califórnia, esse molho serve de acompanhamento ou cobertura para hambúrgueres vegetarianos, pães e pratos com peixe.

- ⅓ de xícara de azeite de oliva extra virgem
- ¼ de xícara de suco fresco de limão
- 1 colher de sopa de suco fresco de limão siciliano
- ½ colher de chá de orégano desidratado
- ½ colher de chá de sal
- ½ colher de chá de pimenta-do-reino moída
- 4 abacates maduros partidos ao meio, sem caroço, descascados e picados
- 1½ xícara de grãos de milho descongelados ou grãos frescos extraídos do sabugo

1 pimentão médio vermelho sem miolo nem talo e picado (cerca de 1 xícara)
1 cebola roxa pequena picada (cerca de ¾ de xícara)
½ xícara de azeitonas pretas fatiadas sem caroço, de preferência *kalamata*
Até 2 colheres de sopa de alho picado

1. Bata o azeite de oliva, o suco de limão, o orégano, o sal e a pimenta em uma tigela grande até misturar bem. Adicione os abacates e agite suavemente para que não escureçam.
2. Adicione o milho, o pimentão, a cebola e as azeitonas. Agite suavemente. Tampe e deixe esfriar por pelo menos 4 horas ou até 8 horas antes de servir.

Dica: Para variar o sabor, substitua o suco de limão por vinagre de maçã.

MORANGA RECHEADA

Rende 4 porções

A quinoa é um grão integral que está ganhando popularidade. E merecidamente! Afinal, ela tem mais proteínas do que a maioria dos outros grãos integrais. Sirva esta receita com uma farta salada verde e sua refeição estará completa — frutas, legumes, grãos, fibras, verduras, proteínas e carboidratos complexos. Caso não ache laranjas sanguíneas, use tangerinas.

4 morangas grandes (cerca de 450 g cada) sem miolo nem sementes e partidas ao meio
1 colher de sopa de azeite de oliva extra virgem e mais para a assadeira
6 cebolinhas verdes médias aparadas e finamente fatiadas
1 talo pequeno de aipo em cubinhos (cerca de 3 colheres de sopa)
½ xícara de passas, *cranberry*, mirtilos ou groselhas desidratados
½ xícara de nozes picadas
⅓ de xícara de damascos desidratados em cubinhos (após ficarem de molho em água quente por 15 minutos e serem escorridos)
1 colher de chá de sálvia desidratada
1 xícara de arroz integral de grão longo, como *basmati*, escorrido e cozido sem sal, mas segundo instruções do pacote (cerca de 2 xícaras de arroz cozido)
1 xícara de quinoa branca ou vermelha escorrida e cozida sem sal, mas segundo instruções do pacote (cerca de 1½ xícara de quinoa cozida)
½ xícara de suco fresco de laranja sanguínea
½ colher de chá de sal, de preferência sal marinho
½ colher de chá de pimenta-do-reino moída na hora

1. Posicione a grade no meio do forno e aqueça-o a 180°C. Unte levemente uma assadeira grande.

2. Coloque a moranga com o lado cortado para baixo na assadeira untada. Asse por 30 a 40 minutos até ela ficar tenra.
3. Nesse ínterim, aqueça o azeite em uma frigideira grande em fogo médio. Adicione a cebolinha verde e o aipo; cozinhe por uns 3 minutos, mexendo constantemente, até eles amaciarem, mas sem dourar. Adicione as frutas desidratadas, nozes, damascos e sálvia. Cozinhe por uns 2 minutos, mexendo constantemente, até tudo ficar bem aquecido.
4. Adicione o arroz, a quinoa, o suco de laranja sanguínea, o sal e a pimenta. Deixe cozinhando por uns 2 minutos, mexendo constantemente, até esquentar. Tampe e tire do fogo.
5. Transfira a moranga cozida na assadeira para uma grade aramada e deixe esfriar por 5 minutos. Ponha então a moranga em uma travessa, recheie-a com a mistura da frigideira e sirva.

PIMENTÕES VEGETARIANOS RECHEADOS

Rende 6 porções

Arroz integral e feijões assumem o lugar do arroz branco e da carne bovina nessa receita caseira tradicional. Ela fica mais bonita quando você mistura pimentões de várias cores.

6 pimentões grandes vermelhos, verdes, amarelos ou alaranjados
1 colher de sopa de azeite de oliva extra virgem
1 cebola amarela ou branca média picada (cerca de 1 xícara)
1 xícara de arroz integral de grão longo, como *basmati*, cozido e escorrido sem sal, mas segundo as instruções do pacote (cerca de 2 xícaras de arroz cozido)
2 tomates-chucha ou romanos picados
1 xícara de grãos de milho frescos tirados do sabugo
⅓ de xícara de feijões vermelhos enlatados, escorridos e enxaguados
⅓ de xícara de feijões-pretos enlatados, escorridos e enxaguados
¼ de xícara de azeitonas pretas sem caroço e picadas, de preferência *kalamata*
1 colher de sopa de alho picado
1 colher de chá de orégano desidratado
1 colher de chá de manjericão desidratado
2 xícaras de molho sardo de tomate (p. 229) ou 2 xícaras de molho *marinara*
6 colheres de sopa de *pecorino* romano ralado (cerca de 85 g)

1. Tire o talo e a parte superior dos pimentões. Raspe as sementes e membranas internas com uma colher pequena sem romper a polpa.
2. Aqueça o azeite em uma frigideira pequena em fogo médio. Adicione as cebolas e deixe-as cozinhando por 2 minutos, mexendo constantemente, até amaciarem, mas sem dourar. Transfira para a tigela grande; deixe esfriar por 5 minutos.

3. Adicione o arroz, os tomates, os feijões, as azeitonas, o alho, o orégano e o manjericão até misturar bem. Insira a mistura nos pimentões preparados.
4. Verta 1 xícara de molho de tomate ou *marinara* em uma panela grande ou multiuso de ferro; adicione ½ xícara de água. Ponha os pimentões recheados lado a lado e ligeiramente espaçados. Despeje o restante do molho de tomate ou *marinara* sobre os pimentões, assim como 1 colher de sopa do queijo sobre cada um.
5. Ponha a panela em fogo médio-alto e deixe ferver. Tampe bem, abaixe o fogo e deixe cozinhando por 45 minutos até os pimentões ficarem tenros. Deixe esfriar por 5 minutos antes de servir em tigelas com o molho na panela colocado em colheradas ao redor dos pimentões.

Dica: Para fazer esse prato em uma panela elétrica de cocção lenta, recheie os pimentões, coloque-os na panela, verta o molho em cima e em volta deles, e borrife cada um com 1 colher de sopa do queijo. Tampe e cozinhe em fogo baixo por 6 horas. O prato pode permanecer tampado e aquecido dentro da panela por até 3 horas.

RECEITAS DE NICOYA

SOPA CREMOSA DE ABÓBORA E FEIJÃO

Rende 8 porções

Essa receita tem dois dos três alimentos tradicionais da América Central: feijões e abóbora. Como milho é o terceiro, tome essa sopa com tortilhas de milho. Fique à vontade para adicionar o molho fácil de tomate (p. 244) ou molho de pimenta.

1 porção de algum tipo de feijão-branco
2 colheres de sopa de azeite de oliva extra virgem
900 g de abóbora descascada, sem sementes, partida ao meio e em pedaços de 1,27 cm
2 xícaras de leite de soja
1 colher de chá de sal
½ colher de chá de pimenta-do-reino moída na hora

1. Deixe os feijões de molho em uma tigela grande com água em temperatura ambiente por pelo menos 8 horas ou até por 16 horas (ou seja, até o dia seguinte). Escorra em um coador na pia.
2. Aqueça o óleo em uma panela grande ou multiuso de ferro em fogo médio. Adicione os pedaços de abóbora e deixe cozinhando por 10 minutos, mexendo constantemente, até eles começarem a dourar nas beiradas. Adicione os feijões e água suficiente para cobrir os legumes. Deixe ferver em fogo alto. Tampe, abaixe o fogo e deixe cozinhando por 1 hora até os feijões e a abóbora ficarem tenros.

3. Use um *mixer* manual para amassar a mistura na panela. Adicione o leite de soja, sal e pimenta. Mexa em fogo baixo por 1 minuto até tudo ficar quente e sirva.

Dica: Se não tiver um *mixer*, amasse a sopa em levas em um processador de alimentos com a lâmina de corte.

SALADA TROPICAL DE REPOLHO

Rende 4 porções

Quando fazem salada, os costa-riquenhos não usam alface, pois ela é frágil e murcha facilmente. A preferência deles é pelo repolho, que é mais resistente. Essa salada é comum em toda a Costa Rica no cosado, a principal refeição diária que também inclui feijão e arroz, banana frita, uma tortilha, um pedacinho de carne ou um ovo. Eles nunca usam molhos pesados e gordurosos nem maionese nessa salada de repolho, a qual leva apenas outro ingrediente: suco de limão.

4 xícaras de repolho verde sem o miolo e despedaçado (cerca de metade de uma cabeça grande)
4 tomates-chucha em cubinhos (cerca de 1 xícara)
2 cenouras médias descascadas e raladas
1 pimentão vermelho grande, sem miolo nem talo, em cubinhos (cerca de 1 xícara)
⅓ de xícara de folhas frescas de coentro picadinhas
½ xícara de suco fresco de limão
½ colher de chá de sal

1. Misture o repolho, os tomates, a cenoura, o pimentão e o coentro em uma travessa grande. A salada pode ser feita até este ponto; tampe e ponha na geladeira por até 4 horas.
2. Adicione o suco de limão e o sal. Misture bem para servir.

GAZPACHO

Rende 6 porções

Essa versão nicoyana da famosa sopa espanhola é repleta de legumes das hortas costa-riquenhas. Uma porção de uma xícara equivale a duas porções de legumes.

1,1 kg de tomates descascados e em cubinhos (cerca de 5 xícaras)
1 pimentão verde grande, sem talo ou miolo e cortado em cubinhos (cerca de 1 xícara)
1 pimentão amarelo grande, sem talo ou miolo cortado em cubinhos (cerca de 1 xícara)
6 cebolinhas médias aparadas e finamente fatiadas (cerca de 1 xícara)
½ xícara de suco de tomate puro ou mais se necessário
¼ de xícara de suco fresco de limão ou vinagre de vinho tinto
1 colher de sopa de concentrado de tomate
1 colher de chá de alho picado
½ colher de chá de sal
¼ de colher de chá de pimenta-do-reino moída
¼ de colher de chá pimenta-caiena em pó ou molho de pimenta
Fatias de limão e folhas frescas de coentro e de salsa picadinhas para enfeitar

1. Ponha os tomates, os pimentões, a cebolinha verde, o suco de tomate, suco de limão ou vinagre, concentrado de tomate, alho, sal, pimenta *cayenne* ou molho de pimenta em uma tigela grande. Mexa até o concentrado de tomate se dissolver e tudo ficar bem misturado.
2. Ponha metade da mistura em um processador de alimentos com a lâmina de corte ou em um liquidificador. Tampe e processe ou misture por menos de 1 minuto até tudo ficar bem homogêneo. Devolva para a tigela e mexa bem.
3. Tampe e ponha na geladeira por pelo menos 2 horas ou até 2 dias. Adicione mais suco de tomate se a sopa ficar espessa demais. Coloque em tigelas e enfeite cada uma com coentro, salsa e fatias de limão.

Dica: Para tirar a pele dos tomates, mergulhe-os em água fervente por cerca de 1 minuto até as peles se romperem. Transfira para uma tigela com água gelada e depois deixe esfriar em temperatura ambiente, então tire as peles com os dedos. Ou compre um descascador de tomate em alguma loja de utensílios de cozinha ou pela internet.

DUAS RECEITAS COM BANANA-DE-SÃO-TOMÉ OU BANANA-CARU

Em Nicoya a banana *cuadrado* é um pilar usado tanto verde quanto maduro. A fruta verde cozida é mais salgada e amilácea, ao passo que cozida já madura é adocicada. É fácil achar bananas-de-são-tomé em supermercados; as verdes têm tom verde vivo e as maduras são amarelas, com riscas e manchas pretas. Aqui estão duas receitas com bananas-de-são-tomé. É fácil fazer *patacones* com elas para acompanhar *gallo pinto*. Coma o doce de banana-de-são-tomé junto com a refeição ou de sobremesa.

🍴 *PATACONES* DE BANANA-DE-SÃO-TOMÉ

Rende 4 a 6 porções

2 bananas-de-são-tomé verdes ou bananas-caru
3 colheres de sopa de óleo de canola

1. Use a faca pontiaguda para descascar as bananas e corte-as em cruz e em rodelas de 1,27 cm de espessura.
2. Aqueça 2 colheres de sopa do óleo em uma frigideira grande em fogo médio. Adicione as bananas em uma camada e cozinhe por uns 6 minutos, até elas começarem a dourar, virando de lado.
3. Ponha fatias de banana cozidas em uma tábua de corte forrada com papel-toalha. Amasse suavemente cada fatia com a base plana de um vidro pesado até elas ficarem com cerca de 0,63 cm de espessura, porém sem se romper.
4. Ponha a frigideira em fogo médio; adicione a colher de sopa restante de óleo. Adicione as fatias aplainadas e deixe cozinhando por 3 minutos até ficarem douradas e tenras, virando de lado. Sirva quente (*patacones* frios tendem a endurecer).

🍴 DOCE DE BANANA-SE-SÃO-TOMÉ OU BANANA-CARU

Rende 4 a 6 porções

3 bananas-de-são-tomé bem maduras (ou banana-caru)
3 colheres de sopa de óleo de canola ou de coco
Sal marinho ou canela em pó para enfeitar (opcionais)

1. Descasque as bananas e corte-as em cruz em rodelas de 0,63 cm de espessura.
2. Aqueça o óleo em uma frigideira grande em fogo médio. Adicione as bananas em uma camada e cozinhe por 1½ minuto. Vire-as e deixe cozinhando por cerca de 1 minuto até elas dourarem bem.
3. Coloque-as em um prato forrado com papel toalha para eliminar o excesso de óleo e sirva quente. Se desejar, polvilhe com sal marinho e/ou canela antes de servir.

Dica: Bananas-de-são-tomé maduras têm riscas pretas nas cascas. Em geral, quanto mais pretas as riscas, mais doces são as bananas. Muitas pessoas compram bananas-de-são-tomé verdes e as deixam amadurecer em casa.

🍴 *GALLO PINTO* DA PANCHITA

Quem visita a Costa Rica não vai embora sem provar gallo pinto — *feijão-preto com arroz*. Trata-se do prato nacional, sendo comido com tudo e em todas as refeições, inclusive no desjejum. Aqui estão duas receitas de gallo pinto. A primeira provém diretamente da cozinha da centenária Panchita Castillo.

> 2 colheres de sopa de óleo de milho, canola ou outro vegetal
> 1 cebola pequena picada (cerca de ¾ xícara)
> 2 colheres de chá de alho picado
> 2 xícaras de feijões-pretos escorridos e enxaguados (p. 193)
> 1½ xícara de arroz branco de grão longo, como *basmati*, escorrido e cozido sem sal, mas segundo as instruções do pacote (cerca de 3 xícaras arroz cozido)
> ½ colher de chá de sal
> ¼ de colher de chá de pimenta-do-reino moída
> 2 colheres de folhas frescas de coentro picadas
> Até 2 colheres de chá de pimenta *habanero* (pimenta típica mexicana) sem sementes e picada (opcional)

1. Aqueça o óleo em uma caçarola grande em fogo médio. Adicione a cebola e cozinhe por uns 3 minutos, mexendo constantemente, até ela amaciar. Adicione o alho e deixe cozinhando por 20 segundos até o aroma exalar.
2. Despeje os feijões e 1 xícara de água. Deixe em fogo médio-alto até ferver, mexendo suavemente para manter os feijões intactos. Adicione suavemente o arroz, sal e pimenta e misture bem por 2 minutos. Adicione o coentro e a *habanero*, se desejar, antes de servir.

Dica: Como as pimentas *habanero* são incendiárias, fica a seu critério usar uma quantidade menor ou maior. Ao lidar com elas, nunca toque os olhos ou outras partes sensíveis do corpo antes de esfregar suas mãos vigorosamente com óleo e lavá-las meticulosamente com água quente e sabão. (O óleo da pimenta é solúvel em gordura, não em água.)

🍴 *GALLO PINTO* COM SALSA LIZANO (MOLHO COSTA-RIQUENHO)

Rende 4 porções

A segunda receita de gallo pinto inclui o ingrediente "secreto" que dá um gosto diferente ao feijão com arroz da Costa Rica: salsa Lizano, um condimento pungente e levemente adocicado tão comum no país quanto ketchup nos Estados Unidos. Entre seus ingredientes há muitos alimentos das Blue Zones, incluindo couve-flor, cebolas, pimentões e açafrão-da-índia.

Embora não esteja disponível na maioria dos supermercados, esse molho pode ser comprado pela internet. Até costa-riquenhos concordam que é possível substituir a Salsa Lizano por molho inglês em um autêntico gallo pinto.

2 colheres de sopa de azeite de oliva extra virgem
1 cebola média em cubinhos (cerca de 1 xícara)
½ xícara de pimentão vermelho picado, sem sementes nem o miolo (cerca da metade de um pimentão grande)
1 colher de sopa de alho picado
1 colher de chá de cominho em pó
3 colheres de sopa de Salsa Lizano ou molho inglês
2 xícaras de feijão-preto cozido, escorrido e enxaguado (ou de lata, escorrido e enxaguado (p. 193)
1 xícara de arroz branco de grão longo, como *basmati*, cozido e escorrido sem sal, mas segundo as instruções do pacote (cerca de 2 xícaras de arroz cozido)
Folhas frescas de coentro e cebolinha verde picadinhas para enfeitar

1. Aqueça o óleo em uma frigideira grande em fogo médio. Adicione a cebola e o pimentão; cozinhe por uns 3 minutos, mexendo constantemente, até a cebola ficar translúcida. Adicione o alho e o cominho; cozinhe por uns 20 segundos até o aroma exalar. Adicione a Salsa Lizano ou o molho inglês; raspe pedaços dourados que grudaram na frigideira com o líquido.
2. Adicione o feijão e o arroz; cozinhe por uns 3 minutos até tudo ficar quente. Enfeite com coentro e cebolinha verde para servir.

GALLO PINTO COM OVO

Para um desjejum nicoyano, ponha um ovo fritos sobre uma porção de feijão-preto e arroz; polvilhe com folhas frescas de coentro picadinhas.

TORTILLAS DE MILHO *NIXTAMAL*

Rende 16 tortilhas

Faça tortilhas como as de Nicoya usando masa harina *(massa de tortilha) de farinha de milho e talvez uma prensa específica para isso. Ambas são vendidas em mercados latino-americanos e* on-line. *Você também pode fazer tortilhas à mão, mas é preciso ser hábil para deixar a massa bem fina. Seja como for, siga minhas instruções. Para obter bons resultados, use uma chapa ou frigideira de ferro fundido e mantenha a lista de ingredientes curta e simples como nessa receita. Ou então compre tortilhas de milho em alguma mercearia.*

2 xícaras de *masa harina* (massa de tortilha)
¼ de colher de chá de bicarbonato de sódio
Papel-manteiga conforme necessário

1. Bata a *masa harina* (massa de tortilha) e o bicarbonato de sódio em uma tigela grande. Adicione 1½ xícara de água quente da torneira e mexa até formar uma massa macia. Se não conseguir fazer uma bola de massa, adicione água quente em levas de 1 colher de sopa até dar certo. Cubra com um envoltório plástico e deixe de lado por 5 minutos.
2. Coloque a massa em uma superfície limpa e seca. Sove-a suavemente por 1 minuto. Divida-a em 16 pedaços iguais, cada uma com o tamanho de uma ameixa pequena.
3. Para usar uma prensa de tortilha, forre-a com duas folhas de papel-manteiga. Ponha um pedaço de massa entre as folhas, feche a prensa e pressione suavemente. Tire a massa das folhas de papel-manteiga, então repita a operação com mais papel-manteiga e as bolas de massa restantes. Para fazer tortilhas manualmente, coloque cada bola de massa entre dois pedaços de papel-manteiga e aplaine-a até ficar com 15 cm de espessura.
4. Coloque uma chapa ou frigideira, de preferência de ferro fundido, em fogo alto até sair fumaça. Tire uma bola de massa dos papéis-manteiga e ponha sobre a chapa ou frigideira por 30 segundos, vire com pinças e deixe por mais 30 segundos até a tortilha tostar levemente e ficar com bolhas minúsculas. Transfira para um pano de prato limpo, envolva-a suavemente e deixe mais tortilhas cozinhando, mantendo-as quentes formando uma pilha no pano. Sirva quente.

Dica: Deixe as tortilhas que sobrarem esfriarem em temperatura ambiente, depois embrulhe-as bem em papel-toalha e guarde na geladeira por até 1 dia. Reaqueça por 10 segundos em banho-maria e depois ponha em uma assadeira (10 a 15 cm).

TORTILHAS DE FEIJÃO E ABÓBORA AO VINAGRETE DE PAPAIA

Rende 6 porções

Os nicoyanos comem tortilhas em todas as refeições, portanto você decide quando é melhor comê-las! Para variar, substitua a papaia por manga ou abacaxi no molho.

1 papaia madura pequena descascada, partida ao meio, sem sementes e picada (cerca de 1 xícara)
1 pimentão vermelho pequeno em cubinhos, sem miolo nem talo (cerca de ½ xícara)
¼ de xícara de folhas frescas de coentro picadinhas
3 colheres de sopa de azeite de oliva extra virgem
2 colheres de sopa de suco fresco de limão
1½ xícara de feijão-rajado escorrido e enxaguado (p. 193)
1 abóbora média (cerca de 113 g) picada
1 xícara de grãos de milho
2 cenouras médias descascadas e esfregadas nos orifícios grandes do ralador
1 colher de chá de cominho em pó
Até ½ colher de chá de pimenta-caiena em pó
¼ de colher de chá de sal
6 tortilhas de milho *nixtamal* (p. 252)

1. Misture a papaia, o pimentão, o coentro, 1 colher de sopa do azeite de oliva e o suco de limão em uma tigelinha. O molho pode ser feito com antecedência; cubra e deixe de lado em temperatura ambiente por até 4 horas.
2. Aqueça 1 colher de sopa do azeite em uma frigideira grande em fogo médio-alto. Adicione os feijões, a abóbora, o milho, as cenouras, o cominho, a caiena e o sal. Cozinhe por uns 5 minutos, mexendo constantemente, até a abóbora ficar tenra. Adicione o molho com papaia e tire do fogo.
3. Coloque a grade do forno a uma distância entre 10 e 15 cm do *broiler*; aqueça o *broiler* por alguns minutos. Ponha as tortilhas em uma assadeira grande e unte-as com a colher de sopa de azeite restante. Asse por uns 30 segundos até elas ficarem quentes e levemente tostadas.
4. Transfira as tortilhas para 6 pratos e cubra cada uma com um sexto da mistura com feijões (¾ de xícara) para servir.

COZIDO TROPICAL DE LENTILHA

Rende 6 porções

Cada costa-riquenho tem sua receita para esse cozido. Esta é a minha. A lista de ingredientes é longa, mas a preparação é simples. Se não tiver todos os temperos à mão, elimine até dois. Isso altera um pouco o gosto, mas mesmo assim o prato ficará delicioso.

8 xícaras de caldo de legumes
1½ xícara de lentilhas pretas, verdes ou marrons
2 batatas-doces grandes (cerca de 450 g cada) descascadas e em cubos de 1,27 cm
1 cebola média picada (cerca de 1 xícara)

1 xícara de molho de tomate
2 colheres de chá de alho picado
1 colher de chá de cominho em pó
1 colher de chá de canela em pó
1 colher de chá de gengibre moído
½ colher de chá de cardamomo moído
½ colher de chá de cravos moídos
½ colher de chá de noz-moscada ralada
½ colher de chá de sal
½ colher de chá de pimenta-do-reino moída
3 bananas maduras médias descascadas e em fatias de 1,27 cm de espessura
2 xícaras de nacos de abacaxi

1. Misture o caldo, as lentilhas, as batatas-doces, a cebola, o molho de tomate, o alho, o cominho, a canela, o gengibre, o cardamomo, os cravos, a noz-moscada, sal e pimenta em uma panela grande ou multiuso de ferro. Deixe em fogo alto até ferver. Abaixe o fogo e deixe sem tampa por 50 a 60 minutos até as lentilhas e as batatas-doces ficarem tenras.
2. Amasse um pouco a sopa com um *mixer* manual, sem desfazer completamente os nacos. Ou despeje metade da sopa em um liquidificador, cubra com um pano de prato limpo e bata até uniformizar, então devolva esse purê à panela. Divida em 6 pratos e ponha ⅓ de xícara de fatias de banana e ⅓ de xícara de nacos de abacaxi por cima.

Dica: Nacos e rodelas de abacaxi descascado e sem o miolo estão disponíveis na maioria dos supermercados.

PICADILLO COM MANGA E CARNE DE PORCO

Rende 4 porções

Picadillo *significa "picadinho" e também é o nome de um prato apreciado em toda a Costa Rica, que sempre inclui algum tipo de carne moída, legumes da estação e batatas. Esta versão é servida sobre arroz, e é possível preparar ambos ao mesmo tempo.*

1½ colher de sopa de azeite de oliva extra virgem
3 colheres de sopa de lascas de amêndoa
226 g carne de porco magra moída
1 cebola pequena partida ao meio e cortada em meias-luas finas
1 batata pequena (cerca de 85 g) descascada e em cubinhos
1 colher de sopa de alho picado

1 xícara de molho fácil de tomate (p. 244) ou similar
1 colher de chá de canela em pó
1 colher de chá de coentro moído
1 colher de chá de cominho em pó
1 colher de chá de orégano desidratado
1 manga madura descascada (sem caroço e em cubinhos)
2 xícaras de arroz branco de grão longo cozido e escorrido sem sal, mas segundo as instruções do pacote (cerca de 4 xícaras de arroz cozido)
Folhas frescas de coentro picadinhas para enfeitar

1. Aqueça ½ colher de sopa do azeite em uma frigideira grande em fogo baixo-médio. Adicione as amêndoas e deixe cozinhando por 1 minuto, mexendo constantemente, até dourarem levemente e o aroma exalar. Transfira para uma tigelinha.
2. Ponha a frigideira em fogo médio e adicione a colher de sopa de azeite restante. Insira a carne de porco moída e cozinhe por uns 4 minutos, mexendo constantemente, até ela dourar. Tire a carne com uma escumadeira e drene sobre um prato forrado com papel-toalha. Despeje tudo, exceto 1 colher de sopa da gordura na frigideira.
3. Com a frigideira ainda em fogo médio, adicione a cebola e a batata. Cozinhe por uns 5 minutos, mexendo frequentemente, até elas dourarem levemente. Adicione o alho e cozinhe por uns 20 segundos até o aroma exalar. Adicione o molho, a canela, o coentro, o cominho e o orégano. Ponha para ferver. Abaixe o fogo e deixe por uns 5 minutos sem tampa, até a consistência engrossar.
4. Adicione a carne e a manga. Cubra e cozinhe por uns 5 minutos até misturar bem, mexendo ocasionalmente. Sirva sobre arroz e enfeite com as amêndoas tostadas e um pouco de coentro picado.

Dica: Para um toque mais saudável, substitua o arroz branco por 2 xícaras de arroz integral de grão longo.

POLLO GUISADO

Rende 6 porções

Muitos nicoyanos criam galinhas soltas. Em refeições especiais é indispensável haver pollo guisado — ou guisado de galinha. Praticamente toda família tem uma versão própria dessa receita, mas ela sempre inclui uma galinha inteira em um caldo com muitos legumes. Batatas são essenciais. Aqui uso apenas peito e coxas sem pele para o prato ficar menos gorduroso, e substituí o óleo vegetal por azeite de oliva, que é mais saudável.

1 peito de galinha caipira sem pele e cortado ao meio
2 coxas de galinha caipira sem pele
¼ de colher de chá de sal
¼ de colher de chá de pimenta-do-reino moída na hora
½ xícara de farinha multiuso para polvilhar
2 colheres de sopa de azeite de oliva extra virgem
1 cebola grande partida ao meio e cortada em meias-luas finas
3 xícaras de caldo de galinha
1 lata (396 g) de tomates em cubinhos (cerca de 1¾ xícara)
½ xícara de vinho branco seco, como *chardonnay*
6 batatas médias (cerca de 680 g) descascadas e picadas
3 cenouras grandes descascadas e cortadas em anéis finos
1½ xícara de ervilhas frescas descascadas
1 colher de chá de orégano desidratado
1 colher de chá de cominho em pó
Folhas frescas de salsa picadinhas e fatias de limão para enfeitar

1. Tempere a galinha com sal e pimenta. Espalhe a farinha em uma travessa e passe os pedaços de galinha nela revestindo-os uniformemente. Sacuda cada pedaço para eliminar o excesso de farinha.
2. Aqueça o óleo em uma panela grande ou multiuso de ferro em fogo médio. Adicione a cebola e cozinhe por uns 4 minutos, mexendo constantemente, até amaciar. Empurre a cebola para as laterais da panela e adicione os pedaços de galinha. Doure cada lado deles por uns 5 minutos.
3. Adicione o caldo, os tomates e o vinho. Mexa bem, deixe em fogo médio-alto até ferver, raspando pedaços dourados grudados na panela. Adicione as batatas, as cenouras, as ervilhas, o orégano e o cominho. Ponha novamente para ferver, então abaixe o fogo e deixe cozinhando sem tampa por uns 40 minutos, até a galinha ficar tenra.
4. Com uma escumadeira, transfira os pedaços de galinha para uma tábua de corte. Tampe a sopa para mantê-la quente. Deixe a galinha esfriar por alguns minutos, então separe a carne dos ossos.
5. Divida a galinha em seis tigelas. Pegue os legumes na panela com uma escumadeira e ponha-os sobre a galinha. Cubra os ingredientes nas tigelas com caldo. Enfeite com salsa e ofereça uma rodela de limão para espremer sobre cada porção.

A CIÊNCIA POR TRÁS DA SOLUÇÃO *BLUE ZONES*

METAS

- Criar uma dieta que reflita de forma cuidadosa o que os centenários em cada *Blue Zone* geralmente comem e como preparam os alimentos.
- Basear essa síntese nas pesquisas científicas e acadêmicas disponíveis, assim como em nossas observações obtidas em centenas de entrevistas.

NOSSA METODOLOGIA

Primeiramente, usamos vários meios para identificar pesquisas disponíveis sobre padrões alimentares em cada *Blue Zone*. Encontramos pesquisas da PubMed, JSTOR e outras bases de dados e análise de bibliografias em estudos identificados. Pesquisadores e especialistas de cada *Blue Zone* forneceram outras pesquisas, incluindo dados e observações inéditos.

Para cada *Blue Zone*, identificamos e examinamos dados de levantamentos de nutrição, publicados ou inéditos, e estudos que incluíam levantamentos sobre dietas.

A SOLUÇÃO *BLUE ZONES*

Sempre que possível, indicamos a ingestão média (em gramas por dia) de alimentos e grupos alimentares. A distribuição geral de grupos alimentares e macronutrientes foi determinada e mostrada em tabelas. Estudos observacionais e descritivos foram, então, usados para interpretar e amplificar práticas costumeiras mencionada por levantamentos de nutrição.

O passo seguinte foi sintetizar os padrões individuais que havíamos observado e eram apoiados por dados de pesquisas sobre a dieta ou padrão alimentar de cada *Blue Zone*. Essa tarefa foi complexa, pois as pesquisas sobre padrões nutricionais e alimentares variam muito em termos de critérios, métodos, definições, informações coletadas, população estudada, confiabilidade e arco temporal. Assim, além de comparar as métricas e possíveis médias, usamos afirmações descritivas e observacionais de estudos mais antigos e recentes e de pesquisadores de ponta, e nossas próprias observações. Com base nessas análises, criamos as Diretrizes Nutricionais e um Padrão Alimentar das *Blue Zones*, os quais fazem recomendações para a ingestão diária (baseada em 2.000 cal/dia) de grupos alimentares e alimentos específicos das *Blue Zones*. Por fim, revisamos também o contexto científico mais amplo de uma dieta nas *Blue Zones* revendo pesquisas médicas e de nutrição relacionadas a saúde, longevidade, nutrição, padrões alimentares, diretrizes nutricionais baseadas em evidências e doenças crônicas. Há sumários dessas pesquisas acerca de cada *Blue Zone* nas páginas a seguir.

AGRADECIMENTOS

Para os irmãos Steve, Nick e Tony — meus melhores amigos e parceiros de descobertas.

Agradeço primeiramente a Peter Miller, ex-editor e redator da *National Geographic*, que ajudou a formatar o campo vasto de minhas ideias em uma narrativa clara e elegante. Ele também esboçou bem os capítulos 7-9 (sobre as cidades do Projeto *Blue Zones*), pois eu achei que não conseguiria relatar objetivamente minhas realizações. Agradecimentos especiais a Debbie Yost por suas contribuições iniciais à obra. Mary Abbott Waite merece grande crédito por analisar as centenas de estudos e levantamentos sobre dietas que são a base acadêmica deste livro. E, entre a equipe de pesquisadores que ajudou, destaco Lia Miller, do *New York Times*, que suportou um tédio inimaginável conferindo tais dados. Mark Scarbrough e Bruce Weinstein realizaram um trabalho notável testando todas as receitas.

Muitos especialistas ao redor do mundo contribuíram para esse projeto, e sou muito grato a Robert Kane, que percebeu primeiro o potencial das *Blue Zones* e me orientou academicamente por mais de uma década, e aos parceiros fundadores das *Blue Zones*, Michel Poulain e Gianni Pes, que identificaram a *Blue Zone* da Sardenha e ajudaram a validar e estudar as *Blue Zones* de Nicoya e Ikaria. David McLain e Susan Welchman colaboraram na reportagem original sobre as *Blue Zones* na *National Geographic*. Craig e Bradley Willcox, que fizeram a maior parte da pesquisa sobre longevidade em Okinawa, me orientaram generosamente. Gary Fraser e Michael Orlich, do Estudo de Saúde Adventista, e sua colega Joan Sabaté, também foram muito prestativos. Gostaria de agradecer ao corpo docente da Faculdade de Saúde Pública da Universidade de Minnesota, incluindo Robert Jeffery, John Finnegan e, em especial, ao extraordinário clarinetista Henry Blackburn. Daniel Ariely, Kathleen Vohs, Nicholas Christakis, Thomas Goetz, Thomas Hayden, Walter Willett, Dean Ornish, Neal Barnard, Mary Frasier, Sarah Wilson, autora de *I Quit Sugar* e, em especial, Remar Sutton, mentor e autor de *Body Worry*, que revisaram o manuscrito ou deram contribuições inestimáveis.

Na Finlândia, agradeço a Pekka Puska, a quem devo a inspiração para o projeto comunitário *Blue Zones*, e a Vesa Korpelainen e sua encantadora filha, Elisa, que me guiaram no Projeto Carélia do Norte.

Em Ikaria, Eleni Mazari e Thea e Elias Parikos são meus guias, intérpretes culturais, anfitriões e companheiros de noitadas desde 2008. Luis Rosero-Bixby, pesquisador à frente da descoberta da *Blue Zone* de Nicoya, e Jorge Vindas continuam me atualizando sobre a longevidade na Costa Rica. Pat Weiland e Toby Brocklehurst entraram em nossa equipe para identificar a sexta *Blue Zone* (aguarde mais detalhes em breve).

O virtuoso de mobilidade Dan Burden, Brian Wansink, autor de *Slim by Design*, o especialista em obesidade Leslie Lytle, e Nancy Perry Graham da AARP me ajudaram a elaborar e executar o primeiro Projeto *Blue Zones* em Albert Lea. Foram, porém, a visão, a coragem e o pendor por inovação de Been Leedle, diretor da Healthways, os responsáveis pela disseminação de Projetos *Blue Zones* nos Estados Unidos. Ele e seus colegas Michael Acker, Janet Calhoun, Erika Graves, Justin Smith, Katrina Worland, Ann Kent, Joel Spoonheim, Mary Lawyer, Shannon Sanders, Jennifer Furler, Jon Werger, Katherine McClure, Marty Leinwand e Mike Ferris me ajudaram a levar o Projeto *Blue Zones* a mais de 5 milhões de pessoas em 20 cidades. Gostaria de agradecer a Ellen e Randy Kehr, Robert Graham e Chad Adams de Albert Lea; a John Forsyth e Laura Jackson de Wellmark, e ao governador de Iowa, Terry Branstad; a Lisa Santora e Susan Burden do Health District das cidades praianas; a Barclay Berdan da Texas Health Resources e à magnífica prefeita Betsy Price, de Fort Worth; a Mike Gold e Elisa Yadao da HMSA; e ao prefeito "chefão" Bernard Carvalho de Kauai, Beth Tokioka, Bill Arakaki, Dileep Baal, Bev Brody e Scott McFarland. Eles estão entre os extraordinários adeptos iniciais que levaram o Projeto *Blue Zones* às suas comunidades. Na *National Geographic*, agradeço à minha editora, Lisa Thomas, que defendeu a ideia de destacar o tema na capa da revista e expandi-lo em três livros; à grande profissional de relações públicas Ann Day; à minha velha amiga no Conselho de Expedições, Rebecca Martin, e à minha amiga recente, Janet Goldstein, por seu enorme apoio. Tia Bastion, Miranda Bauer e Noemia Strapazzon também contribuíram com seu grande talento para pesquisa. Na sede do *Blue Zones* em Minneapolis, agradeço a meu mentor de negócios, Tom Gegax, a quem devo grande parte do meu êxito. Scott Meyer e Becky Malkerson são nossos conselheiros desde o início. Ed McCall e John Higgins têm sido excelentes na diretoria; e o pessoal do escritório — Sam Skemp, Lydia Turner, Amelia Clabots e Gwen Martin —, o dínamo que nos faz avançar. Sou grato também a Tom Moudry, Gayle Winegar, Dean Phillips, Tom Heuer, Rob Perez e Rudy Maxa, e ao pessoal da mídia que me ajuda a divulgar a mensagem das *Blue Zones* nos Estados Unidos, incluindo Mehmet Oz, que levou nossa mensagem à Oprah Gail Winfrey e depois a seu próprio programa "The Oprah Winfrey Show"; a Bill Weir, Sanjay Gupta e Danielle Dellorto, da CNN; e a Diane Sawyer, Oprah Winfrey, Diane Reeves e, especialmente Patty Neger, que ajudaram a pôr as *Blue Zones* no mapa uma década atrás.

Por fim, a Kathy Freston, autora de *Veganist*, *best-seller* do *New York Times*, que contribuiu na elaboração deste livro com seu vasto conhecimento sobre dietas, percepções agudas e afeição: você é o cerne da minha *Blue Zone*.

FONTES BIBLIOGRÁFICAS

IKARIA

Estudo sobre Ikaria, 2009, dados sobre nutrição, inédito. Fornecido ao autor pela pesquisadora do estudo, Dra. Christina Chrysohoou.

Panagiotakos DB, Chrysohoou C, Siasos G, Zisimos K, Skoumas J, Pitsavo C, Stefanadis C. "Sociodemographic and Lifestyle Statistics of Oldest Old People (>80 Years) Living in Ikaria Island: The Ikaria Study." Cardiology Research and Practice (2011), artigo ID 679187.

Pesquisa sobre potenciais benefícios para a saúde e pesquisas complementares

Antonogeorgos G, Panagiotakos DB, Pitsavos C, Papageorgiou C, Chrysohoou C, Papadimitriou GN, Stefanadis C. "Understanding the Role of Depression and Anxiety on Cardiovascular Disease Risk, Using Structural Equation Modeling; The Mediating Effect of the Mediterranean Diet and Physical Activity: The ATTICA Study." Annals of Epidemiology. 2012 Set; 630-37.

Chrysohoou C, Panagiotakos DB, Aggelopoulos P, Kastorini CM, Kehagia I, Pitsavos C, Stefanadis C. "The Mediterranean Diet Contributes to the Preservation of Left Ventricular Systolic Function and to the Long-Term Favorable Prognosis of Patients Who Have Had an Acute Coronary Event." American Journal of Clinical Nutrition. 2010 Jul; 47-54.

Chrysohoou C, Pitsavos C, Panagiotakos D, Skoumas J, Lazaros G, Oikonomou E, Galiatsatos N, Striggou M, Xynogala M, Stefanadis C. "Long-Term Fish Intake Preserves Kidney Function in Elderly Individuals: The Ikaria Study." Journal of Renal Nutrition. 2013 Jul; e75-82.

Chrysohoou C, Skouma J, Pitsavos C, Masoura C, Siasos G, Galiatsatos N, Psaltopoulou T et al. "Long-Term Adherence to the Mediterranean Diet Reduces the Prevalence of Hyperuricaemia in Elderly Individuals, Without Known Cardiovascular Disease: The Ikaria Study." Maturitas. 2011 Set; 58-64.

Chrysohoou C, Tsitsinakis G, Siassos G, Psaltopoulou T, Galiatsatos N, Metaxa V, Lazaros G et al. "Fish Consumption Moderates Depressive Symptomatology in Elderly Men and Women from the IKARIA Study." Cardiology Research and Practice (2011), artigo ID 219578.

Covas MI, Konstantinidou V, Fitó M. "Olive Oil and Cardiovascular Health." Journal of Cardiovascular Pharmacology. 2009 Dez; 477-82.

Kavouras SA, Panagiotakos DB, Pitsavos C, Chrysohoou G, Arnaoutis G, Skoumas Y, Stefanadis C. "Physical Activity and Adherence to Mediterranean Diet Increase Total Antioxidant Capacity: The ATTICA Study." Cardiology Research and Practice (2011), artigo ID 248626.

Lasa A, Miranda J, Bulló M, Casas R, Salas-Salvadó J, Larretxi I, Estruch R, Ruiz-Gutiérrez V, Portillo MP. "Comparative Effect of Two Mediterranean Diets Versus a Low-Fat Diet on Glycaemic Control in Individuals With Type 2 Diabetes." European Journal of Clinical Nutrition (ePub 12 de fevereiro de 2014) [publicação antecipada].

Martín-Peláez S, M. Covas MI, Fitó M, Kušar A, Pravst I. "Health Effects of Olive Oil Polyphenols: Recent Advances and Possibilities for the Use of Health Claims." Molecular Nutrition and Food Research. 2013 Mai; 760-71.

Naska A, Oikonomou E, Trichopoulou A, Psaltopoulou T, Trichopoulos D. "Siesta in Healthy Adults and Coronary Mortality in the General Population." Archives of Internal Medicine. 2007 Fev 12; 296-301.

Oikonomou E, Chrysohoou C, Tsiachris D, Vogiatzi G, Gialafos E , Marinos G, Tsitsinakis G et al. "Gender Variation of Exercise-Induced Anti-Arrhythmic Protection: The Ikaria Study." QJM. 2011 Dez; 1035-43.

Pryde MM, Kannel WB. "Efficacy of Dietary Behavior Modification for Preserving Cardiovascular Health and Longevity." Cardiology Research and Practice (2011), artigo ID 820457.

Siasos G, Chrysohoou C, Tousoulis D, Oikonomou E, Panagiotakos D, Zaromitidou M, Zisimos K et al. "The Impact of Physical Activity on Endothelial Function in Middle-Aged and Elderly Subjects: The Ikaria Study." Hellenic Journal of Cardiology. 2013 Mar-Abr; 94-101.

Siasos G, Oikonomou E, Chrysohoou C, Tousoulis D, Panagiotakos D, Zaromitidou M, Zisimos K et al. "Consumption of a Boiled Greek Type of Coffee Is Associated With Improved Endothelial Function: The Ikaria Study." Vascular Medicine. 2013 Abr; 55-62.

Sofi F, Macchi C, Abbate R, Gensini GF, Casini A. "Mediterranean Diet and Health Status: An Updated Meta-Analysis and a Proposal for a Literature-Based Adherence Score." Public Health Nutrition (ePub 29 de novembro de 2013), p.14.

Tyrovolas S, Panagiotakos DB. "The Role of Mediterranean Type of Diet on the Development of Cancer and Cardiovascular Disease in the Elderly: A Systematic Review." Maturitas. 2010 Fev; 122-30.

OKINAWA

Pesquisa baseada em dados de levantamento nacional

Akisaka M, Asato L, Chan YC, Suzuki M, Uezato T, Uamamoto S. "Energy and Nutrient Intakes of Okinawan Centenarians." Journal of Nutritional Science and Vitaminology. 1996 jun; 241-48.

Shibata H, Nagai H, Haga H, Yasumura S, Suzuki T, Suyama Y. "Nutrition for the Japanese Elderly." Nutrition and Health. 1992 Abr; 165-75.

Willcox BJ, Willcox DC, Todoriki H, Fujiyoshi A, Yano K, He Q, Curb JD, Suzuk M. "Caloric Restriction, the Traditional Okinawan Diet, and Healthy Aging: The Diet of the World's Longest-Lived People and Its Potential Impact on Morbidity and Life Span." Annals of the New York Academy of Sciences. 2007 Out; 434-55.

Pesquisas que descrevem comidas típicas da dieta tradicional de Okinawa e potenciais benefícios

Arakaki H, Sho H. "Nutritional Survey on Kumejima." The Science Bulletin of the Division of Agriculture, Home Economics & Engineering, University of the Ryukyus. 1962 Dez; 327-34.

Mano R, Ishida A, Ohya Y, Todoriki H, Takishita S. "Dietary Intervention With Okinawan Vegetables Increased Circulating Endothelial Progenitor Cells in Healthy Young Women." Atheroclerosis. 2009 Jun; 544-48.

Moriguchi EH, Moriguchi Y, Yamori Y. "Impact of Diet on the Cardiovascular Risk Profile of Japanese Immigrants Living in Brazil: Contributions of the World Health Organization CARDIAC and MONALISA Studies." Clinical and Experimental Pharmacology and Physiology. 2004 Dez; S5-7.

Sho H. "History and Characteristics of Okinawan Longevity Food." Asia Pacific Journal of Clinical Nutrition. 2001 Jun; 159-64.

Suzuki M, Willcox BJ, Willcox DC. "Implications From and For Food Cultures for Cardiovascular Disease Longevity." Asia Pacific Journal of Clinical Nutrition. 2001 Jun; 164-71.

Suzuki M, Willcox DC, Rosenbaum MW, Willcox BJ. "Oxidative Stress and Longevity in Okinawa: An Investigation of Blood Lipid Peroxidation and Tocopherol in Okinawan Centenarians." Current Gerontology and Geriatrics Research (2010), artigo ID 380460, p. 10.

Willcox DC, Scapagnini G, Willcox BJ. "Healthy Aging Diets Other Than the Mediterranean: A Focus on the Okinawan Diet." Mechanisms of Ageing and Development (ePub 21 de Janeiro de 2014) [publicação antecipada].

Willcox DC, Willcox BJ, Suzuki M. The Okinawa Program: Learn the Secrets to Healthy Longevity. Three Rivers Press, 2001.

Willcox DC, Willcox BJ, Todoriki H, Suzuk M. "The Okinawan Diet: Health Implications of a Low-Calorie, Nutrient-Dense, Antioxidant-Rich Dietary Pattern Low in Glycemic Load." Journal of the American College of Nutrition. 2009 Ago; 500S-516S.

Yamori Y, Miura A, Taira K. "Implications From and For Food Cultures for Cardiovascular Diseases: Japanese Food, Particularly Okinawan Diets." Asia Pacific Journal of Clinical Nutrition. 2001 Jun; 144-45.

Restrição calórica e longevidade em Okinawa

Gavrilova NS, Gavrilov LA. "Comments on Dietary Restriction, Okinawa Diet and Longevity." Gerontology. 2012 Abr; 221-23.

Willcox BJ, Willcox DC, Todoriki H, Yano K, Curb JD, Suzuki M. "Caloric Restriction, Energy Balance and Healthy Aging in Okinawans and Americans: Biomarker Differences in Septuagenarians." Okinawan Journal of American Studies. 2007; 62-74.

Willcox DC, Willcox BJ, Todoriki H, Curb JD, Suzuki M. "Caloric Restriction and Human Longevity: What Can We Learn From the Okinawans?" Biogerontology. 2006 Jun; 173-77.

Impacto da ocidentalização na dieta e estilo de vida em Okinawa

Kagawa Y. "Impact of Westernization on the Nutrition of Japanese: Changes in Physique, Cancer, Longevity and Centenarians." Preventive Medicine. 1978 Jun; 205-217.

Miyagi S, Iwama N, Kawabata T, Hasegawa K. "Longevity and Diet in Okinawa, Japan: The Past, Present and Future." Asia-Pacific Journal of Public Health 2003 Jul; S3-9.

Suzuki M, Willcox C, Willcox B. "The Historical Context of Okinawan Longevity: Influence of the United States and Mainland Japan." Okinawan Journal of American Studies. 2007; 46-61.

Todoriki H, Willcox DC, Willcox BJ. "The Effects of Post-War Dietary Change on Longevity and Health in Okinawa." Okinawan Journal of American Studies. 2004; 52-61.

Atividade física e interligação social

Salen P, Lorgeril M. "The Okinawan Diet: A Modern View of an Ancestral Healthy Lifestyle." World Review of Nutrition and Dietetics. 2011; 114-23.

Suzuki M, Akisaka M, Ashitomi I, Higa K, Nozaki H. "Abstract of Chronological Study Concerning ADL Among Okinawan Centenarians" [em japonês]. Nihon Ronen Igakkai Zasshi. 1995 Jun; 32:416-23.

Willcox DC, Willcox BJ, Shimajiri S, Kurechi S, Suzuki M. "Aging Gracefully: A Retrospective Analysis of Functional Status in Okinawan Centenarians." American Journal of Geriatric Psychiatry. 2007 Mar; 252-56.

Potencial impacto genético sobre a longevidade

Heilbronn LK, Ravussin E. "Caloric Restriction and Aging: Review of the Literature and Implications for Studies in Humans." American Journal of Clinical Nutrition. 2003 Set; 361-69.

Willcox BJ, Donlon TA, He Q, Chen R, Grove JS, Yano K, Masaki KH, Willcox DC, Rodriguez B, Curb JD. "FOXO3A Genotype Is Strongly Associated With Human Longevity." Proceedings of the National Academy of Sciences of the U.S.A. 2008 Set 16; 13987-92.

Willcox DC, Willcox BJ, Hsueh WC, Suzuki M. "Genetic Determinants of Human Longevity: Insights From the Okinawa Centenarian Study." AGE. 2006 Dez; 313-32.

Pesquisas complementares sobre benefícios à saúde de dietas semelhantes à dieta tradicional de Okinawa

Ajala O, English P, Pinkney J. "Systematic Review and Meta-Analysis of Different Dietary Approaches to the Management of Type 2 Diabetes." American Journal of Clinical Nutrition. (2013 Mar; 505-16.

Khazrai YM, Defeudis G, Pozzilli P. "Effect of Diet on Type 2 Diabetes Mellitus: A Review." Diabetes-Metabolism Research and Reviews. 2014 Mar; 24-33.

O'Keefe JH, Gheewala NM, O'Keefe JO. "Dietary Strategies for Improving Post-Prandial Glucose, Lipids, Inflammation, and Cardiovascular Health." Journal of the American College of Cardiology. 2008 Jan 22; 249-55.

Rizza W, Veronese N, Fontana L. "What Are the Roles of Calorie Restriction and Diet Quality in Promoting Healthy Longevity?" Ageing Research Reviews. 2014 Jan; 38-45.

Venn BJ, Green TJ. "Glycemic Index and Glycemic Load: Measurement Issues and Their Effect on Diet-Disease Relationships." European Journal of Clinical Nutrition. 2007 Dez; S122-31.

SARDENHA

Carbini L. "Evoluzione del comportamento alimentare nei sardi dal secondo dopoguerra ad oggi." Em L'Uomo in Sardegna, ed. Giovanni Floris. Zonza Editori. 1998; 153-73.

Carbini L, Lantini T, Peretti Padalino A, Scarpa AL. "Nutritional Surveys in Some Centers of 3 Provinces of Sardinia. II. Nutrition and Tradition" [em italiano]. Bolletino della Società Italiana di Biologia Sperimentale. (1981 Jan 30; 226-28.

Carru C, Pes GM, Deiana L, Baggio G, Franceschi C, Lio D, Balistreri CR, Candore G, Colonna-Romano G, Caruso C. "Association Between the HFE Mutations and Longevity: A Study in Sardinian Population." Mechanisms of Ageing and Development. 2003 Abr; 529-32.

Caselli G, R. Lipsi RM. "Survival Differences Among the Oldest Old in Sardinia: Who, What, Where, and Why?" Demographic Research. 2006 Mar; 267-94.

Caselli G, Pozzi L, Vaupel JW, Deiana L, Pes G, Carru C, Franceschi C, Baggio G. "Family Clustering in Sardinian Longevity: A Genealogical Approach." Experimental Gerontology. 2006 Ago; 727-36.

Deiana L, Ferrucci L, Pes GM, Carru C, Delitala G., Ganau A, Mariotti S et al. "AKEntAnnos: The Sardinia Study of Extreme Longevity." Aging (Milão). 1999 Jun; 142-49.

Franceschi C, Motta L, Valensin S, Rapisarda R, Franzon A, Berardelli M, Motta M et al. "Do Men and Women Follow Different Trajectories to Reach Extreme Longevity?" Italian Multicenter Study on Centenarians (IMUSCE)." Aging (Milão). 2000 Abr; 77-84.

Lio D, Pes GM, Carru C, Listì F, Ferlazzo V, Candore G, Colonna-Romano G et al. "Association Between the HLA-DR Alleles and Longevity: A Study in Sardinian Population." Experimental Gerontology. 2003 Mar; 313-17.

Passarino G, Underhill PA, Cavalli-Sforza LL, Semino O, Pes GM, Carru C, Ferrucci L et al. "Y Chromosome Binary Markers to Study the High Prevalence of Males in Sardinian Centenarians and the Genetic Structure of the Sardinian Population." Human Heredity. 2001 Set; 136-39.

Pes GM, Lio D, Carru C, Deiana L, Baggio G, Franceschi C, Ferrucci L et al. "Association Between Longevity and Cytokine Gene Polymorphisms: A Study in Sardinian Centenarians." Aging Clinical And Experimental Research. (2004 Jun; 244-48.

Pes GM, Tolu F, Poulain M, Errigo A, Masala S, Pietrobelli A, Battistini NC, Maioli M. "Lifestyle and Nutrition Related to Male Longevity in Sardinia: An Ecological Study." Nutrition, Metabolism and Cardiovascular Diseases. 2013 Mar; 212-19.

Polidori MC, Mariani E, Baggio G, Deiana L, Carru C, Pes GM, Cecchetti R, Franceschi C, Senin U, Mecocci P. "Different Antioxidant Profiles in Italian Centenarians: The Sardinian Peculiarity." European Journal of Clinical Nutrition. 2007 Jul; 922-24.

Poulain M, Pes GM, Grasland C, Carru C, Ferrucci L, Baggio G, Franceschi C, Deiana L. "Identification of a Geographic Area Characterized by Extreme Longevity in the Sardinia Island: The AKEA study." Experimental Gerontology. 2004 Set; 1423-29.

Poulain M, Pes G, Salaris L. "A Population Where Men Live as Long as Women: Villagrande Strisaili, Sardinia." Journal of Aging Research (2011), artigo ID 153756, p.10.

Tessier S, Gerber M. "Factors Determining the Nutrition Transition in Two Mediterranean Islands: Sardinia and Malta." Public Health Nutrition. 2005 Dez; 1286-92.

Universidades de Sassari e Cagliari. "New Study Confirms Health Benefits of Pecorino Romano Cheese" [*release* para a imprensa]. 2 de dezembro de 2009. Disponível em: http://www.prnewswire.com/news-releases/new-study-confirms-health-benefits-of-pecorino-romano-cheese-78322487.html.

ADVENTISTAS

Beezhold BL, Johnston CS, Daigle DR. "Vegetarian Diets Are Associated With Healthy Mood States: A Cross-Sectional Study in Seventh-Day Adventist Adults." Nutrition Journal. 2010; 9:26.

Flores-Mateo G, Rojas-Rueda D, Basora J, Ros E, Salas-Salvadó J. "Nut Intake and Adiposity: Meta-Analysis of Clinical Trials." American Journal of Clinical Nutrition. 2013 Jun; 1346–55.

Ford PA, Jaceldo-Siegl K, Lee JW, Youngberg W, Tonstad S. "Intake of Mediterranean Foods Associated With Positive Affect and Low Negative Affect." Journal of Psychosomatic Research. 2013 Fev; 142-48.

Fraser GE. "Associations Between Diet and Cancer, Ischemic Heart Disease, and All-Cause Mortality in Non-Hispanic White California Seventh-Day Adventists." American Journal of Clinical Nutrition. 1999 Set; 532S-538S.

Fraser GE. "Vegetarian Diets: What Do We Know of Their Effects on Common Chronic Diseases?" American Journal of Clinical Nutrition. 2009 Mai; 1607S-1612S.

Fraser GE, Shavlik DJ. "Risk Factors for All-Cause and Coronary Heart Disease Mortality in the Oldest-Old: The Adventist Health Study." Archives of Internal Medicine. 1997 Out 27; 2249-58.

Fraser GE, Shavlik DJ. "Ten Years of Life: Is It a Matter of Choice?" Archives of Internal Medicine. 2001 Jul 9; 1645-52.

Hailu A, Knutsen SF, Fraser GE. "Associations Between Meat Consumption and the Prevalence of Degenerative Arthritis and Soft Tissue Disorders in the Adventist Health Study, California U.S.A." Journal of Nutrition, Health and Aging. 2006 Jan-Fev; 7-14.

Huang T, Yang B, Zheng J, Li G, Wahlqvist ML, Li D. "Cardiovascular Disease Mortality and Cancer Incidence in Vegetarians: A Meta-Analysis and Systematic Review." Annals of Nutrition and Metabolism. 2012 Jun; 233-40.

Hunt IF, Murphy NJ, Henderson C. "Food and Nutrient Intake of Seventh-Day Adventist Women." American Journal of Clinical Nutrition. 1988 Set; 850-51.

Jaceldo-Siegl K, Fan Sabaté J, Knutsen SF, Haddad E, Beeson WL, Herring RP, Butler TL, Bennett H, Fraser GE. "Race-Specific Validation of Food Intake Obtained From a Comprehensive FFQ: The Adventist Health Study-2." Public Health Nutrition. 2011 Nov; 1988-97.

Jaceldo-Siegl K, Haddad E, Oda K, Fraser GE, Sabaté J. "Tree Nuts Are Inversely Associated With Metabolic Syndrome and Obesity: The Adventist Health Study-2." PLOS ONE. 2014 Jan 8; e85133.

Kelly JH Jr, Sabaté J. "Nuts and Coronary Heart Disease: An Epidemiological Perspective." British Journal of Nutrition. 2006 Nov; S61-67.

Key TJ, Fraser GE, Thorogood M, Appleby PN, Beral V, Reeves G, Burr ML et al. "Mortality in Vegetarians and Nonvegetarians: Detailed Findings From a Collaborative Analysis of 5 Prospective Studies." American Journal of Clinical Nutrition. 1999 Set; 516S-524S.

Lousuebsakul-Matthews V, Thorpe DL, Knutsen R, Beeson WL, Fraser GE, Knutsen SF. "Legumes and Meat Analogues Consumption Are Associated With Hip Fracture Risk Independently of Meat Intake Among Caucasian Men and Women: The Adventist Health Study-2." Public Health Nutrition (ePub 8 de outubro de 2013) [publicação antecipada], p.10.

McEvoy CT, Temple N, Woodside JV. "Vegetarian Diets, Low-Meat Diets and Health: A Review." Public Health Nutrition. 2012 Dez; 2287-94.

Micha R, Michas G, Mozaffarian D. "Unprocessed Red and Processed Meats and Risk of Coronary Artery Disease and Type 2 Diabetes: An Updated Review of the Evidence." Current Atherosclerosis Reports. 2012 Dez; 515-24.

O'Neil CE, Keast DR, Nicklas TA, Fulgoni VL 3rd. "Nut Consumption Is Associated With Decreased Health Risk Factors for Cardiovascular Disease and Metabolic Syndrome in U.S. Adults: NHANES 1999-2004." Journal of the American College of Nutrition. 2011 Dez; 502-10.

Orlich MJ, Singh PN, Sabaté J, Jaceldo-Siegl K, Fan J, Knutsen S, Beeson WL, Fraser GE. "Vegetarian Dietary Patterns and Mortality in Adventist Health Study 2." JAMA Internal Medicine. 2013 Jul 8; 1230-38.

Pettersen BJ, Anousheh R, Fan J, Jaceldo-Siegl K, Fraser GE. "Vegetarian Diets and Blood Pressure Among White Subjects: Results From the Adventist Health Study-2 (AHS-2)." Public Health Nutrition. 2012 Out; 1909-16.

Rizzo NS, Jaceldo-Siegl K, Sabaté J, Fraser GE. "Nutrient Profiles of Vegetarian and Nonvegetarian Dietary Patterns." Journal of the Academy of Nutrition and Dietetics. 2013 Dez; 1610-19.

Rizzo NS, Sabaté J, Jaceldo-Siegl K, Fraser GE. "Vegetarian Dietary Patterns Are Associated With a Lower Risk of Metabolic Syndrome: The Adventist Health Study 2." Diabetes Care. 2011 Mai;1225-27.

Ros E, Tapsell LC, Sabat J. "Nuts and Berries for Heart Health." Current Atherosclerosis Reports. 2010 Nov; 397-406.

Sabaté J. "Nut Consumption, Vegetarian Diets, Ischemic Heart Disease Risk, and All-Cause Mortality: Evidence From Epidemiologic Studies." American Journal of Clinical Nutrition. 1999 Set; 500S–503S.

Sabaté J, Oda K, Ros E. "Nut Consumption and Blood Lipid Levels: A Pooled Analysis of 25 Intervention Trials." Archives of Internal Medicine. 2010 Mai 10; 821-27.

Singh PN, Haddad E, Tonstad S, Fraser GE. "Does Excess Body Fat Maintained After the Seventh Decade Decrease Life Expectancy?" Journal of the American Geriatric Society. 2011 Jun; 1003-11.

Singh PN, Sabaté J, Fraser GE. "Does Low Meat Consumption Increase Life Expectancy in Humans?" American Journal of Clinical Nutrition. 2003 Set; 526S-532S.

Tantamango-Bartley Y, Jaceldo-Siegl K, Fan J, Fraser GE. "Vegetarian Diets and the Incidence of Cancer in a Low-Risk Population." Cancer Epidemiology Biomarkers and Prevention. 2013 Fev; 286-94.

Tantamango YM, Knutsen SF, Beeson L, Fraser GE, Sabaté J. "Association Between Dietary Fiber and Incident Cases of Colon Polyps: The Adventist Health Study." Gastrointestinal Cancer Research. 2011 Set; 161-67.

Tantamango YM, Knutsen SF, Beeson WL, Fraser GE, Sabaté J. "Foods and Food Groups Associated With the Incidence of Colorectal Polyps: The Adventist Health Study." Nutrition and Cancer. 2011 Mai; 565-72.

Tonstad S, Butler T, Yan R, Fraser GE. "Type of Vegetarian Diet, Body Weight, and Prevalence of Type 2 Diabetes." Diabetes Care. 2009 Mai; 791-96.

Tonstad S, Malik N, Haddad E. "A High-Fibre Bean-Rich Diet Versus a Low-Carbohydrate Diet for Obesity." Journal of Human Nutrition and Dietetics (ePub 30 de abril de 2013) [publicação antecipada].

Tonstad S, Stewart K, Oda K, Batech M, Herring RP, Fraser GE. "Vegetarian Diets and Incidence of Diabetes in the Adventist Health Study-2." Nutrition, Metabolism and Cardiovascular Diseases. 2013 Abr; 292-99.

Vang A, Singh PN, Lee JW, Haddad EH, Brinegar CH. "Meats, Processed Meats, Obesity, Weight Gain and Occurrence of Diabetes Among Adults: Findings From Adventist Health Studies." Annals of Nutrition and Metabolism 2008 Mai; 96-104.

Wang Y, Beydoun MA, Caballero B, Gary TL, Lawrence R. "Trends and Correlates in Meat Consumption Patterns in the U.S. Adult Population." Public Health Nutrition. 2010 Set; 1333-45.

COSTA RICA

Bazzano LA, He J, Ogden LG, Loria C, Vupputuri S, Myers L, Whelton PK. "Legume Consumption and Risk of Coronary Heart Disease in U.S. Men and Women: NHANES I Epidemiologic Follow-Up Study." Archives of Internal Medicine 2001 Nov 26; 2573-78.

Bazzano LA, Thompson AM, Tees MT, Nguyen CH, Winham DM. "Non--Soy Legume Consumption Lowers Cholesterol Levels: A Meta-Analysis of Randomized Controlled Nutrition, Metabolism and Cardiovascular Diseases-Trials." 2011 Fev; 94-103.

Darmadi-Blackberry I, Wahlqvist ML, Kouris-Blazos A, Steen B, Lukito W, Horie Y, Horie K. "Legumes: The Most Important Dietary Predictor of Survival in Older People of Different Ethnicities." Asia Pacific Journal of Clinical Nutrition. 2004 Jun; 217-20.

Davinelli S, Willcox DC, Scapagnini G. "Extending Healthy Ageing: Nutrient-Sensitive Pathway and Centenarian Population." Immunity and Ageing. 2012; 9:9.

Flores M. "Food Patterns in Central America and Panama." Em Tradition, Science and Practice in Dietetic, Anais do Congresso Internacional de Dietetics, 10-14 de julho de 1961. Newman Books, 1961.

Flores M, Aranas-Pastor J. "Evaluacion dietetica a nivel nacional en Costa Rica: combios de una decada." Archivos Latinoamericanos de Nutrición. 1980 Set; 432-50.

Hutchins AM, Winham DM, Thompson SV. "Phaseolus Beans: Impact on Glycaemic Response and Chronic Disease Risk in Human Subjects." British Journal of Nutrition. 2012 Ago; S52-65.

Instituto de Nutrição da América Central e Panamá (INCAP) e Comitê Interdepartmental de Nutrição para o Desenvolvimento Nacional (ICNND).

Tabelas 3, 4 e 106. Em Nutritional Evaluation of the Population of Central America and Panama, 1965-1967.

Mollard RC, Zykus A, Luhovyy BL, Nunez MF, Wong CL, Anderson GH. "The Acute Effects of a Pulse-Containing Meal on Glycaemic Responses and Measures of Satiety and Satiation Within and At a Later Meal." British Journal of Nutrition. 2012 Ago; 509-17.

Rebello CJ, Greenway FL, Finley JW. "A Review of the Nutritional Value of Legumes and Their Effects on Obesity and Its Related Co-Morbidities." Obesity Review (ePub 17 de janeiro de 2014) [publicação antecipada].

Rehkopf DH, Dow WH, Rosero-Bixby L, Lin J, Epel ES, Blackburn EH. "Longer Leukocyte Telomere Length in Costa Rica's Nicoya Peninsula: A Population-Based Study." Experimental Gerontology. 2013 Nov; 1266-73.

Rosero-Bixby L. "The Exceptionally High Life Expectancy of Costa Rican Nonagenarians." Demography. 2008 Ago; 673-91.

Rosero-Bixby L, Dow WH. "Predicting Mortality With Biomarkers: A Population-Based Prospective Cohort Study for Elderly Costa Ricans." Population Health Metrics. 2012; 10:11.

Rosero-Bixby L, Dow WH, Laclé A. "Insurance and Other Socioeconomic Determinants of Elderly Longevity in a Costa Rican Panel." Journal of Biosocial Science. 2005 Nov; 705-20.

Thompson SV, D Winham DM, Hutchins AM. "Bean and Rice Meals Reduce Postprandial Glycemic Response in Adults With Type 2 Diabetes: A Cross-Over Study." Nutrition Journal. 2012; 11:23.

ÍNDICE REMISSIVO

A

abacate 163, 164
abóbora 155
açúcar 11, 15, 23, 34, 37, 39, 43, 45, 46, 52, 56, 57, 59, 60, 63, 127, 136, 141, 143, 144, 145, 146, 148, 149, 154, 155, 162, 164, 168, 218, 223, 224
adventista 55, 56, 57, 131, 162, 164, 166, 168
água 15, 32, 38, 40, 46, 52, 56, 59, 60, 62, 63, 64, 66, 67, 77, 91, 119, 130, 133, 138, 143, 145, 149, 150, 160, 162, 167, 192, 193, 194, 199, 200, 201, 202, 203, 204, 205, 206, 207, 208, 209, 211, 212, 214, 216, 218, 219, 223, 224, 225, 226, 227, 228, 229, 234, 235, 236, 237, 238, 239, 243, 245, 247, 249, 251, 253
álcool 19, 34, 57, 150, 218
algas marinhas 46
alimentos 11, 14, 16, 19, 21, 23, 24, 25, 29, 30, 33, 34, 35, 37, 42, 48, 51, 52, 53, 56, 58, 61, 64, 71, 72, 75, 76, 77, 79, 90, 91, 92, 93, 97, 100, 107, 108, 111, 112, 113, 114, 121, 122, 127, 128, 129, 131, 134, 135, 136, 137, 138, 139, 140, 142, 143, 144, 145, 146, 147, 148, 149, 151, 152, 153, 154, 155, 157, 159, 160, 164, 165, 167, 168, 171, 172, 173, 175, 182, 185, 191, 199, 206, 209, 216, 230, 231, 234, 239, 243, 244, 247, 248, 249, 252, 259, 260
amêndoas 48, 53, 59, 142, 145, 146, 149, 240, 256
amendoim 160, 161, 165, 218, 219, 220, 221, 224, 241
América 18, 37, 65, 67, 247, 272
aminoácido 138, 145, 146
antibiótico 76
antioxidante 46, 53, 150
arroz 33, 40, 42, 44, 46, 62, 63, 64, 65, 67, 81, 138, 139, 144, 151, 160, 162, 165, 174, 203, 212, 215, 216, 219, 222, 223, 224, 234, 245, 246, 247, 248, 251, 252, 255, 256
aveia 52, 60, 138, 156, 160, 162, 239, 240
azeite 149, 156

B

bactéria 34, 67
banana 59, 63, 64, 67, 106, 142, 161, 166, 168, 239, 248, 249, 250, 255
batata 24, 41, 42, 45, 51, 67, 82, 89, 91, 166, 167, 174, 177, 195, 197, 210, 213, 216, 231, 243, 255, 256
Blue Zones 2, 5, 11, 12, 14, 15, 16, 17, 18, 19, 20, 21, 22, 23, 24, 25, 27, 29, 30, 33, 44, 52, 55, 61, 64, 71, 72, 74, 85, 86, 87, 89, 90, 91, 92, 93, 94, 95, 96, 98, 99, 100, 101, 102, 103, 104, 105, 106, 107, 108, 109, 110, 111, 112, 113, 114, 115, 116, 118, 119, 120, 121, 122, 125, 128, 129, 130, 131, 132, 133, 134, 135, 136, 137, 138, 139, 140, 141, 142, 143, 144, 145, 146, 147, 148, 149, 150, 151, 152, 153, 154, 155, 157, 159, 161, 162, 163, 164, 165, 166, 167, 168, 171, 172, 173, 174, 175, 177, 178, 179, 180, 181, 182, 183, 184, 185, 186, 187, 188, 191,

193, 194, 198, 199, 202, 232, 240, 243, 252, 259, 260, 261, 262

C

café 13, 23, 34, 36, 38, 47, 48, 57, 63, 82, 144, 145, 149, 150, 184, 224
carboidratos 37, 42, 50, 52, 60, 64, 65, 66, 67, 127, 129, 136, 143, 160, 162, 165, 166, 167, 245
carne 13, 23, 24, 29, 30, 32, 34, 36, 42, 43, 44, 45, 47, 48, 50, 51, 57, 58, 63, 74, 75, 76, 77, 80, 82, 83, 89, 90, 95, 103, 132, 136, 137, 138, 139, 140, 142, 164, 166, 167, 168, 174, 198, 202, 203, 210, 213, 220, 221, 222, 223, 224, 235, 236, 238, 239, 246, 248, 255, 256, 257
carnívoros 58
cenouras 40, 77, 104, 139, 144, 152, 165, 191, 192, 197, 200, 201, 208, 209, 211, 212, 213, 218, 226, 248, 254, 257
cereal 149, 154, 160
cevada 149, 156
chá 157
ciclismo 110, 182
círculos de amigos 86
coco 106, 119, 142, 160, 161, 166, 216, 239, 241, 250
colesterol 13, 16, 34, 45, 51, 53, 60, 64, 72, 77, 80, 83, 88, 97, 104, 120, 132, 137, 138, 142, 145, 146, 211, 240
cookies 78, 144, 145, 153, 155
Costa Rica 5, 18, 61, 62, 63, 64, 65, 66, 67, 103, 110, 144, 248, 251, 255, 262, 272
crianças 24, 32, 45, 47, 48, 88, 92, 94, 95, 96, 98, 106, 107, 114, 116, 121, 128, 129, 134, 143, 151, 152, 165, 187

D

desjejum 129, 161, 162
diabetes 12, 13, 17, 21, 34, 37, 38, 39, 45, 46, 50, 51, 52, 53, 57, 60, 63, 85, 109, 128, 144, 177
dieta 5, 11, 12, 14, 20, 21, 29, 33, 34, 35, 37, 39, 42, 44, 45, 46, 47, 48, 50, 51, 52, 53, 55, 56, 57, 58, 59, 60, 61, 63, 64, 65, 66, 67, 71, 74, 75, 76, 78, 79, 81, 82, 83, 88, 95, 107, 108, 127, 134, 135, 137, 138, 139, 140, 141, 143, 144, 145, 146, 149, 150, 153, 154, 159, 161, 165, 187, 198, 211, 216, 220, 229, 259, 260
digestão 34, 51, 134, 141, 147, 166, 167

E

ervilha 215, 216
esporte 182
Estados Unidos 11, 14, 17, 18, 21, 41, 46, 47, 52, 55, 62, 66, 67, 72, 75, 80, 83, 85, 86, 87, 94, 102, 103, 109, 110, 113, 125, 127, 130, 135, 145, 149, 151, 160, 162, 163, 168, 171, 181, 191, 251, 262
estresse 11, 19, 23, 29, 36, 49, 99, 102, 103, 107, 108, 131, 134, 150, 172, 181, 186
exercício 49, 104, 114, 130, 182, 183

F

família 16, 20, 23, 24, 25, 29, 32, 36, 42, 47, 48, 49, 63, 66, 71, 82, 90, 95, 107, 125, 133, 134, 135, 143, 151, 152, 163, 164, 165, 168, 175, 176, 182, 183, 184, 187, 225, 229, 237, 256
fast-food 23, 44, 57, 78, 171, 187
favas 48, 53, 166, 226, 228, 229, 235, 236
feijão 19, 29, 31, 34, 36, 39, 47, 62, 63, 64, 65, 67, 136, 139, 140, 142, 143, 144, 149, 161, 162, 164, 165, 166, 167, 168, 193, 194, 195, 196, 197, 198, 199, 200, 202, 203, 204, 208, 209, 222, 223, 226, 227, 231, 247, 248, 251, 252, 254
feijão-fradinho 19, 29, 31, 34, 36, 139, 165, 166, 208, 209
feijão-preto 62, 65, 67, 140, 143, 144, 162, 166, 167, 194, 195, 196, 200, 251, 252
felicidade 19, 93, 101, 104, 128, 183, 184, 185
fibras 34, 36, 37, 46, 52, 53, 60, 65, 67, 81, 136, 143, 145, 146, 148, 151, 154, 161, 162, 165, 227, 245
Finlândia 5, 21, 72, 73, 74, 75, 82, 83, 85, 87, 261
fruta 38, 45, 64, 67, 129, 145, 154, 249

G

genética 18, 66
grão-de-bico 34, 36, 37, 53, 139, 140, 149, 164, 165, 166, 167, 168, 198, 199, 202, 203, 205, 211, 226, 230, 231, 232
Grécia 5, 17, 24, 31, 36, 75, 76, 95, 110

I

inhame 64
Itália 5, 36, 47, 49, 75, 76

J

jantar 13, 15, 23, 29, 33, 38, 47, 54, 60, 66, 75, 82, 129, 131, 134, 144, 152, 163, 164, 168, 175, 176, 210, 215, 242, 243
Japão 5, 17, 39, 44, 46, 75, 224
jejum 29, 132, 133

L

legume 53, 63, 151
leite 23, 34, 35, 37, 44, 45, 47, 48, 50, 51, 52, 55, 57, 60, 63, 75, 79, 83, 141, 142, 144, 160, 204, 216, 239, 240, 241, 247, 248
lentilhas 34, 36, 60, 106, 139, 143, 149, 165, 166, 191, 192, 193, 254, 255
limão 38, 192, 193, 198, 199, 204, 206, 210, 212, 213, 231, 241, 244, 245, 248, 249, 254, 257
longevidade 11, 14, 17, 18, 22, 24, 29, 32, 33, 34, 35, 36, 39, 40, 41, 42, 44, 47, 48, 49, 51, 53, 55, 57, 65, 66, 72, 77, 83, 91, 93, 97, 104, 128, 130, 135, 137, 143, 146, 153, 154, 155, 159, 161, 166, 171, 172, 175, 177, 179, 181, 182, 184, 186, 187, 188, 191, 208, 260, 261, 262

M

manteiga 37, 55, 60, 74, 75, 76, 79, 81, 82, 83, 104, 111, 130, 138, 139, 141, 160, 161, 162, 165, 201, 223, 224, 230, 253
médico 9, 12, 13, 21, 39, 56, 57, 120, 133
milho 62, 64, 65, 66, 67, 106, 111, 127, 130, 138, 139, 142, 144, 162, 163, 165, 171, 194, 203, 210, 211, 230, 244, 245, 246, 247, 251, 252, 253, 254
moais 19, 94, 95, 98, 108, 110, 186

N

National Geographic 2, 11, 17, 55, 147, 261, 262
Nicoya 5, 18, 61, 62, 63, 64, 65, 66, 67, 130, 143, 145, 164, 166, 167, 168, 171, 249, 252, 261, 262, 272
nozes 50, 55, 56, 57, 59, 60, 91, 129, 136, 137, 139, 145, 146, 147, 149, 153, 154, 156, 160, 161, 162, 163, 168, 227, 234, 235, 239, 240, 242, 245, 246
nutrientes 36, 37, 38, 46, 53, 60, 65, 136, 137, 141, 143, 146, 148, 153, 165, 175, 193, 225

O

obesidade 17, 19, 22, 35, 51, 53, 57, 72, 88, 90, 92, 109, 116, 117, 131, 134, 153, 154, 172, 177, 179, 180, 262
Okinawa 5, 17, 19, 39, 41, 42, 43, 44, 45, 46, 83, 94, 95, 103, 110, 130, 143, 164, 166, 168, 171, 181, 184, 186, 215, 216, 217, 222, 223, 224, 261, 265, 266, 267
ômega 3 52, 59, 60, 140, 142, 146, 160, 213, 237
ovos 13, 42, 44, 47, 57, 58, 62, 63, 91, 103, 113, 130, 132, 138, 141, 142, 177, 205, 206, 207, 221, 222, 236, 237, 244

P

pão 29, 32, 34, 45, 47, 48, 50, 52, 53, 60, 75, 76, 82, 83, 91, 130, 142, 146, 147, 148, 149, 162, 165, 171, 174, 195, 197, 205, 214, 215, 226, 228, 230, 232, 236, 237, 241, 244
porco 15, 32, 33, 42, 43, 44, 47, 50, 56, 63, 75, 76, 77, 82, 107, 138, 139, 168, 198, 220, 221, 222, 223, 224, 235, 236, 238, 239, 255, 256
proteína 42, 44, 45, 46, 50, 52, 53, 60, 64, 104, 135, 138, 139, 146

Q

queijo 31, 35, 37, 47, 48, 50, 52, 61, 62, 103, 106, 111, 141, 142, 148, 160, 201, 202, 205, 226, 228, 232, 233, 234, 235, 236, 237, 239, 247

R

refrigerante 23, 58, 71, 119, 136, 145, 149, 154

religião 19, 57, 71, 99, 133, 186, 187

S

salada 29, 33, 82, 91, 106, 162, 164, 175, 192, 194, 205, 207, 208, 235, 243, 245, 248

sanduíche 60, 71, 153, 163

Sardenha 5, 17, 47, 48, 49, 50, 51, 52, 53, 54, 83, 110, 145, 146, 164, 166, 167, 168, 202, 225, 228, 232, 233, 236, 237, 261

saúde 9, 11, 12, 19, 20, 21, 22, 23, 24, 29, 34, 36, 37, 44, 50, 54, 58, 62, 63, 73, 74, 75, 76, 77, 78, 79, 80, 81, 82, 83, 85, 87, 88, 91, 92, 93, 94, 96, 97, 99, 100, 101, 102, 104, 107, 109, 110, 111, 114, 115, 116, 120, 121, 122, 128, 140, 142, 148, 150, 151, 153, 172, 175, 177, 179, 180, 182, 183, 184, 185, 186, 187, 208, 260

semente 56

soja 19, 39, 42, 45, 55, 57, 60, 127, 140, 142, 143, 156, 160, 161, 168, 204, 220, 221, 222, 239, 240, 241, 247, 248

sopa 33, 37, 40, 42, 47, 63, 82, 136, 137, 138, 142, 160, 161, 165, 191, 192, 193, 194, 195, 196, 197, 198, 199, 200, 201, 202, 203, 204, 205, 206, 207, 208, 209, 210, 211, 212, 213, 214, 215, 218, 219, 220, 221, 222, 223, 224, 225, 226, 227, 228, 229, 230, 231, 232, 233, 234, 235, 236, 237, 238, 239, 241, 242, 243, 244, 245, 246, 247, 248, 249, 250, 251, 252, 253, 254, 255, 256, 257

superalimento 143

T

tofu 148

tortilha 63, 142, 230, 248, 252, 253

trigo 50, 52, 60, 127, 138, 146, 147, 198, 224, 232, 234, 236

V

vegano 56, 58

vegetariano 29, 59, 106, 167, 197, 206, 232

verdura 219

vinho 24, 29, 34, 35, 47, 48, 49, 50, 51, 53, 137, 148, 149, 150, 205, 207, 213, 215, 218, 219, 220, 221, 229, 237, 238, 244, 249, 257

vitaminas 36, 46, 53, 60, 67, 135, 142, 143, 147, 148, 151, 154, 160